大都會文化

大都會文化

大都會文化

大都會文化

嬰幼兒對症推拿寶典

中醫師媽媽教你迅速緩解孩子的不舒服

27種小兒
常見疾病一招即解，
讓你輕鬆搞定

緩解與預防，
讓你不用半夜急著找醫生
全身穴位詳解與推拿技巧手法，
全彩圖片按步驟演示，
一看就懂、一學就會

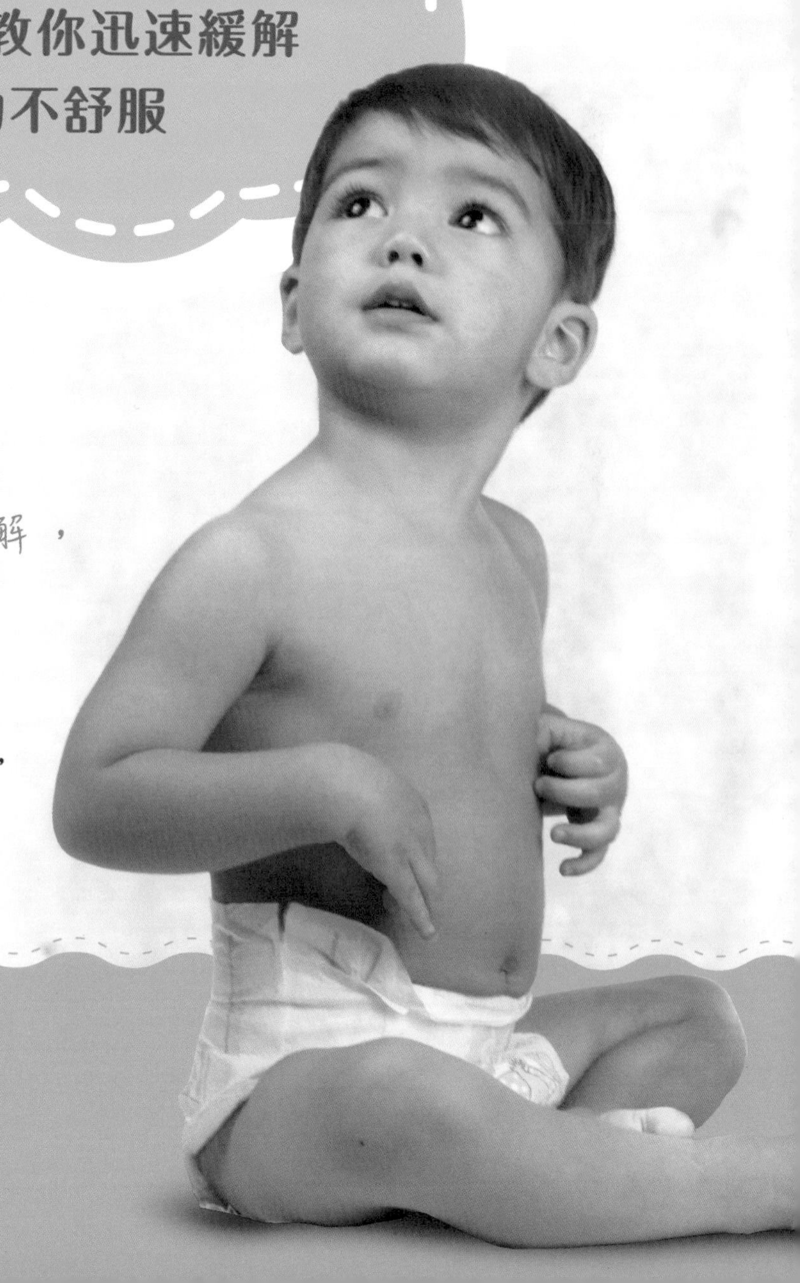

本書針對沒有專業醫學背景和相關知識儲備的家長，從小兒推拿基本技巧、手法、準備事項和注意事項、寶寶常用穴位詳解、寶寶常見問題的中醫辨證到寶寶最常見的27種疾病的推拿手法，深入淺出地教父母如何用自己的雙手和全部的愛為寶寶緩解病痛。本書還配有寶寶穴位和按摩手法的彩圖，讓家長一看就懂，一學就會，真正把小兒推拿這種綠色療法運用起來，讓寶寶更加健康。

專文推薦｜賴韋圳

兒科三百首
芊瓏中醫診所

家庭是孩子們健康的第一道防線

昨日我家小編問道：「你要不要推大都會文化的那本『嬰幼兒對症推拿寶典』？」

我回答：「要！要！要！馬上馬上！」

每天看診的日子，都會看到小朋友發燒、感冒、腸胃不適。除了孩子們的病痛不適，我看到更多的是為人父母的慌張和不知所措。

因為害怕，在觀察病情期間，身為父母的我們，往往會做出些匪夷所思的事情。

身為醫生的我常常又是心疼，又是好氣，又是好笑。

要知道四歲以下的孩子，稚陽未充、稚陰未長，很多適合大人的方式，並不一定適合孩子嬌弱的身軀。

所以，在診間，在推廣課程上，我常常教爸媽們小兒推拿術，不只是因為它有效，而且更重要的是，它易學易用，非常符合我廉簡便效的理念。在幫孩子推拿的期間，更能緩解爸媽們在等待孩子痊癒時的焦慮心情。

因此我一直思考是不是該出一本適合我們台灣環境的小兒按摩術。對！一直僅止於思考！

這時候大都會文化請我為一本小兒按摩術寫序，並寄來初稿。

再三拜讀之後，我真切覺得周醫師將一般家中小朋友常患的疾病，常用的小兒推拿手法，寫的是圖文並茂，一看就懂。

讓我放棄了自己寫書的念頭……嗯！好啦！我承認是因為我懶！！這不是大家都知道的事嗎？

就像我在診間常常跟爸爸媽媽說的，家庭是孩子們健康的第一道防線。

不管是預防或是治療，小兒按摩術都對孩子有極大的幫助。

加上小兒推拿操作多在皮膚，正確的話，多半不會太大的副作用。

如果每個孩子家中都能備上一本，放在浴室，爸媽爺奶利用蹲馬桶的時間稍加翻閱。在陪孩子遊戲時或睡前，稍微練習操作。當孩子身體稍不適時，必能在第一時間，病邪未入於經絡之時，通過按摩的刺激，驅邪於表，讓病邪不再深入，縮短孩子病痛的時間。

所以，我特別推薦這本葵花寶典，不，不，是「嬰幼兒對症推拿寶典」，真心期望每個媽媽都能迅速緩解孩子的不舒服，減少我們為人父母的擔憂。

專文推薦｜韓艾桐

香港國際財富女人學院
院長（中國上海總部）

為了孩子的健康而學習

在財富女人學院的課堂上，我不止一次地強調學習對於女人的重要性。學習能影響一個母親，也必將影響她的孩子。學習不僅可以使女人更自信、與時代接軌、伴趨勢同行，還可以讓我們內心豐盈、更有智慧，幫助我們輕鬆地處理好家庭關係和社會關係，從而成為真正幸福的女人。

孩子是家庭的紐帶，孩子的健康更是會牽動每個媽媽的心。作為兩個孩子的母親，我也深有體會。有了孩子之後，學習已經不是興趣，而是變成了責任。媽媽們不但要學習如何讀懂孩子，通過學習瞭解孩子的心理和親子交流的方法，而且應掌握一些能夠緩解孩子病痛的科學療法。在孩子不小心生病或身體不適的時候，好學又聰明的媽媽總是能夠處亂不驚，懂得如何讓自己的孩子遠離病痛，幫助孩子建立屬於自己的免疫力，為他們一生的健康打下堅實的基礎。

我在海外旅居多年，知道中國傳統理療的神奇功效在海內外有口皆碑，作為母親，我早就聽說過小兒推拿是一種能夠有效緩解孩子病痛的綠色療法。之前財富女人學院也特別邀請過本書的作者緣緣老師來分享了這方面的知識，很多女性朋友非常喜歡，體會到了小兒推拿療效的神奇，這讓她們似乎看到了自己作為媽媽的神聖力量——居然用自己的雙手和學到的知識讓自己的寶貝遠離了針劑藥物的傷害，體質更加潔淨健康。

看過了緣緣老師的這本新書後，我不禁欣喜地再次讚歎小兒推拿的神奇，以及那麼多媽媽的用心實踐和滿滿的愛。是媽媽們用不斷的學習和嘗試，用自己的雙手，守護著孩子的健康。我願意為這樣的媽媽點讚，願意推薦小兒推拿這種綠色的兒童療癒方法，也希望更多的媽媽通過學習這本書，把健康作為最珍貴的禮物獻給孩子！

最後，也希望作為幸福媽媽的你們，在照顧好愛人和孩子的同時，活出精彩綻放的自己！

專文推薦｜單桂敏

著名中醫養生專家

家長是孩子最好的健康守護者

很早就從我的學生口中聽說過綠綠，很多人推崇她教的小兒推拿，簡單實用，容易上手，而且孩子也喜歡。現在越來越多的年輕家長開始有意識地選擇綠色療法來幫助孩子恢復健康。對臟腑嬌弱的孩子來說，小兒推拿應該是一種首選的綠色療法，既能治病，又能促進親子關係。

作為一名臨床醫生，我從醫四十七年，寫部落格將近十年，發表過幾千篇文章，部落格點擊率累計超過2億，也出過幾本還算暢銷的書。我在臨床也常用這些綠色療法治療很多常見病、多發病和疑難雜症，效果非常好。其實無論是孩子生病還是大人生病，這些綠色療法都可以啟動人們體內的元氣，有時比吃藥打針的效果還要好，對身體也沒有傷害。

在我小的時候，新中國才剛剛成立，由於家裡孩子多，醫療條件也有限，雖然兄弟姐妹幾個都生過病，但我們幾乎沒有去過醫院，都是媽媽用艾灸、推拿、揪痧這些簡單的方法來幫我們治療腹痛、發燒、頭痛、咳嗽等各種常見病。媽媽用這些最原始的方法，使熱邪通過我們的體表外排，而不是用服藥的方式壓在我們的體內。

如今人們的生活水準提高了，家裡的孩子都很「精貴」，孩子一生病，就往醫院送。但是在醫院看病，驗血、照X光、拿藥、打點滴幾乎是一個標準流程。過度醫療對孩子是一種傷害。比如點滴在國外是不輕易給小孩打的，可是在我們國內打點滴卻常被濫用。另外，很多生病的孩子在一個房間裡面接受治療，交叉感染也令人防不勝防。

緣緣教大家的小兒推拿方法很好。曾幾何時，我們幾乎已經遺忘了這麼好的方法。用傳統方法治療疾病，是呼喚傳統中醫的回歸，使我們重新認識到推拿帶給我們的「實惠」。如果現在的爸爸媽媽們都學一點小兒推拿，學一些綠色療法，那麼當孩子生病的時候，我們就是孩子的醫生，我們可以24小時陪伴著孩子，孩子的一舉一動、每一個反應都會看在我們的眼中、記在我們的心中。有誰比爸爸媽媽更加心疼自己的孩子呢？對於經絡表淺的小兒，堅持使用幾個簡單的推拿手法，就可以幫助他們緩解不適，何樂而不為呢？

雖然退休多年了，但我還是喜歡推拿，因為推拿簡單易學，更主要是效果好，同時對人體沒有任何傷害。我女兒已經近四十歲了，外孫也有十幾歲了，他們小的時候，我都使用推拿、艾灸、吮痧這些傳統的綠色療法來解決問題。女兒小時候生病，我會給她摩擦督脈和膀胱經，很快就能緩解發燒的症狀。外孫小的時候，每次午睡我都會習慣性地幫他捏捏小腳，可以幫他更快入睡。

家長們，我們遇到一個好醫生很難，遇到一個可以教我們孩子健康護理方法的好老師更難。而緣緣老師可以傾其所有，用她自己的臨床經驗，總結出那麼多簡單實用的方法，教我們如何守護孩子的健康，陪伴他們成長。學會這些方法，我們就可以讓孩子少去醫院、少吃藥，從小就為以後的人生奠定良好的身體基礎。學會這些方法，將是我們一輩子的財富！

自序

把推拿當作愛的禮物送給我們的孩子

我的第一本書《小兒推拿專家教，捏捏按按百病消》自2013年出版以來，已印刷了16次，發行了近10萬冊，並在當當網上被評為「五星圖書」，目前仍在持續銷售中。這在如今不算景氣的圖書市場上實屬難得，甚至超出了出版社的預期。

這幾年來，我收到了幾千封郵件，有求助的，有感謝的。大家對這本書的喜歡和熱愛讓我由衷地喜悅，也有不少我的讀者變成了我的學生。和大家互動時，很多學生都說我的書非常實用，一個個真實的案例能給她們鼓勵，尤其在孩子生病時，我的書能給他們提供有效的指導，就像是有老師在身邊一樣。

同時也有不少讀者跟我說，那本書什麼都好就是圖不夠多，有時穴位掌握不准就不敢下手。為此機械工業出版社的策劃編輯也跟我提議，是時候再給大家推出一本更直觀、更容易上手的書了。說實話，小兒推拿彩圖版的書市場上也不少見，原本我並不是特別熱衷。不過仔細看了市面上很多的同類書後，我發現很多圖書要麼圖片品質不高、清晰度不夠，要麼很多穴位標注不準確，要麼對疾病推拿手法的辨證不清，很多媽媽看是看了，卻不得要領、無法使用。

所以，為了幫助更多的家長，我終於下決心再次出發，把這些年的手法、心得、要領再次總結成書，給每個穴位、每個手法，都配上精美的圖片，讓大家一目了然。寫第一本書時有一種強烈的動力驅使我完成，而這本書我希望在原來的基礎上做得更好。與第一本相比，本書增加了幫孩子取穴的技巧，並且將常見疾病按名稱分節，明確標出，便於家長速查速用。除了常見疾病，本書在第三和第四部分還針對孩子的常見問題提供了詳細的推拿方案，幫助家長做好孩子的日常保健，讓孩子防火、防㾊、防旱就是在防病！另外，本書的最大特色還在於分步驟真人圖解，讓大家一看就懂，一學就會，而不必來回翻查穴位圖。在此非常感謝攝影師鄭華的幫助，他找到了來自加拿大的一個非常漂亮的混血寶寶作為模特。寶寶雖然才20個月，卻出色地配合我們完成了大部分的拍攝，另外一些圖片我請了好友的女兒團團來配合。

這本書和我的第一本書同樣是寫給一般父母的，因此大家不需要有專業的醫學背景和知識儲備，只需要有一顆愛孩子和願意學習的心。這本書中的語言都是非常通俗易懂的。書中提到的每一種疾病的推拿手法都是我或者我的學生親身實踐後，證實行之有效的。即使是一個對小兒推拿沒有任何概念的初學者，也能通過書中的介紹學到很多簡易的推拿方法，幫助寶寶預防和治療一些常見疾病。需要提醒大家的是，因推拿在古時又被稱為按摩，所以書中很多地方使用「按摩」，以增加親切感。

我曾經很自豪地告訴我的學生，我的女兒雨欣直到一歲半也從來沒有吃過藥，更沒有去過醫院，除了疫苗，雨欣也沒有打過針。而如今我的女兒已經9周歲，上了小學三年級。非常幸運的是，這些年裡，每次她生病，我都是用小兒推拿的治療方法使她不藥而癒。不單是我，越來越多的媽媽加入到小兒推拿的隊伍中來，她們也用實際行動證明了小兒推拿的療效。6年前我開始系統教導媽媽們學習小兒推拿，最開始很多人都不相信小兒推拿的療效，有的人也是半信半疑地來到我的課堂。而如今再來到我課堂學習的，不是我的讀者，就是我學生推薦的家長。每個來學小兒推拿的學生都如饑似渴地學習相關知識，那種信任的眼神，讓我深深感動和震撼。

雖然講過近300期的課程，每一期都是一樣的主題，一樣的內容，但每一期我都非常興奮，充滿激情，因為我知道我分享出來的這些知識、經驗能有效地幫到大家。

小兒推拿不僅是一種有效的疾病治療手段，也是傳遞愛的一種方式。我自己常常把小兒推拿當作和女兒之間的親子遊戲來做。通過這種方式，孩子能感受到媽媽的愛、媽媽的溫柔、媽媽的細膩。你相信嗎？當孩子長大後，在她的印象中，媽媽的按摩將會是令她最難忘也最溫馨的禮物和記憶。

最後，希望媽媽們通過本書學到更多有效的推拿方法，也希望寶寶們都能夠健健康康、快樂地成長！

周健

目錄

第四部分
寶寶常見問題的推拿手法

第五部分
27種寶寶常見疾病的推拿

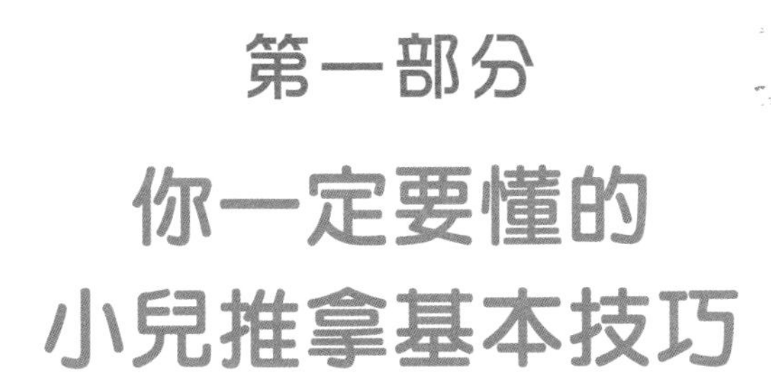

第一部分

你一定要懂的小兒推拿基本技巧

幫孩子取穴的幾項技巧

給寶寶推拿的力度和技巧與給成人推拿相比有很大的差異。小兒穴位有很多在「線」和「面」上，所以這些穴位常常需要用速度快且力度輕柔的手法。然而我發現媽媽們往往怕推輕了效果不好，所以她們用了很重的力度，實際上，這樣反而達不到預期的效果。這樣做還有一個弊端，那就是孩子可能會特別排斥媽媽的重力度，而且媽媽們自己按摩得也很辛苦。

當然，也不是所有的穴位都要用那麼輕柔、快速的手法，例如對於一些以「點」來取穴的穴位，要求的力度就要深透很多，也特別講究用力的方向，用力方向和深度不到位也往往沒有效果。

所以，媽媽們在使用推拿手法的時候，需要特別注意你所推拿的穴位對於手法的速度、力度和準確度的要求。

首先，如何提高取穴的準確度？

關於準確度，中醫取穴常常都是找一些體表標誌作為取穴測量的基礎點，這樣穴位找起來又快又準。比如腿部取穴時，我們會找內外側「膝眼」和內外側「踝骨高點」作為標誌點，腿部大部分穴位的位置都跟這幾個體表標誌相關。這些就像我們生活中的地標性建築一樣，不認識路的時候，往往需要找這些地標性建築，先確定大方向，然後才知道我們是否到了指定的位置附近。取穴也是一樣的道理，有了這些基本的概念，我們就會比較輕鬆、容易地找到穴位了。後面我們介紹穴位時會給大家詳細介紹這些技巧。

其次，取穴的常用方法是什麼呢？

一般情況下，「手指同身寸取穴」是最常用、最方便的取穴方法，這種方法又叫「手指比量法」。但是寶寶的1寸和成人的1寸是不一樣的，所以需要採用同比例縮小的量法。具體方法如下：

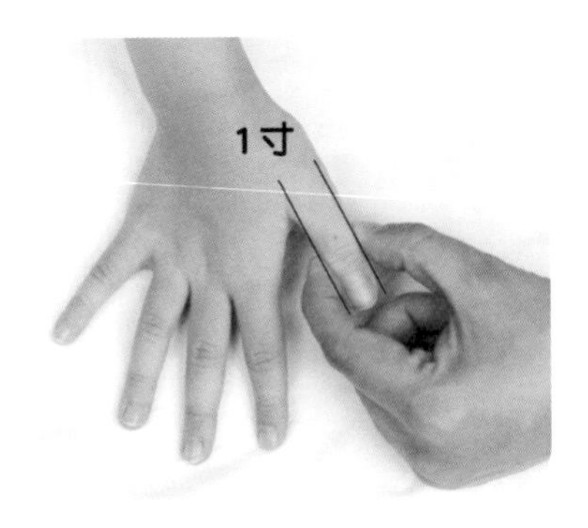

1寸：以被推拿者拇指的指關節寬度為1寸。

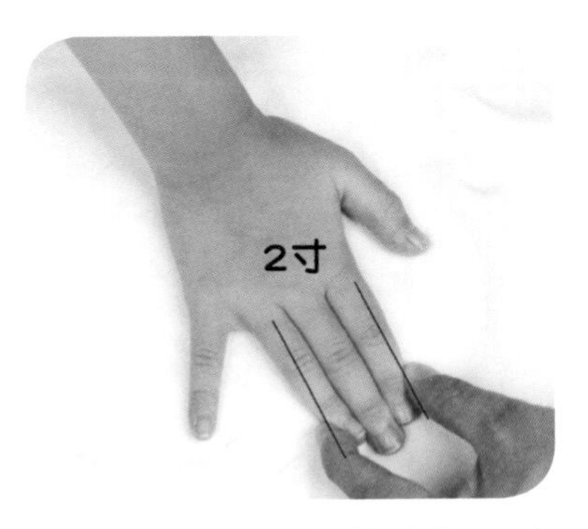

2寸：以被推拿者的食指、中指和無名指併攏靠近指尖部分的寬度為2寸。

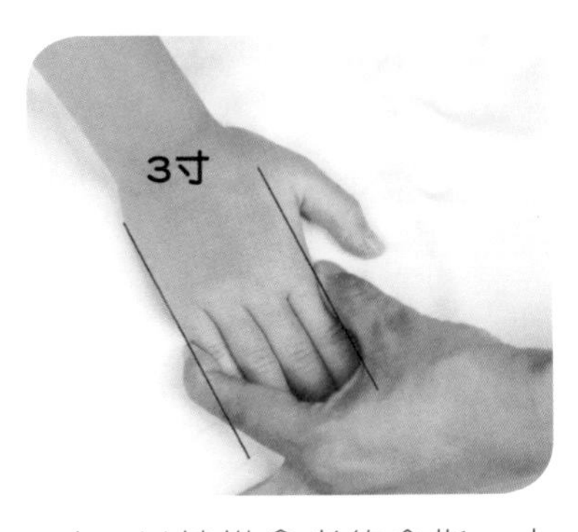

3寸：以被推拿者的食指、中指、無名指和小指併攏靠近指根部分的寬度為3寸。

給孩子推拿的注意事項

父母在給寶寶推拿前，如果能注意以下幾個問題，我相信寶寶們會更加樂於配合，效果也會更好。很多媽媽在給孩子做推拿時發現孩子並不能如其所願地配合。有位媽媽就跟我說過，她給孩子推拿不了幾分鐘，孩子就跑開了，無論如何都不再配合，搞得她有心無力。小兒推拿效果很好，但孩子不配合怎麼辦？

說實話，寶寶其實是很會享受的，如果媽媽手法好、技巧好，沒有哪個寶寶不喜歡。另外，我們也常常可以一邊講故事一邊給寶寶按摩，或者陪孩子一起看個動畫片，順便按摩，孩子注意力轉移後，更容易接受。

1 安心的氛圍

按摩時讓孩子感覺到處於安心和安全的環境中是非常重要的。無論是在家中還是在旅行途中，媽媽的按摩往往是最好的安慰。尤其在寶寶生病的時候，有些媽媽怕自己按不好，選擇到醫院找醫生給孩子推拿。孩子對醫院這個環境本身就比較抗拒和敏感，加上他本來身體就不舒服，更容易交叉感染從而使疾病加重。一旦孩子大哭大鬧，就很難配合按摩，效果肯定也會大打折扣。

❷ 按摩時不宜過飽或者饑餓

這兩個方面，需要分情況而定。比如，在醫院裡寶寶剛剛吃飽飯可能會因為不配合、哭鬧而導致嘔吐，這是醫生不樂意見到的情況。但其實在家裡，如果寶寶入睡時喝了一瓶奶，媽媽們輕輕地給寶寶按摩是沒問題的。

另外，孩子清晨起床時是可以按摩的。尤其當有些寶寶賴床不起時，按摩往往就是最好的喚醒方式。我經常選擇早晨起床時邊給女兒按摩邊陪她玩耍，她都會很開心，穿衣服、吃飯都非常爽快。

但如果在饑餓的情況下給寶寶按摩，尤其小月齡的寶寶，他們不會說話，可能會因為肚子餓而哭鬧、不配合。所以，這個時候首先要做的不是給寶寶按摩，而是填飽他的肚子。

❸ 時間不宜過長

一般來說，如果是日常的保健按摩，10～20分鐘就足夠了。這些時間再分配到早上和晚上就會更加輕鬆。給寶寶按摩是持久戰，媽媽們不要想著一蹴而就。當寶寶生病的時候，按摩時間延長和加量會取得更好的效果。所以，按摩時間的長短還要根據孩子的具體情況來定。

❹ 不要強迫寶寶

按摩是愛的傳遞，儘量不要強迫寶寶，否則他會排斥按摩。尤其是寶寶生病後，他們的情緒狀態不好，可能會不配合按摩。有的孩子比較敏感，媽媽輕輕一碰都可能讓他們不舒服。因此，寶寶不配合的情況很常見，媽媽們需要更多的耐心和技巧，千萬別放棄。寶寶不配合時，媽媽就需要改變方法，可以把按摩當成和寶寶互動的小遊戲，也可以等寶寶熟睡後再進行。如果遇到比較著急的情況，偶爾的強迫按摩也是可以的，只是按摩時一定要跟寶寶說明這樣做的原因，相信寶寶會體會到媽媽的愛。

小兒推拿的基本手法

小兒推拿的手法種類較多，有不少推拿手法與成人推拿手法相似，而有的手法雖然在名稱上和成人推拿一樣，但在具體操作中卻完全不同。小孩子臟腑嬌嫩，肌膚柔弱，耐受力差，只需要很輕柔的按摩就能達到不錯的效果。

通常來說，小兒推拿中我們常常會用到下面這些手法：

❶ 推法

推法是在「線」或者「面」上的操作手法，包括直推、旋推和分推三種。

直推是用拇指指面或指側面在穴位上作直線推動。有時候也可能用食指和中指的指面作直線推動 。

旋推是用拇指面在穴位上作順時針方向的旋轉推動 。

分推是用兩隻手拇指的指面或指側面，從穴位中間向兩旁分向推動 。

推法在成人按摩中也經常用到，但和小兒推拿的力道完全不同。給小兒推拿時，推的力道一定要輕，就像被微風吹起的柳枝輕輕撫摸水面的感覺，但是速度要快。直推和旋推差不多每分鐘150～250下，分推每分鐘約20～50下。推的時候要注意 ：速度快但不能輕浮，力道輕但要落到實處。

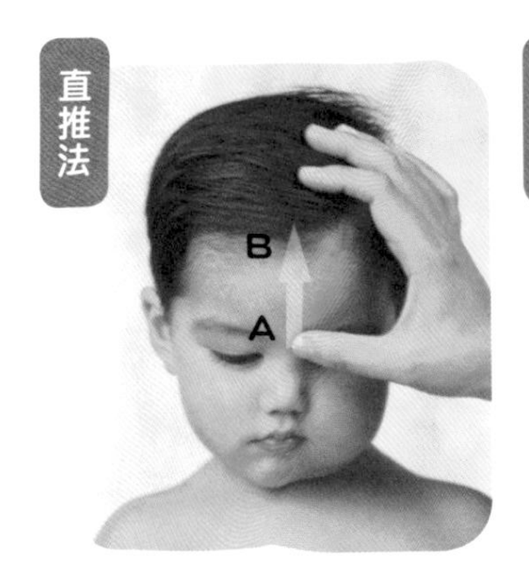

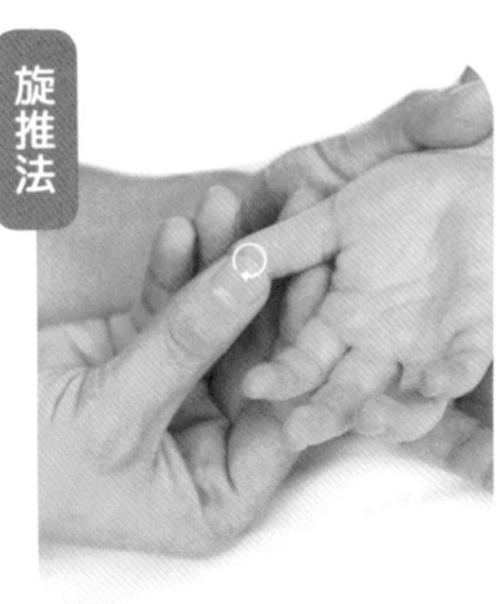

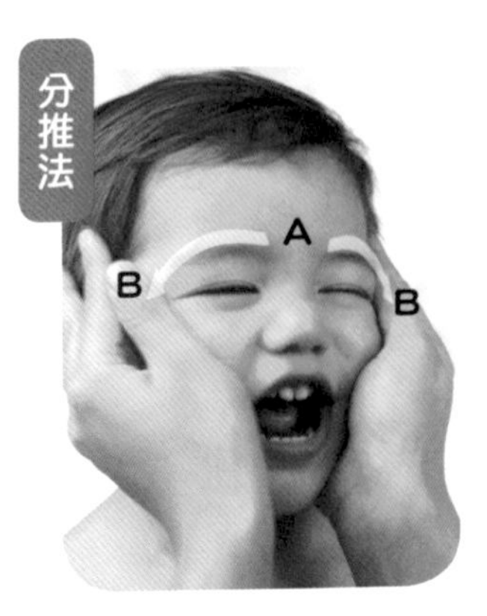

❷ 揉法

揉法是針對穴位「點」上的操作手法，是在穴位點上揉動，手指與接觸的穴位不分離，揉動時震動周圍的肌肉組織。操作時不特別強調方向。揉法的力道比推法稍微重一些，就像在水中攪動一樣。揉法分為指揉法、掌揉法和魚際揉法三種。指揉法是用手指的指腹按在穴位上做揉動，掌揉法是用手掌著力於穴位做揉動，魚際揉法則是用大魚際著力於穴位做揉動。

揉的時候速度也要快，頻率約為每分鐘160下。

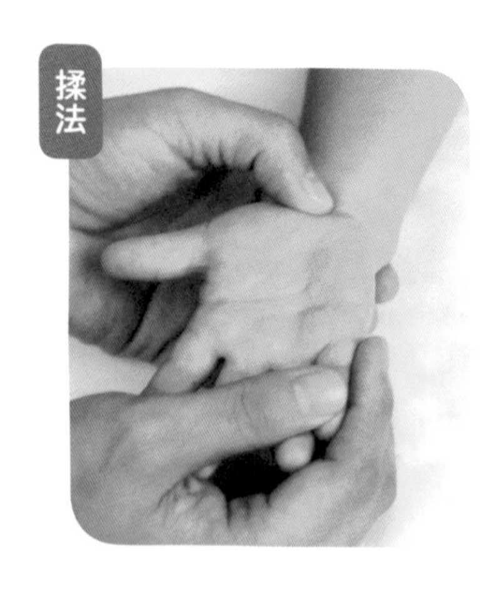

❸ 按法

按法和揉法一樣，也是針對「點」的操作。它是用拇指或手掌的掌根按在穴位上，再逐漸向下用力按壓的方法。按的時候手勁要比揉法更重，「以手代針，深取之」，往往取穴時要下按到穴位最深處，然後發力。按法和揉法時常並用，稱為按揉法，這樣推拿的效果就會被大大地激發出來。

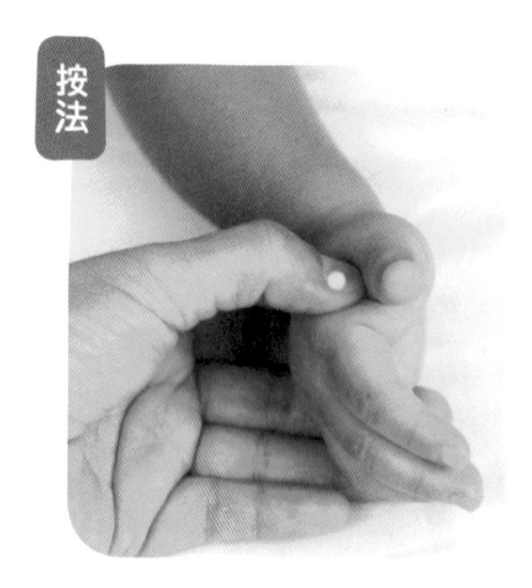

❹ 摩法

摩法是用手掌面或食指、中指的指面附著於一定部位上，以腕關節連同前臂，作順時針或逆時針方向環形移動的摩擦。孩子腸胃不好，腹部按摩時最常用到這種手法。摩法要求的時間比較長，一般最少也要3～5分鐘。

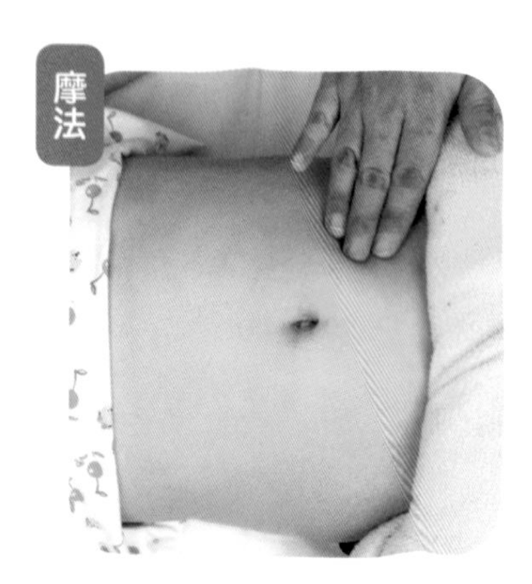

5 掐法

掐法是指用拇指指甲既快又重地掐在穴位上。在臨床上這種方法常常用於急救。我們常常聽到的「掐人中」就是這種方法。如果小孩高熱或驚厥，就要掐揉人中和老龍穴，用指甲蓋掐，指腹同時揉，就能迅速見效。

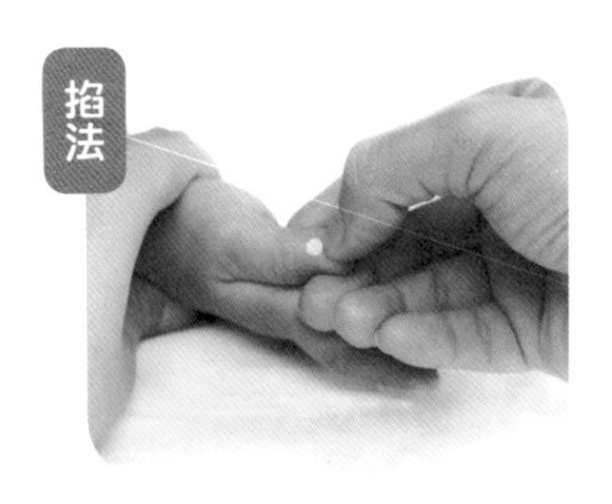

6 捏法

捏法分二指捏和三指捏兩種。二指捏是用食指指側橫抵在皮膚上，大拇指放在旁邊的皮膚處，兩個手指共同捏拿肌膚，邊捏邊交替前進。三指捏的捏法與二指捏一樣，只是多一個中指同時用力。小兒推拿中最常用到的捏法就是捏脊。

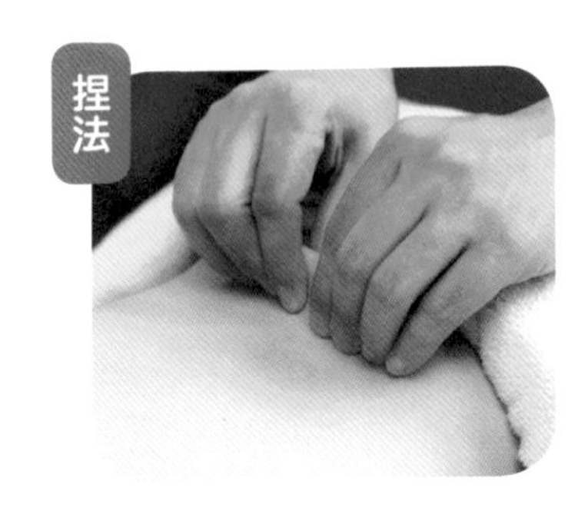

7 運法

運法是用拇指或食指、中指的指端按在一定穴位上由此往彼作弧形或環形推動。運法是所有手法中力道最輕的，比推法還要輕柔，運法的速度比推法要慢一點，例如運內八卦，手掌面有酥癢感時效果最好。

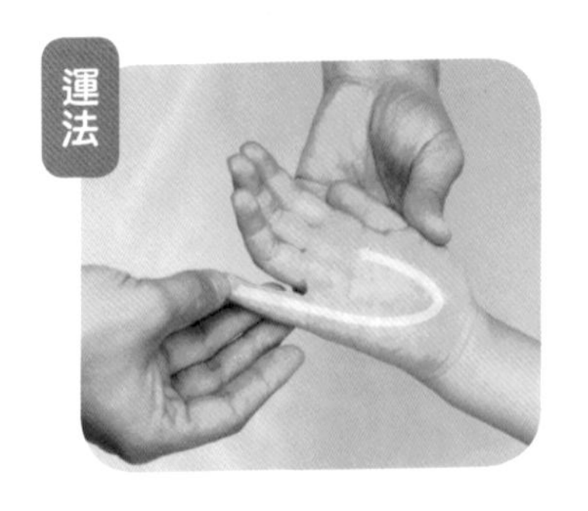

8 拿法

拿法是用拇指和食指、中指，或用拇指和其餘四指的指腹，相對用力緊捏、提揉一定的部位。拿時動作要緩慢，有連貫性，不能斷斷續續。力道要由輕到重，再由重到輕，交替進行。

拿法對於穴位的精準度要求不是那麼高，往往很深的穴位我們才會用這個手法。

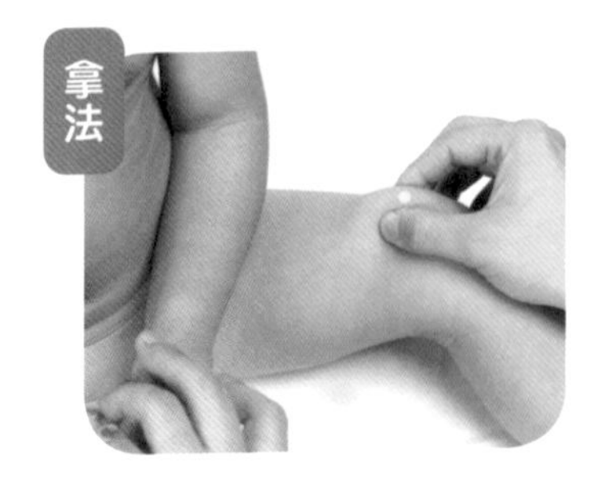

9 擦法

擦法是用大魚際或小魚際緊貼皮膚，稍用力下壓並沿上下或左右方向直線往返摩擦，使皮膚產生一定的熱量。擦時動作要連續不斷，壓力要均勻而適中。頻率約為每分鐘100次。

擦法是個力氣活，擦「脊背工字型」是非常推薦的預防感冒的手法之一。

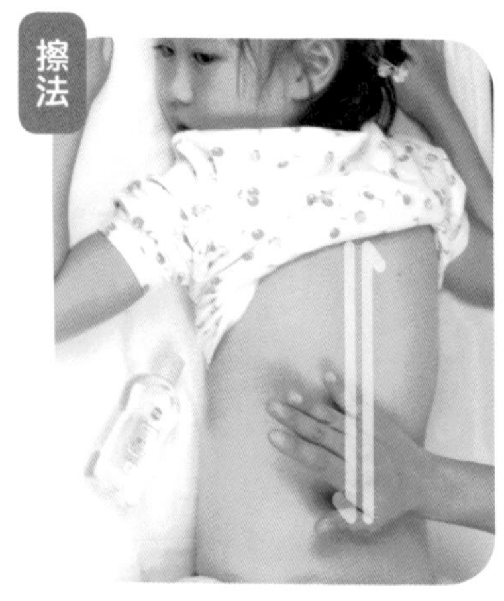
擦法

10 吮痧法

媽媽用口在孩子穴位表面連續不停地吸吮20秒，稱吮痧法。這類似民間的刮痧和拔罐，只是媽媽用嘴巴替代冰冷的工具，對寶寶而言更像是媽媽的親吻，雖溫和卻有意想不到的療效。吮痧是幫助寶寶排病氣最快速的方法之一，不過這種方法也是有代價的。體質敏感的媽媽，吮痧後會覺得嗓子痛。我的建議是，把吮痧時產生的口水吐掉，如果不慎吞進腹中，記得多喝熱水排毒。如果媽媽有口腔潰瘍或口腔有傷口，最好換其他人操作。曾經有一個媽媽在口腔潰瘍時給寶寶吮痧，等吮完，媽媽的嘴唇腫得像香腸一樣，好幾天才消。

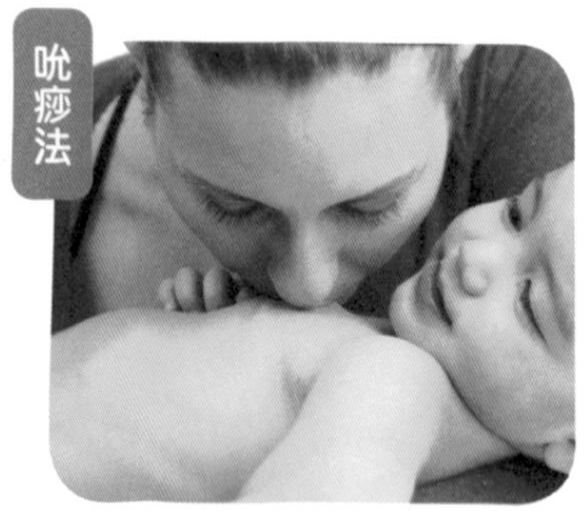
吮痧法

小兒推拿的準備事項

小兒推拿要求手法均勻、力度柔和、平穩深透，按摩的時候對於按摩者和環境有些特別要求。

❶ 要使用按摩介質

按摩的介質非常必要，使用介質後，按摩起來會順滑得多，寶寶也會更舒服，更願意配合。家裡最常用的嬰兒潤膚油或者潤膚露、爽身粉、清水等都可以拿來做按摩介質。按摩介質不需要特意購買，就用家裡最常用的不會引起寶寶過敏反應的介質就好。有一個媽媽特別講究，她特意請朋友推薦好的按摩油品牌，但買回來一用，發現根本不適合自己的寶寶。

❷ 媽媽要修剪指甲

為了避免傷到寶寶，媽媽需要把指甲修剪得短並圓潤一些。我記得有一個學生說給寶寶捏脊3周了，寶寶說後背還痛，這種情況非常少見。通常孩子經絡都很通暢，當生病時會明顯疼痛，但通常按摩一周就會改善。後來第4周來上課時她才跟我講，原來她以前指甲一直沒有修剪到位。所以，每次都是指甲掐到寶寶的肉了。給寶寶按摩時，可以先在大人身上試試力度，以免弄疼寶寶。

❸ 室溫要合適

冬天沒有供暖的南方特別寒冷，媽媽一定要注意溫度的控制。給寶寶按摩時要打開取暖設備，按摩時室溫最好控制在20℃左右，不要為了按摩讓孩子著涼。而且，按摩時不需要給寶寶脫光衣服。夏天，溫度過高的時候，大部分家庭都會選擇開空調，很多媽媽就擔心，空調房裡能否按摩，或者吹風扇時能否按摩。其實，在相對恆溫的室內，如果能避開風口，按摩是沒問題的。

❹ 大醉、大怒、大病時都不適合給寶寶按摩

媽媽給寶寶按摩是一種愛的傳遞，寶寶需要感受到你的愛。因此，這就需要媽媽有良好的身心狀況。當然一般當媽媽的大醉很少，但情緒不好、身體不適的情況倒是常見，如果不舒服，還是少給孩子按摩，應先調整好身心狀態。有個學生跟我說如果她情緒不好，跟先生賭氣，給孩子按摩效果會很差，反之，如果自己心情好，對寶寶也非常耐心時，按摩效果就會特別好。

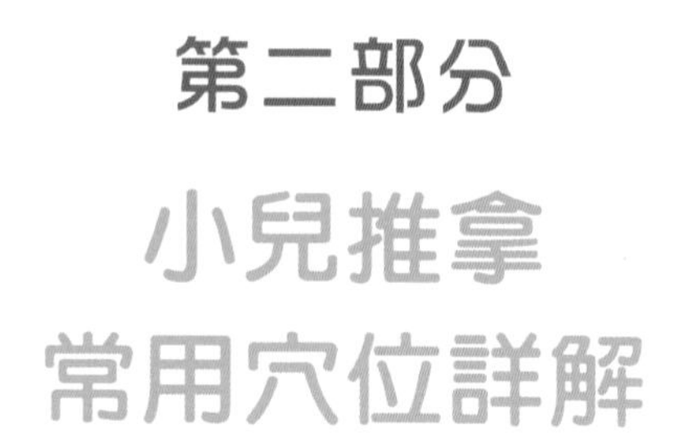

第二部分

小兒推拿常用穴位詳解

頭面部常用穴位

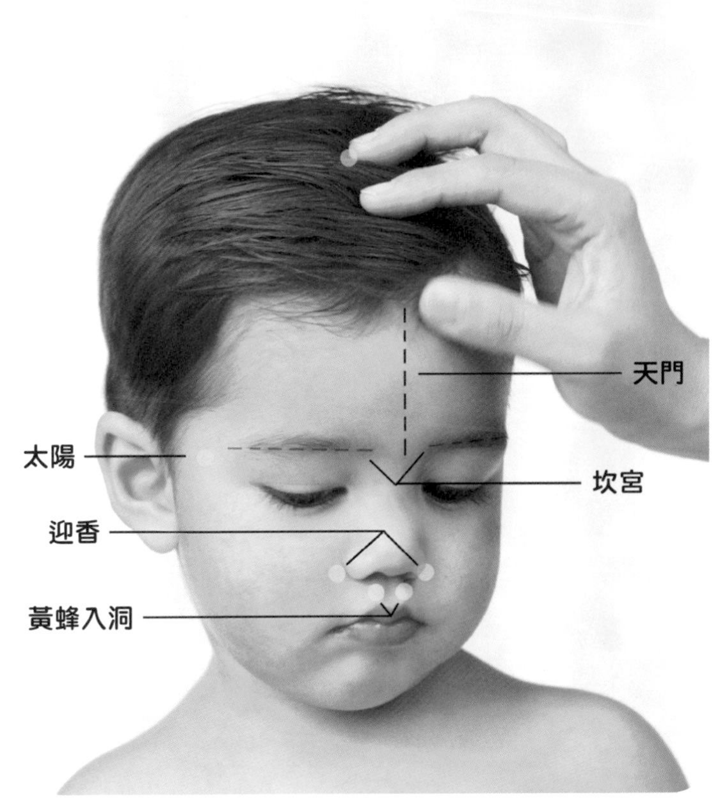

頭面部常用穴位圖

1 天門（攢竹）

位置

天門又名攢竹，是兩眉頭的中心點至前髮際處的一條直線，簡單地說就是額頭的正中線。

操作

按摩時，用兩隻手的大拇指或食指和中指輕輕地自眉心交替直線推動至前髮際線，這就是「開天門」。

一般保健按摩30～50次，治病時需要增加到100～150次。

功效

開天門有發汗解表、鎮靜安神、開竅醒神等作用，是小兒推拿外感四大手法之首，用於治療感冒、頭痛、流鼻涕等。日常保健時，「開天門」助睡眠效果非常不錯，寶寶吃完奶，把眼睛閉上後，使用這個手法，寶寶會感覺特別舒服。往往用不了多久，寶寶就會安靜下來或者睡著了。

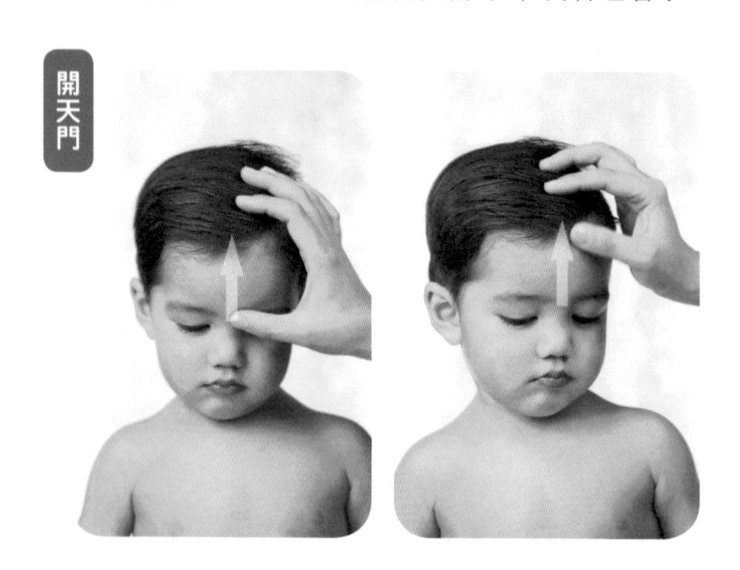

2 坎宮

位置

坎宮是眉頭至眉梢並延伸至太陽穴的一條弧線。

操作

用兩個大拇指的正面從印堂穴開始，沿著眉頭攢竹穴，經眉中魚腰穴，推向眉梢後太陽穴，分推50～100次，稱為推坎宮或分推坎宮。推的時候力道要輕柔，但也需要深透，速度不用很快。

功效

推坎宮有疏風解表、醒腦明目、止頭疼等作用。不但對於治療外感十分有效，而且對於治療急性結膜炎效果更好。春季是結膜炎發作的高峰期，要是發現孩子眼睛發紅、發癢，就可以多給寶寶推推坎宮。如果寶寶內火大、眼屎重，就可以使用這個手法，搭配清肝經、清天河水、推湧泉各300次，就能解決問題。

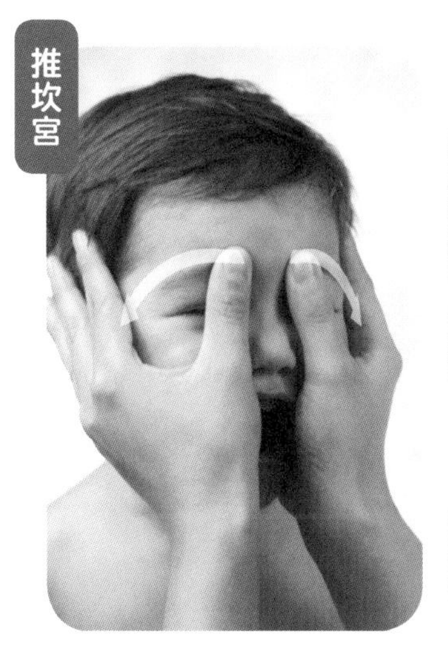

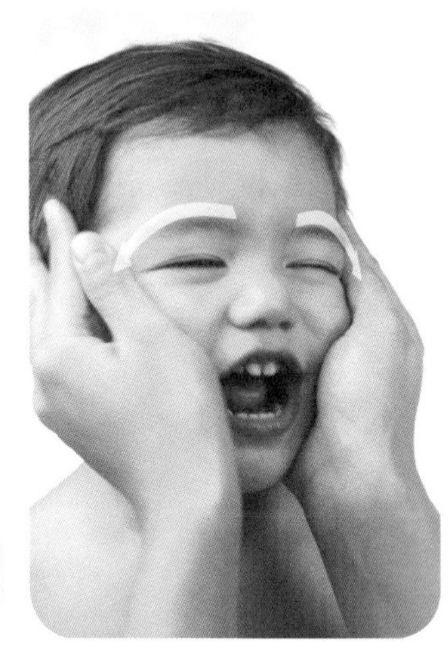

③ 太陽穴

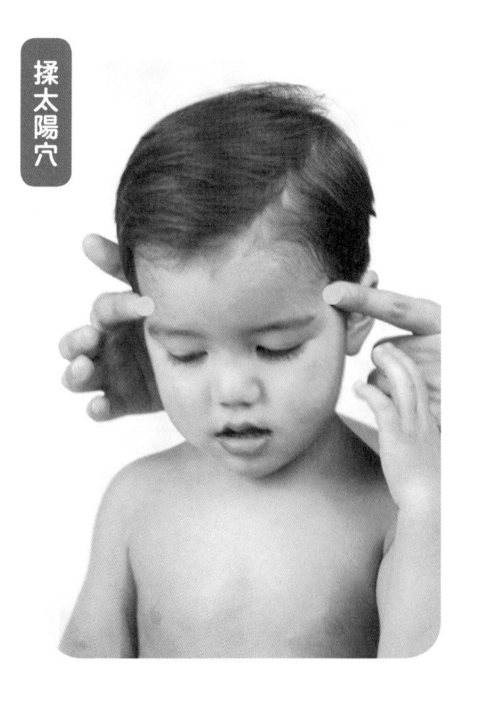

位置

太陽穴位於眉梢與外眼角延長線交叉的凹陷處。

操作

用兩個大拇指自前向後直推，叫推太陽。用中指指端揉，叫揉太陽。一般按摩50～100次或者1～2分鐘。

功效

按摩太陽穴有疏風解表、清熱、明目、止頭疼的作用。此穴陽氣盛，是寒邪的剋星。揉太陽可以較好地預防和治療感冒。如果孩子發燒，重揉太陽穴能夠發汗解表。

4 迎香穴

位置

迎香穴位於鼻翼外緣的中點，旁開0.5寸處的鼻唇溝陷中，左右各一穴。

操作

用中指或大拇指指端按揉，稱按揉迎香。除按揉法以外，我們常用的手法還有推迎香穴和擦迎香穴。推迎香穴是沿著鼻翼兩側從上往下推50～100次，用於幫助清理寶寶鼻腔異物。

而擦迎香穴是沿鼻翼兩側上下來回快速摩擦50～100次，用於改善寶寶鼻塞。做這兩個手法時記得要使用按摩油或者潤膚露，否則，幾十次擦下來，寶寶的皮膚容易被擦破。

功效

按摩迎香穴有宣肺氣、通鼻竅的作用，能治療鼻塞、流鼻涕、流鼻血等病症。

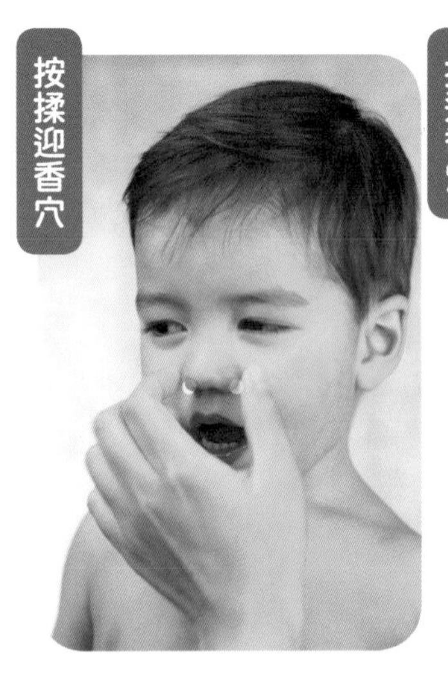

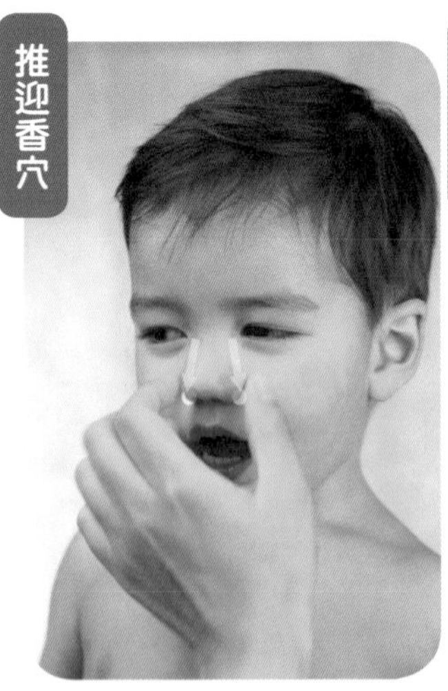

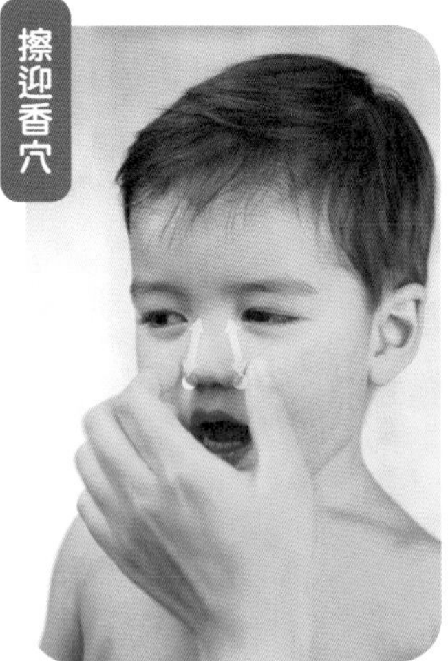

5 耳後高骨

位置

耳後高骨位於兩側耳後入髮際、乳突後緣高骨的凹陷中。

操作

用兩個大拇指或中指指端按揉，稱按揉耳後高骨。通常按摩1～2分鐘。

功效

按摩耳後高骨具有疏風解表、鎮靜安神的作用，對於治療感冒引起的頭痛、發熱、煩躁不安等療效顯著，對於治療鼻炎效果也很好。

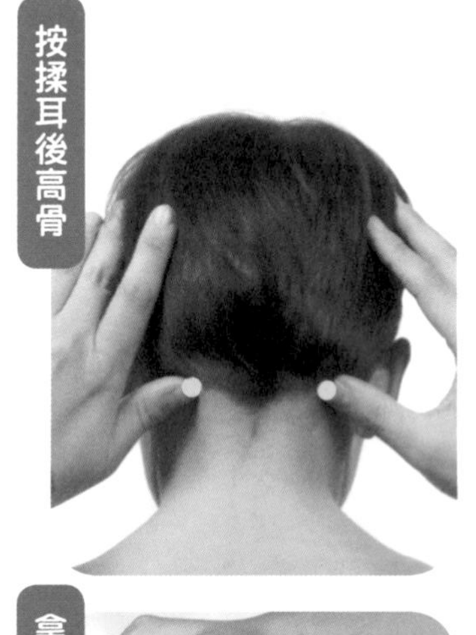

6 風池

位置

風池穴位於後頸中央凹陷旁開2寸處。

操作

用拇指和食指、中指的螺紋面相對用力拿捏，稱為拿揉風池或拿風池。

功效

按摩風池穴有發汗解表、祛風散寒、明目的作用，主治頭疼、頭重腳輕、眼睛疲勞、頸部酸痛等病症，還可以治療落枕、過敏性鼻炎。

如果成人感冒，可以把自己的手伸到脖子後面，拿揉風池穴50次就能立刻緩解感冒、著涼導致的頭疼、畏寒等症狀。

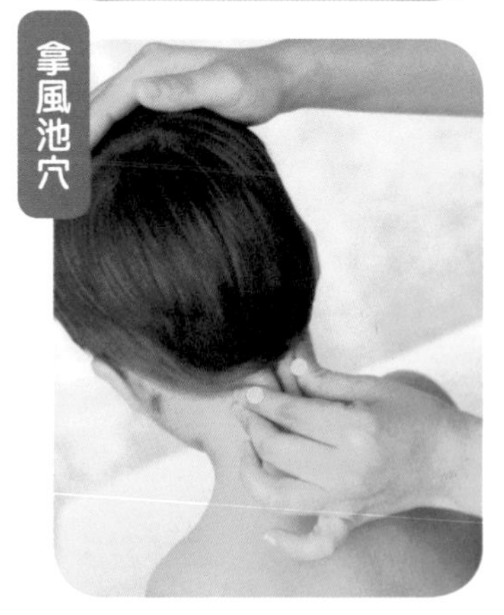

7 天柱骨

位置

天柱骨即頸椎骨，位於頸後髮際正中至大椎穴成一條直線處。

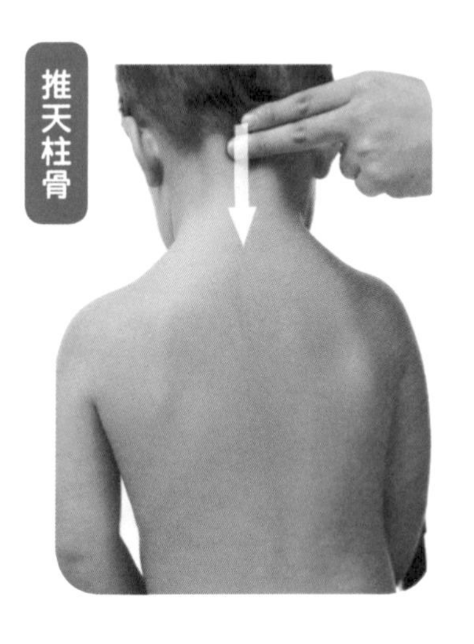

操作

用拇指或食指、中指自上而下直推100～500次，稱為推天柱骨。

功效

按按摩天柱骨有降逆止嘔、祛風散寒的作用。為小月齡寶寶推天柱骨可以有效防止其吐奶。

如果用於止嘔，從上往下直推更適合。如果是治療咽喉、扁桃腺發炎、咳嗽等病症，用吮痧的方法效果更好。

常用手法：黃蜂入洞

位置

黃蜂入洞是小兒推拿中最常用的一種複式操作手法。

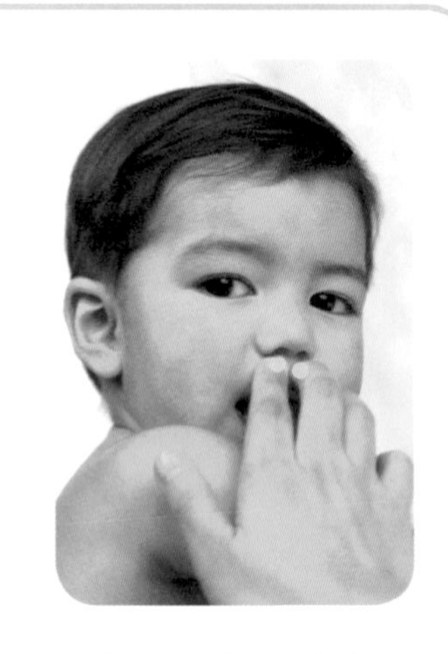

操作

按摩時，一隻手輕扶寶寶頭部，用另一隻手的食指、中指指端揉動患兒兩個鼻孔下緣，腕關節用力，不間斷地揉1～5分鐘。

功效

黃蜂入洞能發汗解表、宣肺通竅。用於治療風寒感冒、急慢性鼻炎等病症。注意：這個手法不適合流黃濃鼻涕的小兒。

如果寶寶冬天感染風寒，一直鼻塞不通，偶爾打噴嚏，可以先給寶寶戴上帽子，再用黃蜂入洞的手法揉3～4分鐘，直到把手伸進帽子裡感到寶寶的頭部已經微微出汗了，之後寶寶感冒鼻塞的症狀就會大大緩解。

上肢內側與手掌常用穴位

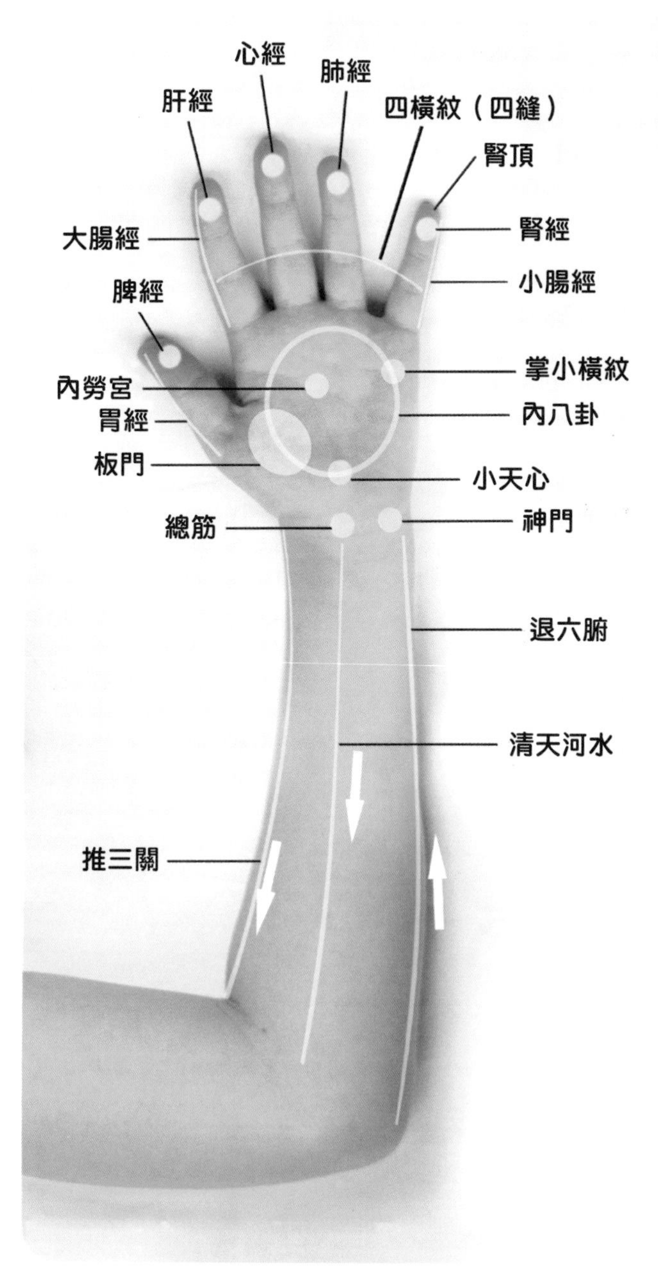

上肢內側與手掌常用穴位圖

❶ 天河水

位置

天河水位於前臂正中、總筋至洪池（曲澤）成一條直線處。

操作

用食指和中指兩個手指，由手腕到手肘直推300～500次，名為清天河水。

打馬過天河，用食指和中指兩指沾清水，然後沿著從腕到肘方向在皮膚上輕輕拍打。因為發出的聲音就像是小馬蹄過河發出的清脆的響聲，故而稱為「打馬過天河」。有一個技巧大家要特別注意，就是一邊拍打，還要一邊向同一方向吹氣，因為沾有清水，所以有清涼的感覺，可以迅速帶走體內的熱量。

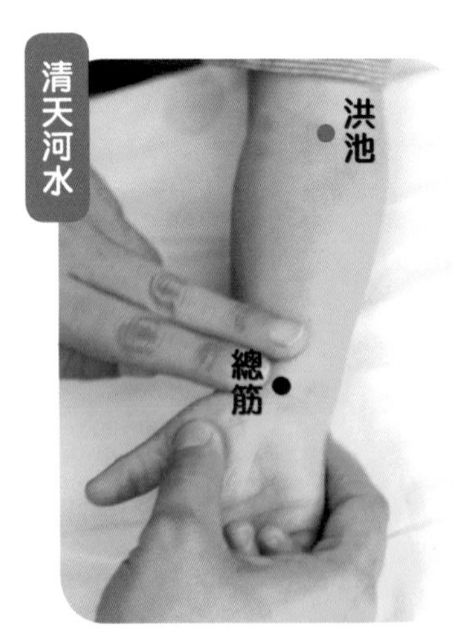

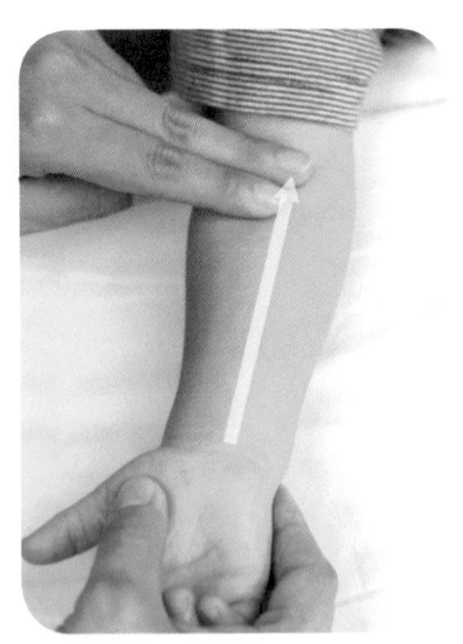

功效

天河水就像人體的清涼之源，按摩這裡能清熱解表、瀉火除煩。所以除了發燒需要按摩此穴位外，治療孩子內火大、上火都可以用此手法。一般推200～300次。清天河水清熱不傷陰，所以用起來還是很安全的。

發燒溫度超過38.5℃時可清天河水300～500次。

打馬過天河比清天河水清熱力度強，用於一切高熱症。對於體溫超過39℃的情況，我建議除了清天河水外，要配合打馬過天河，這樣清熱力度就會強很多。一般打馬過天河需要從腕到肘拍20～30遍。

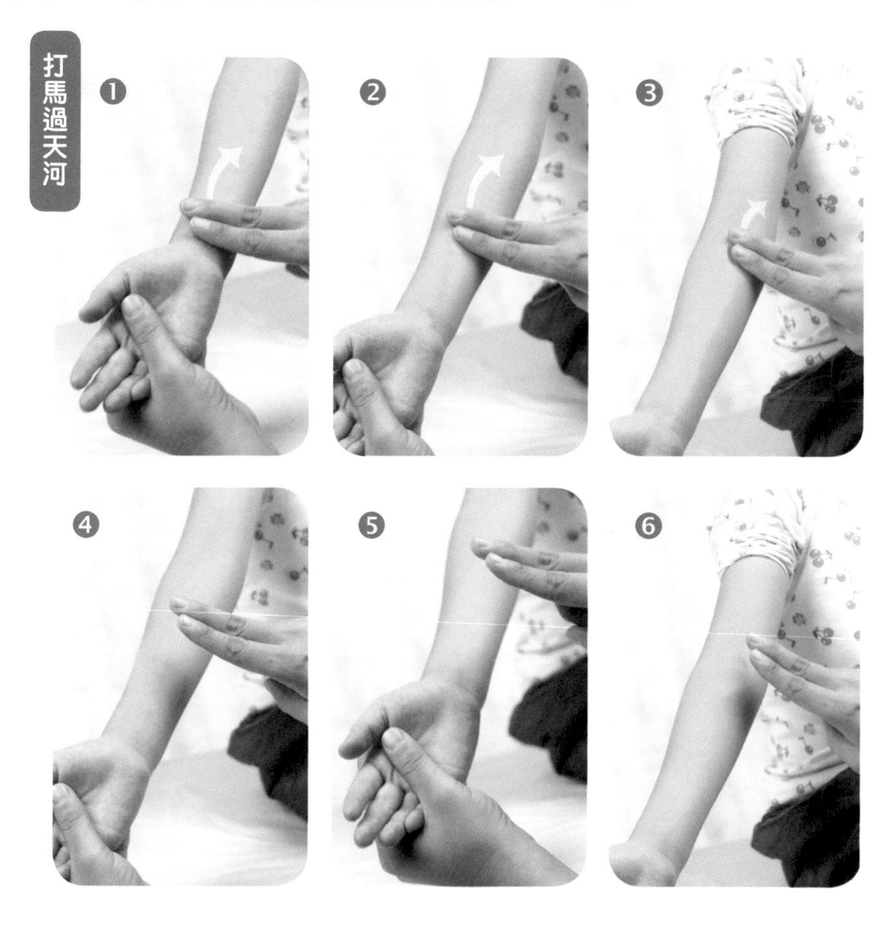

2 三關

位置

三關位於前臂靠大拇指那一側，陽池至曲池成一條直線處。

操作

用大拇指或食指、中指自腕推向肘，推300～500次，稱推三關。

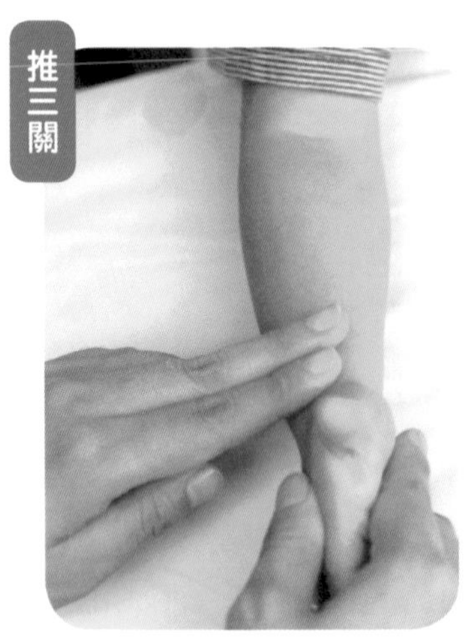

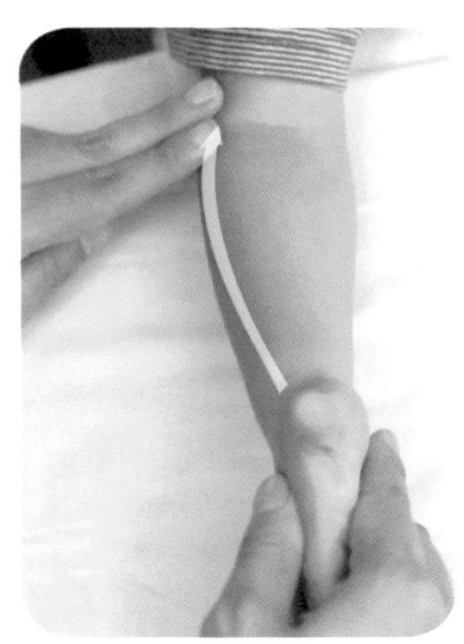

功效

推三關有補氣行氣、溫陽散寒、發汗解表的作用，主治一切虛寒病症。推三關在治療著涼引起的感冒時，其發汗之力有點像我們熟悉的生薑紅糖水。不過生薑紅糖水不適合小寶寶食用，其辛辣之味對寶寶的腸胃來說太過刺激。

推三關對於治療由於陽氣不足引起的四肢發冷、食欲不振、積食、吐瀉等療效顯著，也可用於治療陰冷無汗或疹出不透等病症。

③六腑

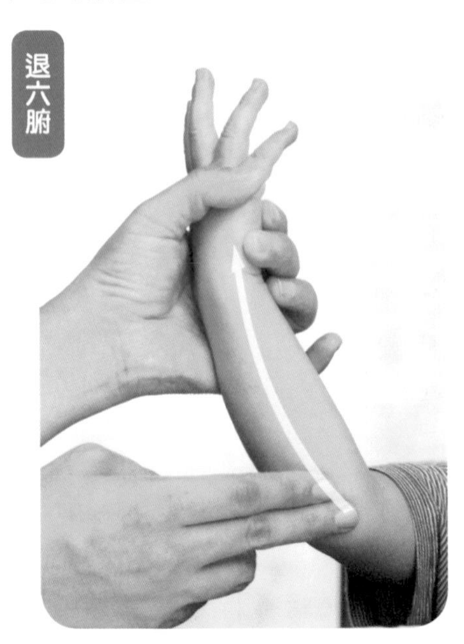

位置

六腑位於前臂靠小拇指那一側，肘至陰池成一條線處。

操作

用拇指面或食指和中指面自肘推向腕，每次推300～500次，稱為退六腑。

功效

退六腑能清熱、涼血、解毒，用於一切實熱證。出現高熱煩躁、咽喉腫痛、大便乾燥等實熱證時強烈推薦退六腑。退六腑可退五臟六腑之積熱，清熱力度比清天河水強很多。所以通常39.5℃以上的高燒，清天河水清熱之力不夠，還要加上退六腑與之並肩作戰。一天之內如果溫度不退，可以反覆推3～4遍。

4 板門

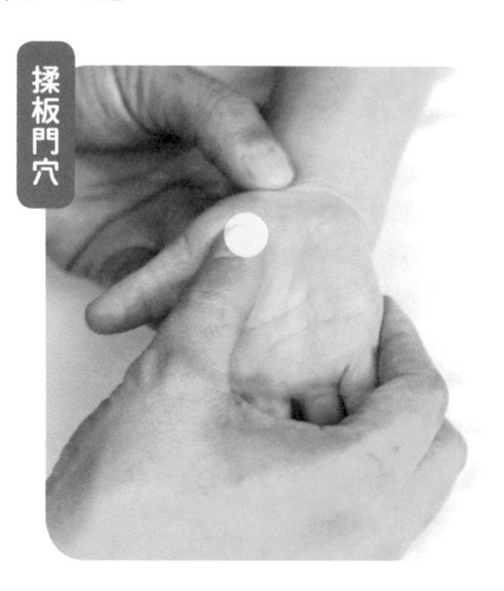

位置

板門就是手掌的大魚際。

操作

用大拇指的指端揉板門100～300次，叫揉板門。用推法自指根向腕橫紋推揉100～300次，稱板門推向橫紋，可以用於止瀉。用推法自腕橫紋推向大拇指根部100～300次，稱橫紋推向板門，可以用於止吐。

功效

揉板門就像吃健胃消食片一樣，能健脾和胃、消食化滯、運達上下之氣。可以治療脾胃運化不足導致的積食，能幫助寶寶解決胃動力不足的問題。

5 內八卦

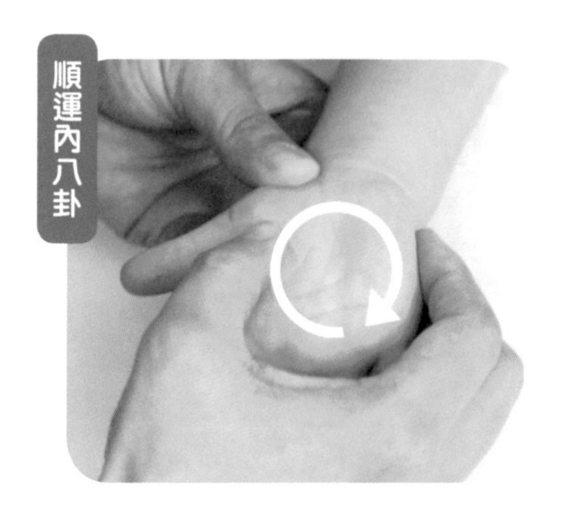

位置

內八卦是以掌心（勞宮穴）為圓心，以圓心至中指指根橫紋內2/3處為半徑，畫一個圓，內八卦穴即在此圓上。

操作

用運法，順時針方向運200～300次，叫做順運內八卦，逆時針方向運100～300次，稱為逆運內八卦。

逆運內八卦

功效

內八卦穴經過手掌所有肉肉鼓鼓的地方運此穴時，手掌的感覺是酥酥痲痲癢癢的。它具有行滯消食、寬胸理氣、化痰止咳的作用。運內八卦配合按板門穴，其健脾和胃的功效顯著，可治療乳食內傷、腹脹。治療痰結喘咳、胸悶建議配合按揉掌小橫紋。逆運內八卦可降胃氣，降氣平喘效果也很好。寶寶嘔吐和哮喘時選逆運內八卦更對症。

6 內勞宮

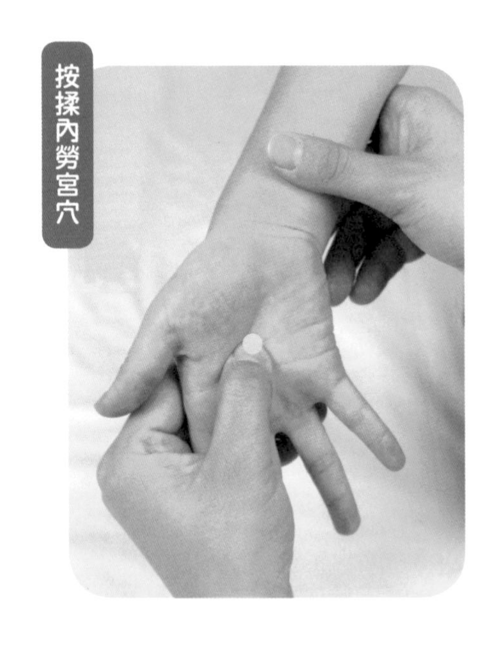
按揉內勞宮穴

位置

在手掌心，自然握拳屈指時，中指碰到的位置。位於中指和食指掌骨的中間靠近中指的地方，並非位於手掌正中間。

操作

用大拇指指端往內勞宮的位置且按且揉100～300次，叫按揉內勞宮。內勞宮穴位比較深，按摩此穴時力度的深透與否會影響按摩的效果。自小指根起，經掌小橫紋、小天心運至內勞宮10～30次，叫做運內勞宮。

功效

按揉內勞宮能清熱除煩，運內勞宮可清心、腎兩經的虛熱。可治昏迷、暈厥、中暑、嘔吐、心痛、癲狂、癇症、虛熱低燒、夢多、口舌生瘡、口臭、鵝掌風等病症。

7 小天心

位置

位於手掌根部，大魚際與小魚際相接處的凹陷中（「大魚際」是手掌大拇指處肌肉隆起的部分；「小魚際」是手掌內側肌肉隆起的部分），在內勞宮之下，總筋之上。

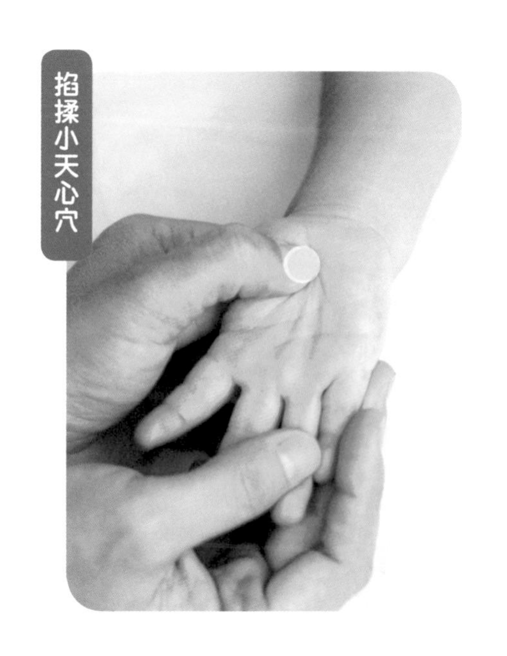
掐揉小天心穴

操作

用大拇指指甲掐，指腹跟著揉小天心5～20次，叫掐揉小天心。以中指指尖或屈曲的指關節搗小天心50～100次，叫做搗小天心。

功效

掐揉小天心具有清熱、鎮驚、利尿、明目、安神、排毒等作用；掐搗小天心能鎮驚安神。按摩該穴可治療幼兒急疹、驚風抽搐、小便不通、高熱神昏、夜哭、斜視、疹痘欲出不透等病症。

8 總筋

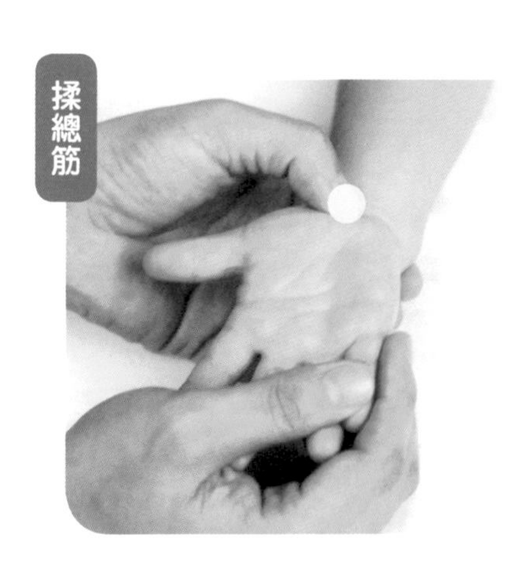
揉總筋

位置

位於掌後腕橫紋中點，正對中指處。

操作

用拇指按揉總筋100～300次，叫做揉總筋。用拇指指甲掐總筋3～5次，叫做掐總筋。從總筋往兩側分推，叫分推手陰陽。

功效

按揉總筋能清心火、散結止痙、通調周身氣機，掐總筋能鎮驚止痙。主要治療口內生瘡、牙痛、遍身潮熱、夜間啼哭、四肢抽搐、驚風等病症。當出現鼻涕清黃交替、寒熱往來的症狀時也可分推手陰陽。

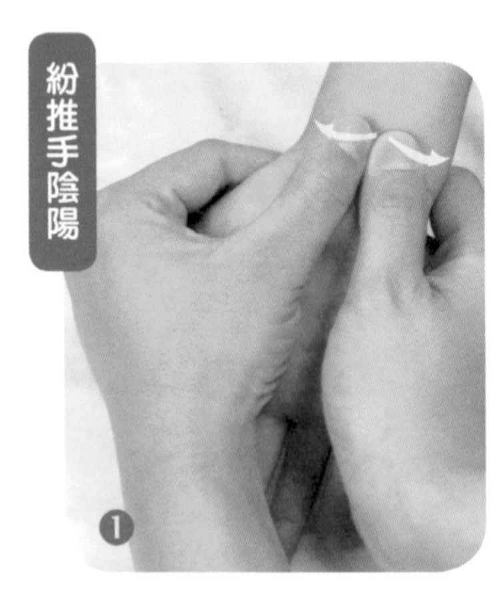

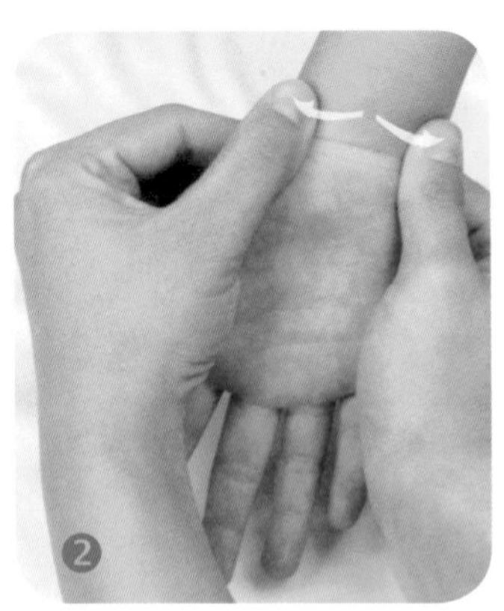

9 四橫紋（四縫）

位置

四橫紋分別位於食指、中指、無名指、小指第一指關節的橫紋處，每隻手有四個穴位，俗稱四縫穴。

操作

用大拇指指甲逐個掐揉四橫紋10～20次，稱掐揉四橫紋。四指併攏，用拇指指面從食指橫紋推向小指橫紋100～300次，稱推四橫紋。對於重度消化不良的寶寶，可以在四縫放血。但放血這種方法很痛，也不易下手，我一般不推薦媽媽使用。

功效

寶寶如果積食，舌苔白厚，掐四縫穴非常有效。掐時我會選擇在四縫的位置上找出顏色深的血管來掐，力度也不需要太大，因為寶寶小，耐受不足。可以幾個手指輪流掐，反覆做10～20遍即可。掐四縫一般掐兩隻手的效果更好，往往一兩次之後寶寶舌苔就會變淡，胃口大開，此後兩三天內，宜清淡飲食，忌大魚大肉。同時我推薦此法和揉板門、運內八卦等健脾胃的手法一起使用。

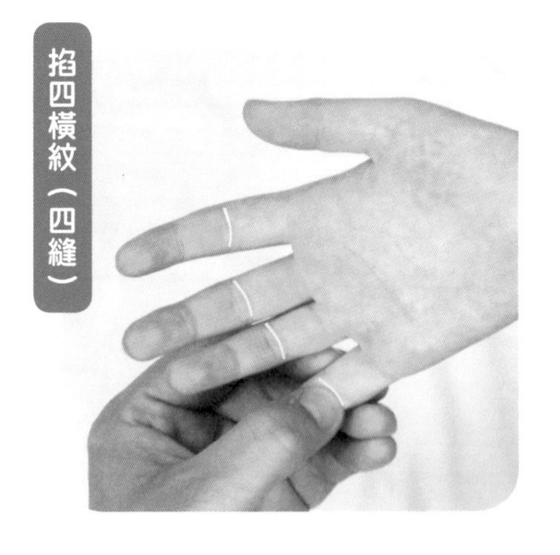

10 掌小橫紋

位置

位於掌面小指根與手掌交界處的橫紋。在感情線末端，小拇指骨縫處。

操作

用拇指按揉3分鐘，稱為按揉掌小橫紋。

功效

按揉掌小橫紋具有清熱散結、寬胸宣肺、化痰止咳等功效。主要治療氣管炎、支氣管炎、肺炎、口唇破爛及腹脹等病症。咳喘一般配合運內八卦，效果更加顯著。

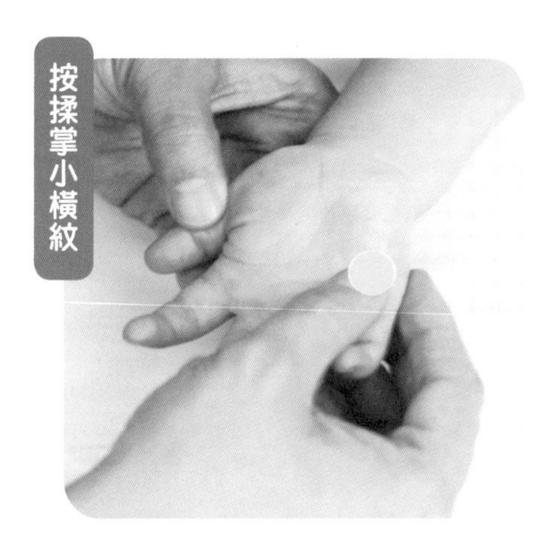

11 脾經

位置

位於拇指末節螺紋面。

操作

順時針方向旋推為補，稱補脾經。一般需要旋推300～500次。

功效

旋推脾經能健脾胃、補血氣。常用於緩解脾胃虛弱、氣血不足而引起的食欲不振、精神萎靡、消化不良等症狀。小兒脾常不足，不宜攻伐太甚，一般多用補法。

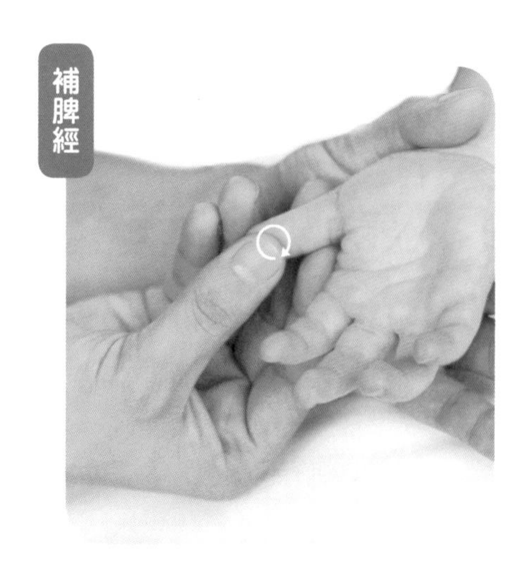

醫學放大鏡

脾常不足

小兒生機旺盛，發育迅速，且臟腑功能不足，脾胃負擔比成年人相對較重，因此小兒脾胃功能易於紊亂，而出現脾胃病。

12 肝經

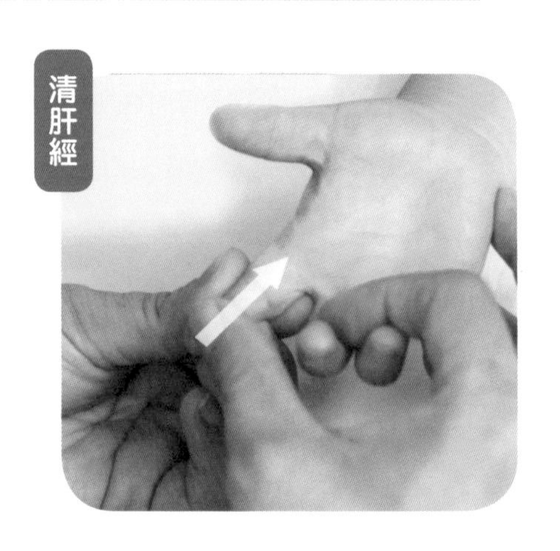

位置

位於食指末節螺紋面。

操作

從指尖向指根方向直推為清，稱清肝經。直推300～500次。

功效

清肝經能平肝瀉火、熄風鎮驚、解鬱除煩。常用於治療驚風、抽搐、煩躁不安、五心煩熱等病症。清肝經常與清心經、掐揉小天心、退六腑合用。肝經宜清不宜補，若肝需補時則以補腎代之，稱滋腎養肝法。

13 心經

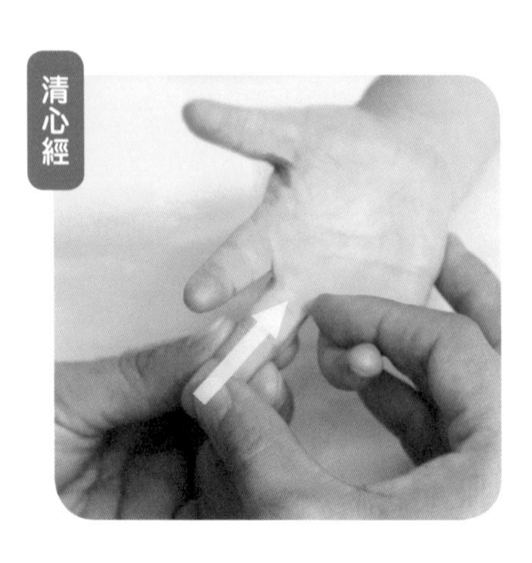

位置

位於中指末節的螺紋面。

操作

從指尖向指根方向直推為清，稱清心經。一般直推300～500次。

功效

清心經能清熱、瀉心火。常用於治療心火旺盛而引起的高熱神昏、面赤、口瘡、小便赤短等，多與清天河水、清小腸等合用。心經宜清不宜補，若氣血不足，需用補法時，多以補脾經代替之，因為脾土為心火之子，脾又主生血。如果寶寶舌尖邊和舌頭的兩邊紅，就說明寶寶心肝火旺，需要清心經的同時加上清肝經，大約300～500次。

14 肺經

位置

位於無名指末節螺紋面上。

操作

順時針方向旋推為補，稱補肺經，從指尖向指根方向直推為清，稱清肺經，統稱推肺經。一般需推300～500次。

功效

補肺經能補益肺氣，用於治療肺氣虛損及咳嗽氣喘、虛寒怕冷等肺經虛寒症。清肺經可宣肺清熱、化痰止咳。清肺經多用於治療感冒發熱、咳嗽氣喘、痰鳴等實證。如果寶寶整個舌頭發紅，說明寶寶有肺熱，要清肺經。如果寶寶大便乾燥、咳嗽等，也需要清肺經。如果寶寶長期咳嗽、多汗，則要補肺經。

作者有話說

我在本書中使用的推拿手法屬於海派手法，區別於三字經派的按摩手法，最大的分歧在於手上五經的按摩方向和次數要求，尤其是清肺經，和其他三字經派的推拿手法要求不同。海派小兒推拿手法並非我自己發明，也是通過傳統中醫學院學到的。我在實踐中發現它效果顯著，所以採用這種手法。

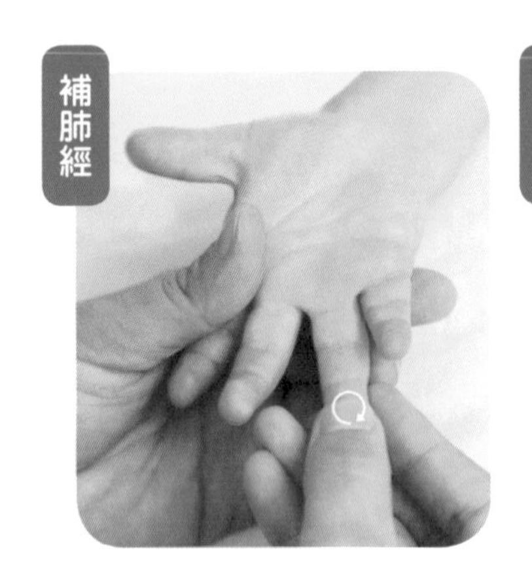

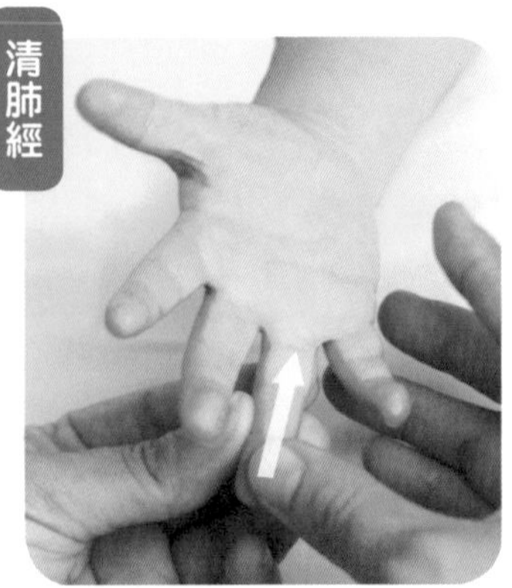

⑮腎經

位置

位於小指末節螺紋面上。

操作

順時針方向旋推為補，稱補腎經。旋推300～500次。

功效

補腎經具有補腎益腦、溫陽下元的作用。用於治療先天不足、久病體虛、腎虛久瀉、多尿、遺尿、虛汗喘息等病症。臨床上腎經一般多用補法，需用清法時，多以清小腸經代之。

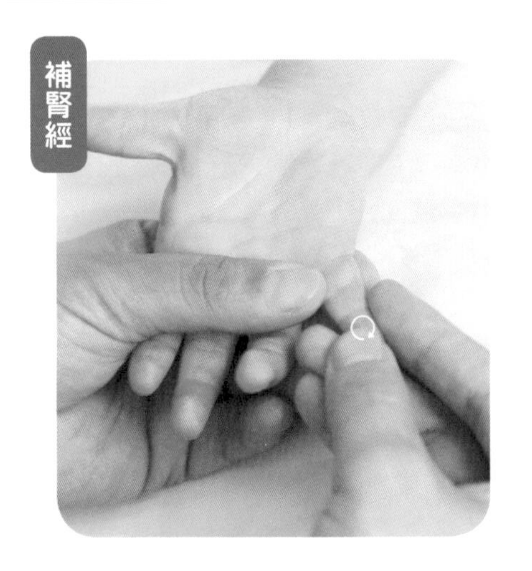

⑯胃經

位置

位於拇指外側面一條直線處。

操作

從拇指外側面指根推向指尖為清，稱清胃經。直推300～500次。

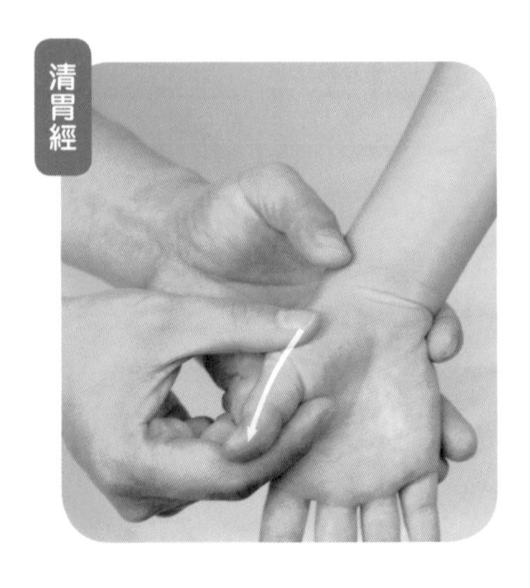

功效

清胃經具有清中焦濕熱、和胃降逆、瀉胃火、除煩止渴的作用。寶寶吐奶、嘔吐或老是打嗝的時候，可以清胃經。脾主升，胃主降，胃經用清法則氣下降。臨床上，胃經多用清法。如果寶寶嘴唇紅、胃口好、吃得多、拉得多，且大便粗，往往預示著胃火旺。這時需要清胃經，同時按揉足三里和中脘穴。

17 大腸經

位置

位於食指指側，從指尖至虎口成一條直線。

操作

從食指尖直推向虎口為補，稱補大腸經。從虎口直推向食指尖為清，稱清大腸經。二者統稱推大腸經。推300～500次。

功效

補大腸經具有溫中止瀉的作用。清大腸經具有清利大腸、除濕熱、導積滯的作用，並能清肝膽之火，調理腸道。如果寶寶大便乾結，顏色深或黑，成一粒粒的形狀，說明大腸有熱，要清大腸經；如果大便黃而粗，則是胃熱，要清胃經；如果大便稀軟，則是脾虛的症狀，要補脾經、補大腸經。

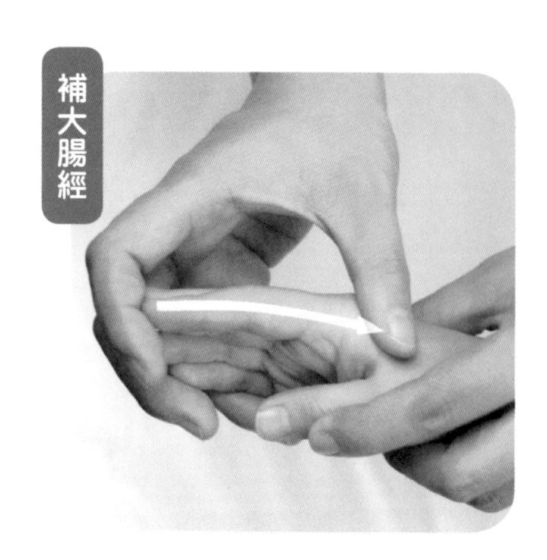

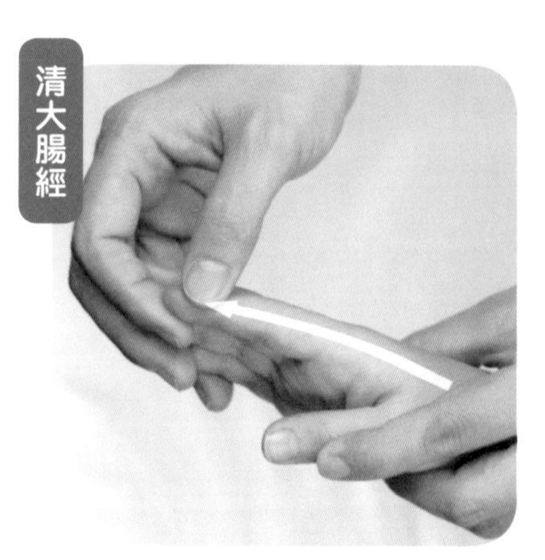

18 小腸經

位置

位於小拇指側面邊緣，自指尖到指根成一條直線。

操作

從指尖推向指根為補，稱補小腸經。從指根推向指尖為清，稱清小腸經。二者統稱推小腸經。推100～300次。

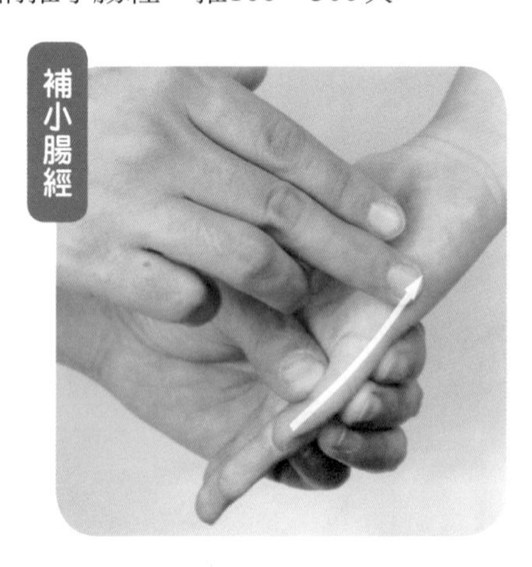

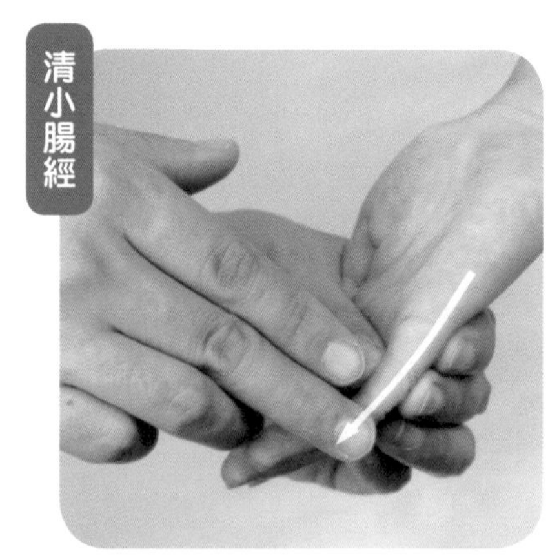

功效

清小腸經能清熱利尿，可以用於寶寶下陰紅腫和尿道感染。除了能利小便外，還可以治療腹瀉時沒有小便的症狀。當寶寶小便發黃、舌頭潰瘍時可以使用這一手法。

19 腎頂

位置

位於小指頂端。

操作

用中、食指輕輕托著小指，用拇指揉小指頂端300～500次，叫做揉腎頂。

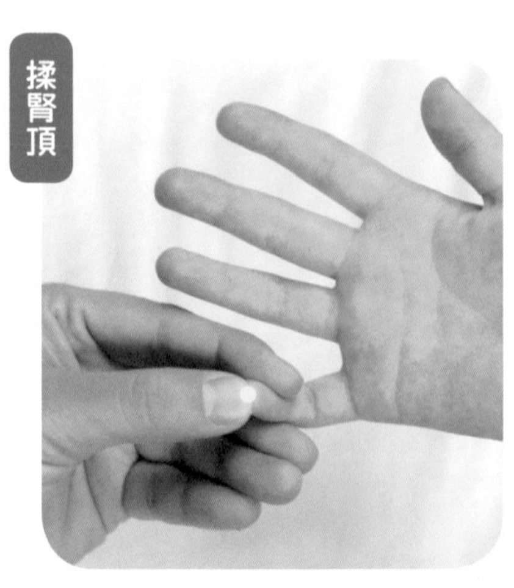

功效

揉腎頂能收斂元氣、固表止汗。腎頂是止汗的特效穴。揉腎頂主要治療自汗、盜汗、多汗、囟門閉合延遲等病症。

常用手法：水底撈月

位置

這是一套小兒推拿的複合手法。自小手指指尖推至小天心，再轉入內勞宮為一遍。

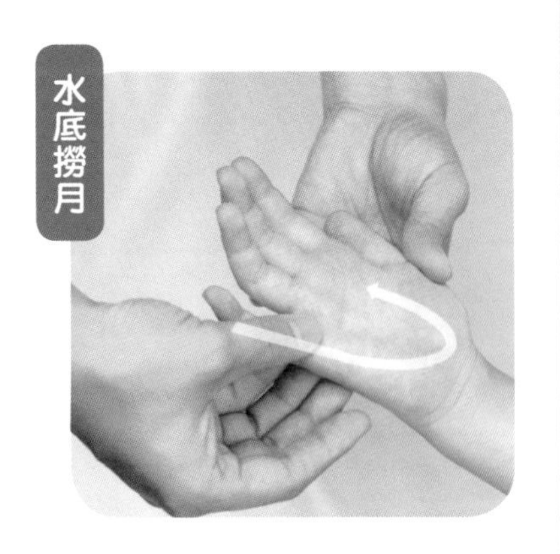

操作

運用水底撈月時要沾水運，清熱力度更強。技巧是一邊運一邊吹乾，水乾後再沾水運，反覆30～50遍。

功效

這是一套非常寒涼的手法，能退熱，用於調理一切高熱神昏、熱入營血、煩躁不安、便秘等實熱病症。

20 神門

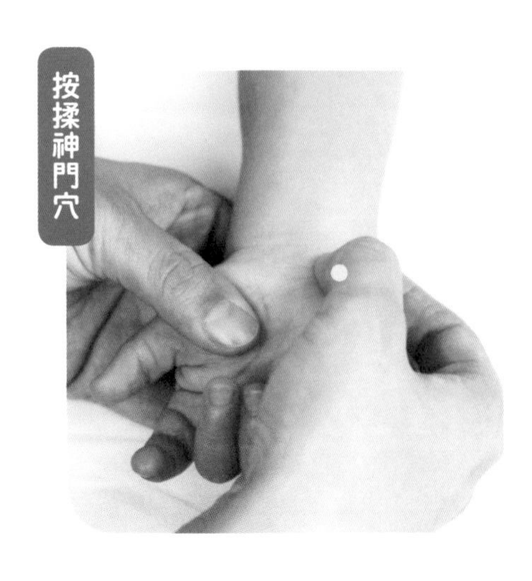

位置

位於腕部，腕掌側橫紋尺側端，尺側腕屈肌腱的橈側凹陷處。

操作

用拇指按揉神門穴1～3分鐘，叫做按揉神門。

功效

按揉神門穴可以治療寶寶夢囈、夢中哭鬧不安，效果特別神奇。孩子在睡夢中哭鬧時，給寶寶按揉神門穴，會發現按揉下去有一根筋很緊，多按揉一會兒鬆開，同時寶寶也就停止哭鬧了。如果觀察到寶寶舌尖紅，除了按揉神門穴外，可以配合清心經、掐揉小天心、揉總筋。

上肢外側與手背常用穴位

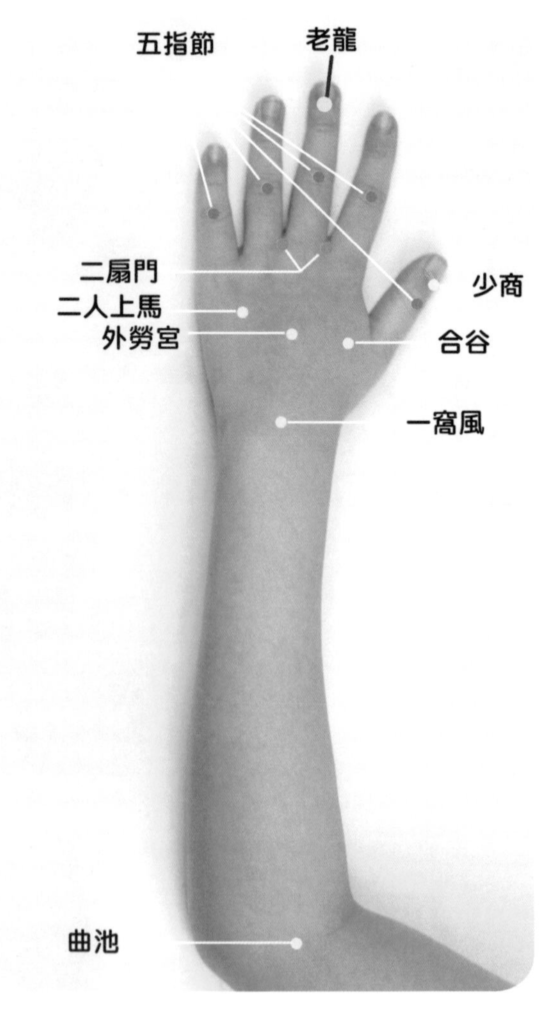

肢外側與手背常用穴位圖

❶ 二扇門

位置

位於中指指根兩側凹陷中，是發汗的特效穴。

操作

用兩隻大拇指指甲掐揉200～400次，稱掐揉二扇門。掐揉時力道應重而快。

功效

掐揉二扇門能發汗透表、退熱平喘。主治身熱無汗、受寒身痛、驚風抽搐、昏厥等病症。二扇門是發汗的特效穴，揉二扇門可與拿風池、推三關合用。用於治療驚風抽搐等病症時，可與掐五指節、掐老龍（中指指甲根一分處）等合用。

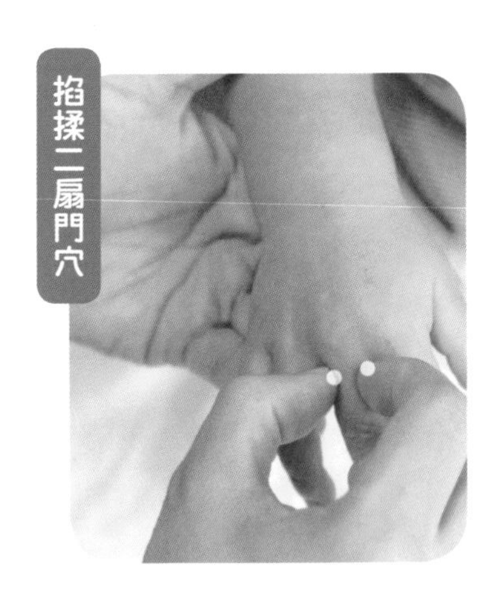

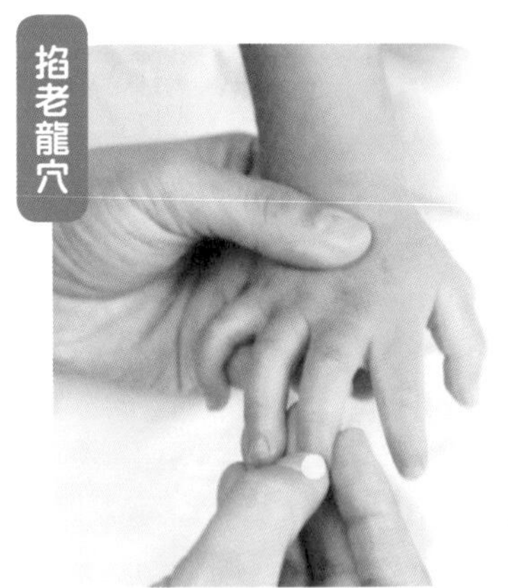

❷ 五指節

位置

位於手背，第一至第五指的第一指間關節橫紋處。

操作

用拇指指甲逐個掐3～5次，或掐後繼以揉（可掐1次揉3次），稱揉或掐揉五指節。拇指放在穴位上，食指放在掌面與穴位相對處，兩指面逐個相對揉搓30～50次，稱揉搓五指節。

功效

掐揉五指節具有安神鎮驚、祛風痰、通關竅的作用。主治驚風、喉中痰鳴、抽搐、夜哭、不寐、煩躁哭鬧、吐涎、咳嗽痰多等病症。掐揉五指節主要用於神志異常時的重症急救。五指節除了大拇指外，其他四個關節反面對側剛好是四橫紋的所在，而掐揉四橫紋在治療咳嗽痰多的時候也是常用的手法之一。

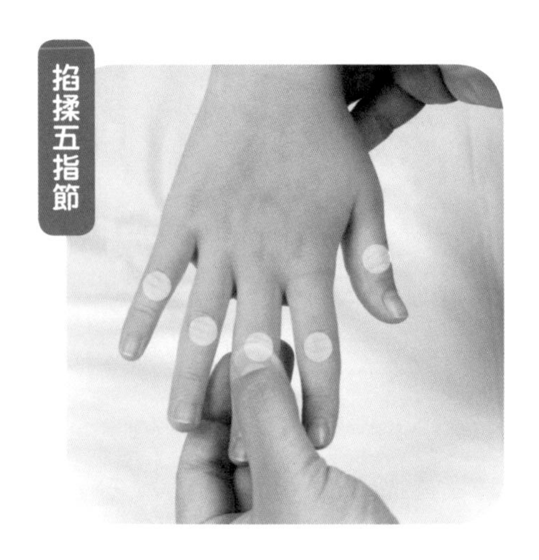
掐揉五指節

3 二人上馬（二馬穴）

位置

位於手背無名指及小指關節凹陷處。

操作

用拇指或中指端揉100～300次。

功效

揉二馬穴能利尿通淋、清神、順氣散結。主治小便赤澀、驚風、抽搐、虛喘、牙痛等病症。小孩的中耳炎、耳鼻喉問題、低燒，成人由腎虛引起的耳鳴、慢性咽炎均可按揉這個穴位。按揉二人上馬具有滋陰作用，如果寶寶經常午後發熱、臉紅潮熱，可以按揉二人上馬及內勞宮。寶寶長期便秘、大便乾結也可按揉這個穴位並配合一些通便手法，堅持1～2周效果非常明顯。

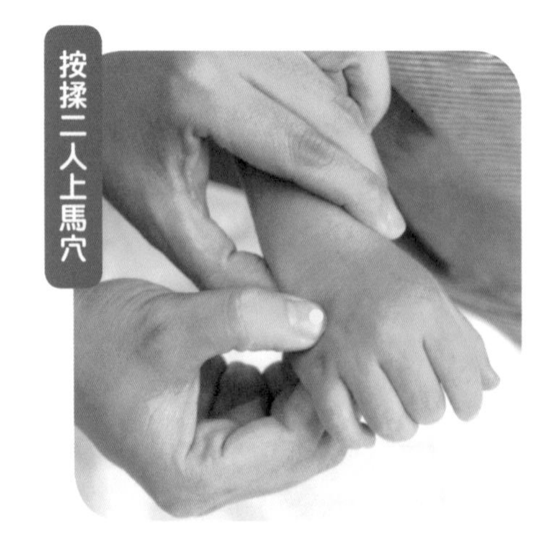
按揉二人上馬穴

4 外勞宮

位置

位於掌背與內勞宮相對處，故名外勞宮。

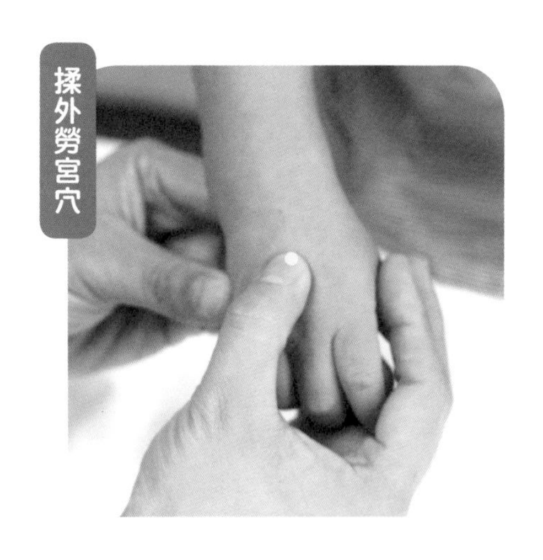

操作

用拇指或中指指端揉外勞宮100～300次，叫做揉外勞宮。用大拇指指尖掐外勞宮稱掐外勞宮。

功效

揉外勞宮具有溫陽解寒、升陽舉陷作用，兼能發汗解表。孩子脾胃虛寒、消化不良、腸胃不好就可以多揉外勞宮。揉外勞宮與推三關合用，還可以治療風寒感冒、寒性拉肚子、手腳涼、遺尿等病症。

5 一窩風

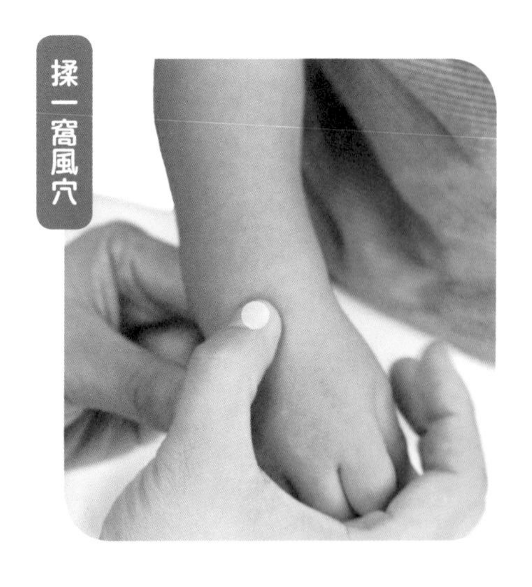

位置

位於手背腕橫紋的正中凹陷處，是止腹痛的要穴。

操作

用中指或拇指指端重揉100～300次，稱揉一窩風。

功效

揉一窩風具有溫中行氣、止痺痛、利關節的作用。主治風寒腹痛、腸鳴、關節痺痛、傷風感冒、無汗身痛、驚風、昏厥、抽搐等。揉一窩風可與拿肚角、摩腹合用治療腹痛。

❻ 合谷

位置

位於手背大拇指和食指的虎口處，拇指食指像兩座山，虎口似一個山谷，故稱合谷。

操作

用大拇指按揉1～3分鐘，稱按揉合谷。

功效

按揉合谷主治頭痛、目赤腫痛、鼻出血、牙痛、牙關緊閉、口眼歪斜、耳聾、痄腮（耳下腺炎）、咽喉腫痛、尿赤、皮膚瘙癢等病症。治療牙痛時，左側牙痛按右手，右側牙痛按左手。這個穴位多氣多血，按摩此處可以活血化瘀，對於面癱、腦血栓後遺症也有療效。如果寶寶出現鼻炎、鼻竇炎、鼻出血，可經常按揉合谷穴1～2分鐘。如果寶寶鼻子、眼睛癢，有蕁麻疹等過敏性症狀可掐合谷、拿百蟲。

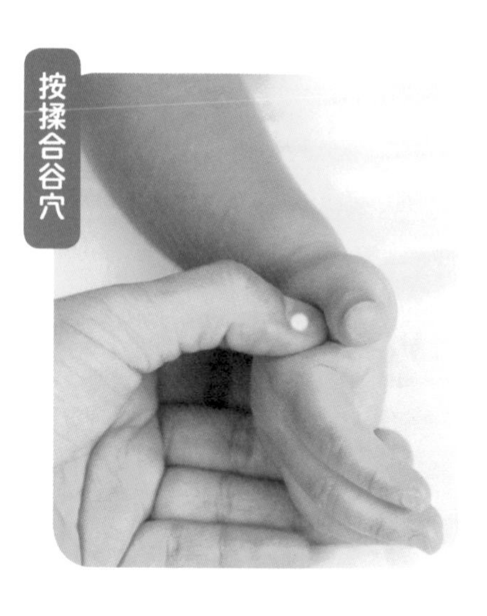
按揉合谷穴

❼ 少商

位置

拇指橈側指甲角旁0.1寸。大拇指指蓋外側那個角。

操作

用拇指指甲掐少商穴5～10遍，稱掐少商。

功效

治療寶寶急性咽喉炎、扁桃腺炎可以掐少商穴。當咽喉腫痛伴隨發燒時，用放血針點刺少商穴，放出3～5滴綠豆大小的血滴，退燒效果非常顯著。

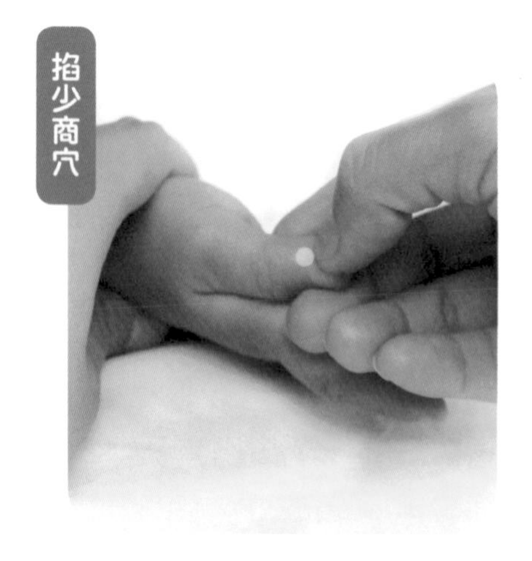
掐少商穴

肩背腰骶部常用穴位

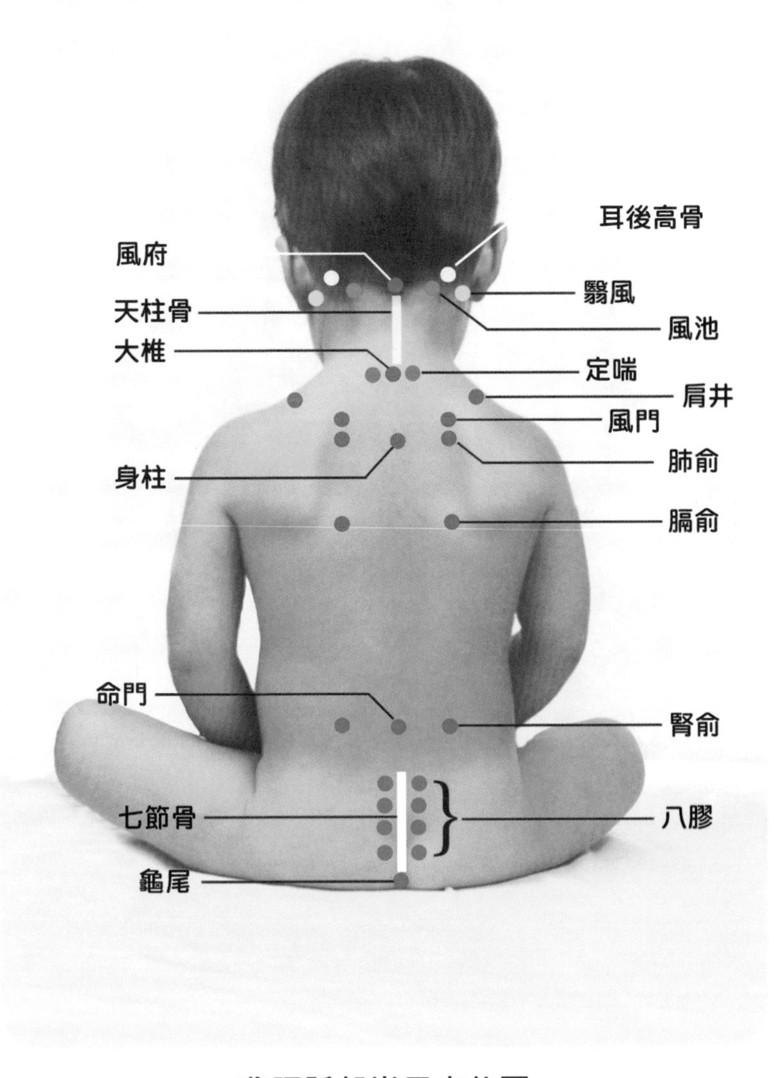

背腰骶部常用穴位圖

❶ 肩井

位置

位於大椎與肩峰連線的中點。

操作

用拇指與食指、中指對稱用力提拿肩井，稱拿肩井。用大拇指按揉肩井稱按揉肩井。

功效

拿肩井穴能宣通氣血、發汗解表。主治肩酸痛、頭酸痛、頭重腳輕、眼睛疲勞、耳鳴、高血壓、落枕等病症。在給孕婦按、拿肩井時需要特別小心，因為肩井穴活血效果很好，所以民間都有傳言說不要拍孕婦的肩膀，容易造成流產，就是這個緣故。

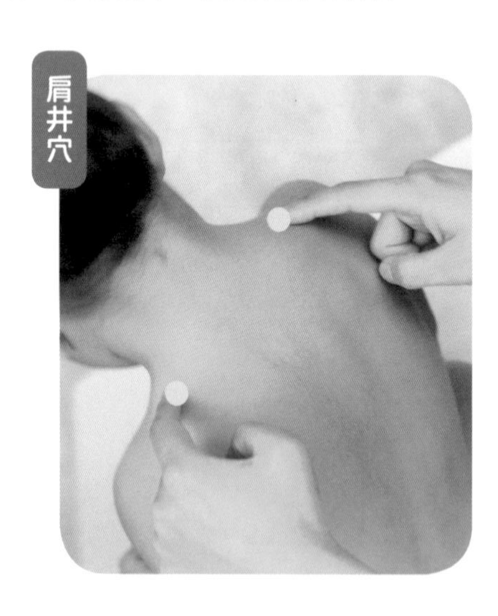
肩井穴

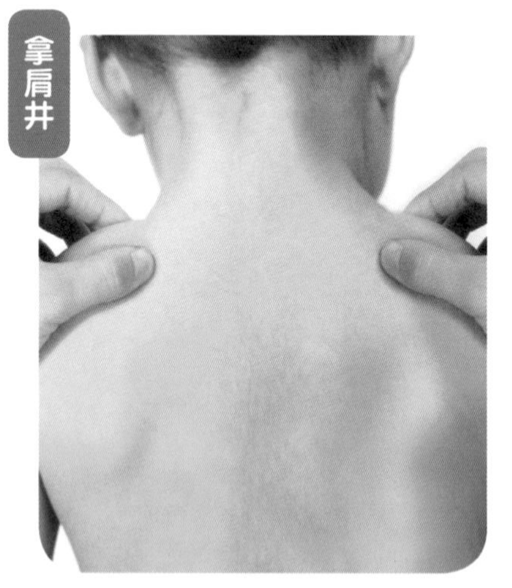
拿肩井

❷ 大椎

位置

位於後背的正中線，第七頸椎下凹陷處。

操作

用食指、中指與大拇指拿30～50次，稱拿大椎。

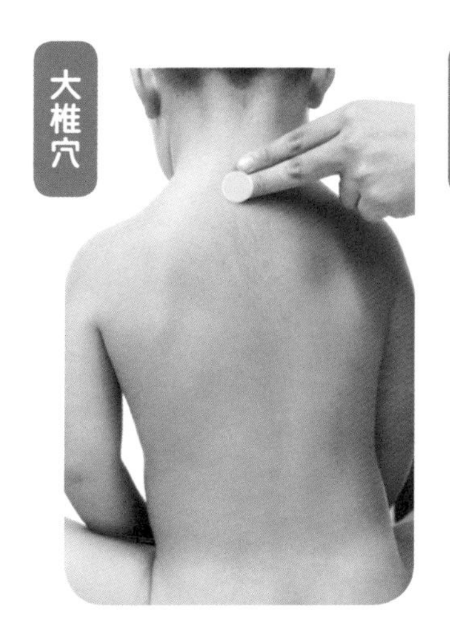

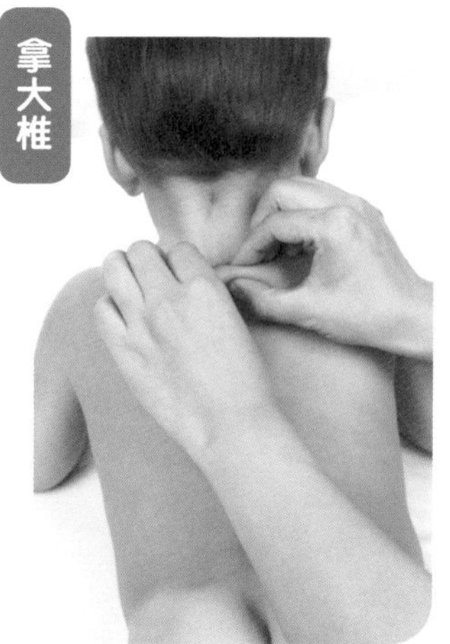

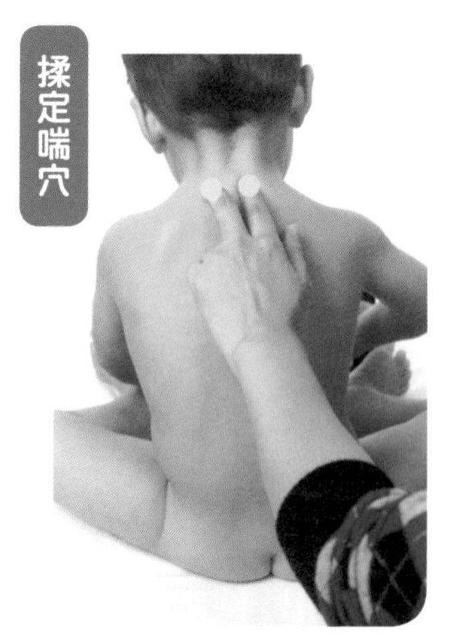

功效

拿大椎能清熱解表，主治頭項強痛、熱病、癲癇、咳嗽、氣喘、上呼吸道感染。寶寶百日咳也可首選拿大椎穴。緊挨著大椎左右兩側各有一個穴位叫做定喘穴，平喘效果非常棒。如果寶寶高燒不退，吮痧大椎穴結合清天河水等退燒手法，效果很不錯。擦大椎通鼻塞，治療鼻炎效果也很好。

③ 肩胛骨

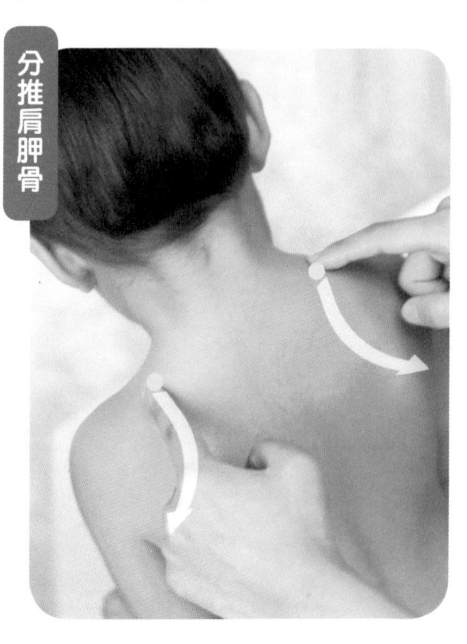

位置

位於胸廓的後面，是三角形扁骨，介於第2～7肋之間。

操作

用雙手的大拇指或食中指從肩井開始，沿著肩胛骨內側緣邊緣做「八」字形從上往下分推，稱分推肩胛骨。推時手法要柔和，速度要緩慢，用力要滲透，但不要使用蠻力。

功效

分推肩胛骨有宣通肺氣、止咳化痰的作用。主要用於鎮咳和治療急慢性支氣管炎、支氣管哮喘。尤其對於外感初咳，分推肩胛骨5～10分鐘，一天兩次，止咳效果非常明顯。

❹ 七節骨

位置

位於腰骶正中，第四腰椎至尾骶骨處。第四腰椎非常容易找，就是寶寶腰部最低點。

操作

用拇指或食指、中指面自下向上，或自上向下直推100～300次，分別稱推上七節骨和推下七節骨。

功效

推上七節骨能溫陽止瀉，並可以治療脫肛，臨床最好與止腹瀉四大手法合用，這樣效果更好。推下七節骨能瀉熱通便，可治便秘，臨床最好配合通便四大手法。

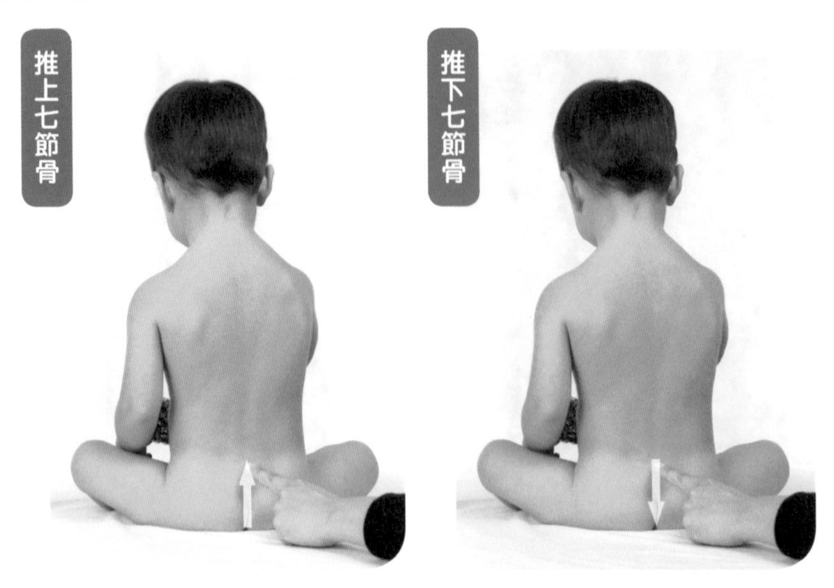

5 龜尾

位置

位於尾椎骨末端。

操作

以拇指或食指、中指指端揉100～300次，稱揉龜尾。

功效

揉龜尾能通調督脈之經氣，調理大腸。主治腹瀉、便秘、脫肛、遺尿、痢疾等。龜尾穴是一個智慧穴，按摩此穴位具有雙向調整的作用，所以無論治療腹瀉還是與之相反的便秘，都會取此穴。

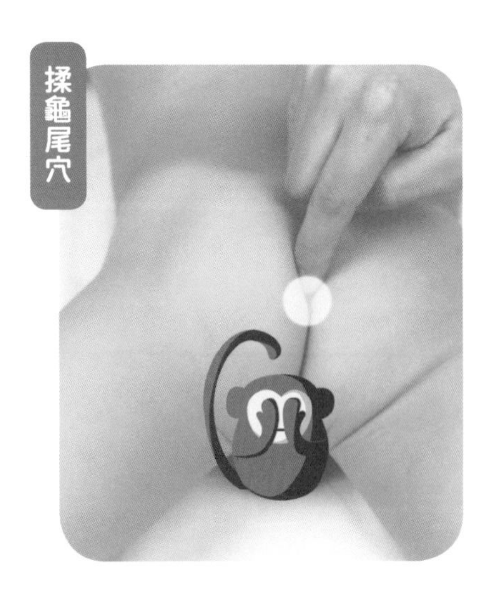
揉龜尾穴

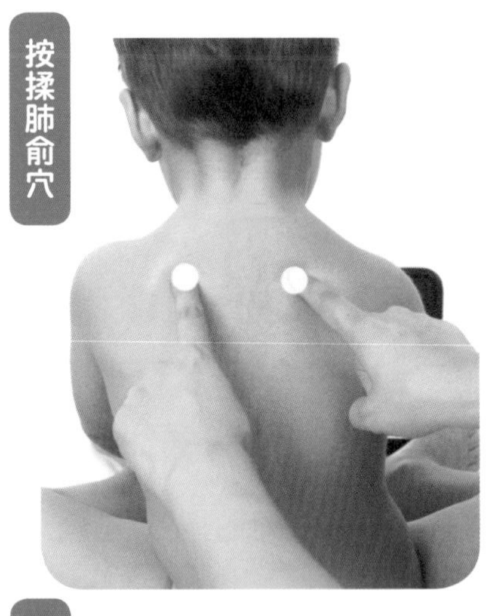
按揉肺俞穴

6 肺俞

位置

第三胸椎下，旁開1.5寸。取穴技巧即從肩胛骨靠近兩臂處沿著肩胛骨上緣往脊椎方向推，推至肩胛骨末端凹陷處就是肺俞。

操作

用兩手拇指，或食指、中指指端按揉50～100次，稱按揉肺俞穴。

功效

肺俞是很重要的一個穴位，是膀胱經上治療呼吸系統疾病的要穴。按揉肺俞能宣肺益氣、止咳化痰。主治咳喘、痰鳴、胸悶、胸痛、感冒、發熱等。按揉肺俞有補肺氣的作用，故多用於治療肺

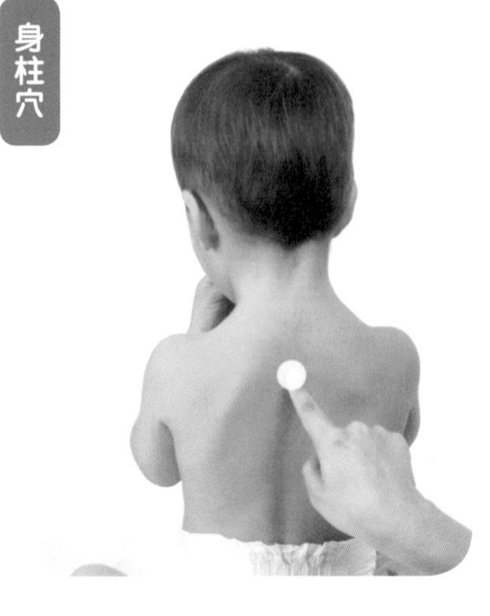
身柱穴

系虛證，也可與其他具有清宣肺氣作用的穴位合用，以治療肺系實證。其中分推肩胛骨就涵蓋了肺俞和風門兩個穴位。而兩個肺俞中間就是督脈上的身柱穴，灸之可助長益智，對長身高非常有幫助。

常用手法：捏脊

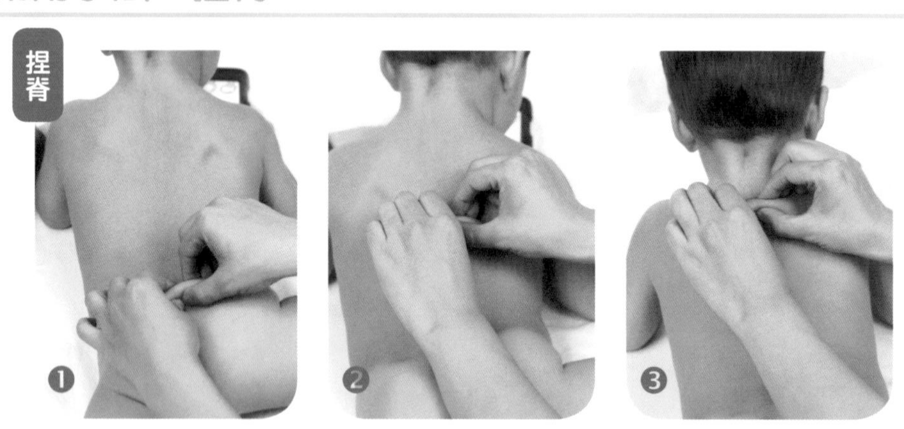

位置

脊背。

操作

手法一：捏脊時，兩手的拇指指腹與食指、中指、無名指三指的指腹對應用力，捏住小兒脊柱兩側肌肉，拇指在後，另三指在前，三指向前撚動，拇指隨之推動，每捏一次，向上推移一點。可從尾骶骨處開始，和緩地向上推移，至項後枕部為止。

手法二：手握空拳，拇指指腹與屈曲的食指橈側部相對，挾持肌膚。拇指在前，食指在後，拇指向前撚動，食指隨之推動，每捏一次，向上推移一點。從尾骶骨處開始，逐漸向項後枕部推移。拇指在前、食指在後多為保健，食指在前、拇指在後多為治療。建議每天做一次，一次做5～10遍。捏脊的過程中不可捏提一下然後鬆開，應保持一路緊湊上行。

功效

易患胃腸疾病的孩子脾胃薄弱，又不知道饑飽，如果吃了過多高能量的食物，如油炸、甜膩、高蛋白，會因為不能完全消化、吸收而影響脾胃功能，形成積滯、厭食。消化不良還可能引起腹瀉。其他感染性腹瀉會演變為脾胃虛弱。這些脾胃疾病都可以用捏脊療法來治療。中醫有句古話：「胃不和則臥不安」。捏脊療法能調理脾胃，使之正常運轉。脾胃功能正常了，孩子就不會有腹脹、腹痛、胃脘飽脹的現象，自然就能夠安然入睡了。易患肺系疾病的孩子反覆感冒、咳嗽，西醫稱為免疫功能低下，中醫則認為是小兒衛外功能薄弱，陰陽不調。捏脊通過刺激督脈和膀胱經，調和陰陽、健脾理肺，從而達到提高免疫力、減少呼吸系統感染的作用。

通過捏脊來刺激人體脊柱兩側的植物神經幹和神經節的發育，還能起到防遺尿、止汗的作用。

常用手法：推華佗夾脊

位置

脊背督脈兩側。人體一共有17對華佗夾脊穴，從胸椎第一節到腰椎第五節，左右兩側各一對，離督脈0.5寸寬。

操作

用食指、中指指腹從頸部開始沿脊柱兩側往下推，也可以採用邊推邊揉的方法。推揉時能明顯感到是夾著孩子的脊柱在推動。推這個穴位一般寶寶都願意配合，可以多推一會，從上往下推。作為日常保健可以一天做數次，時間長短以寶寶的配合度為準。

功效

華佗夾脊穴以華佗來命名，足以證明此穴之神效。其下連接人體中樞神經反射點。神經功能發育不全、夜哭、多汗、多動、抽動症、高熱驚厥以及其他很多疑難雜症都會用到此穴。

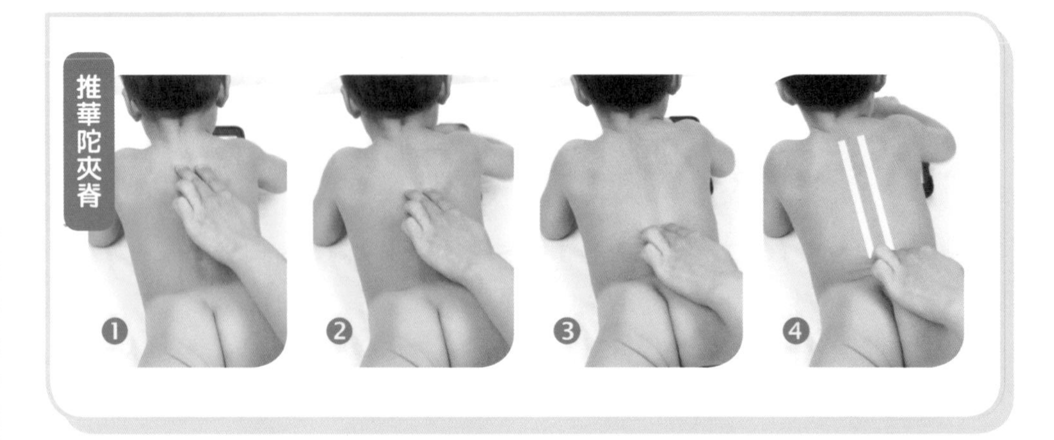

常用手法：擦脊背工字型

位置

脊背督脈豎線、兩側肺俞和腎俞橫向連線。

操作

用按摩油做介質，用掌根或者大小魚際在寶寶的脊背做快速來回往返摩擦，擦熱脊柱，以熱透為度。再橫擦肩胛骨內側的兩個肺俞穴的連線，另外擦兩個腎俞的連線，都是以熱透為度。如果天冷，可以隔著衣服擦，這時不需要介質。一個位置擦100下，每天擦背2～3次，治療感冒效果好。

功效

疏通血脈、扶正陽氣，可以治療感冒、咳嗽、流鼻涕等多種病症。

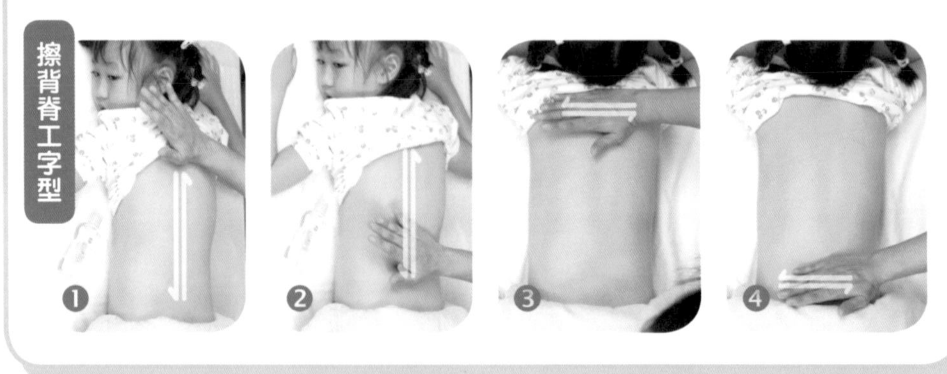

胸腹部常用穴位

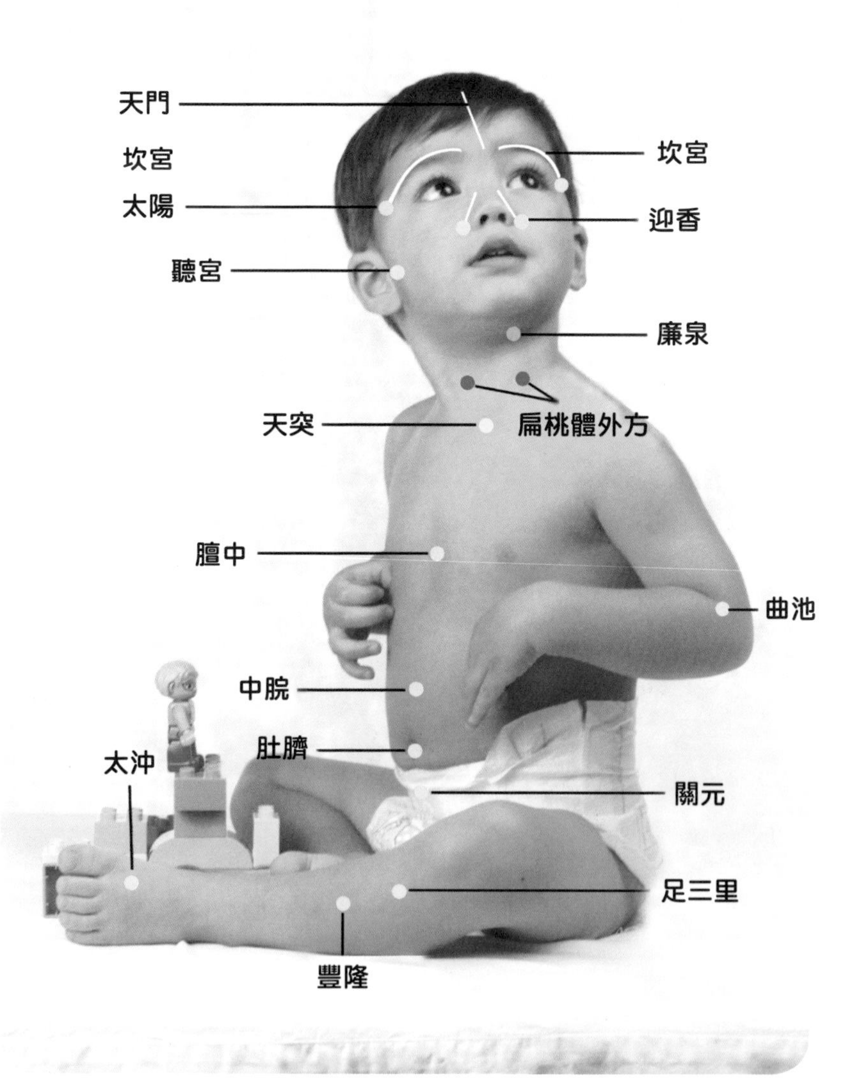

胸腹部常用穴位圖

❶天突

位置

在頸部鎖骨窩，胸骨切際上緣正中凹陷中，胸骨上窩中央。

操作

用中指指端按揉天突3～5分鐘，稱為按揉天突。

功效

按揉天突可理氣化痰、降逆止嘔、止咳平喘。主治咳嗽、哮喘、胸中氣逆、咳唾膿血、咽喉腫痛等。除了按揉天突穴外，吮痧天突穴20秒對於治療扁桃腺炎、咽喉紅腫，效果比按揉更好。不過建議再配合吮痧扁桃腺外方和天柱骨，每個位置吮痧不低於20秒。如果孩子感冒期間聲音嘶啞，除按揉天突穴外，可以輕輕地揉扁桃腺外方1～3分鐘，加上按揉廉泉穴1～3分鐘，每天1～2次，堅持3天。同時需要忌口，油炸和上火的食物不能讓孩子吃。

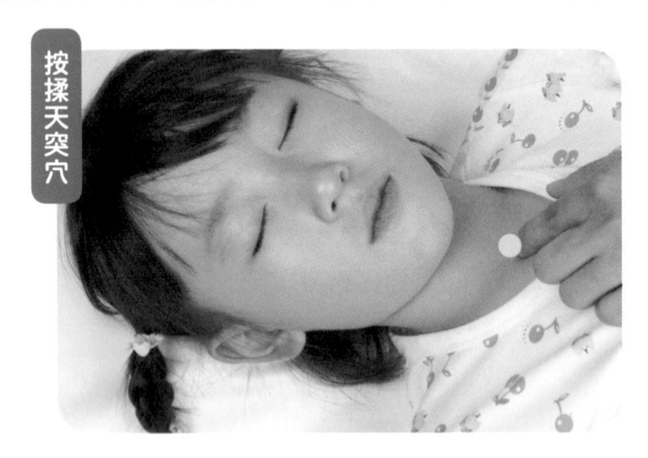

❷膻中

位置

位於胸骨正中，兩乳頭連線的中點。

操作

用大拇指自膻中向兩側分推至乳頭100～200次，叫分推膻中。不過我建議不單從膻中往兩側推，而是將整個前胸分上下，從中間往兩側分推。用大拇指或者食中指指端按揉膻中3～5分鐘，稱按揉膻中。

功效

膻中為氣之要穴，推、揉膻中能寬胸理氣，對於治療內傷久咳、氣虛咳、咳喘，尤其是對於中期和久咳特別有效。女性如果按揉膻中穴痛感明顯，說明有肝鬱氣滯的傾向，需要及時處理，否則時間久了容易導致乳腺類炎症或者其他乳腺疾病。

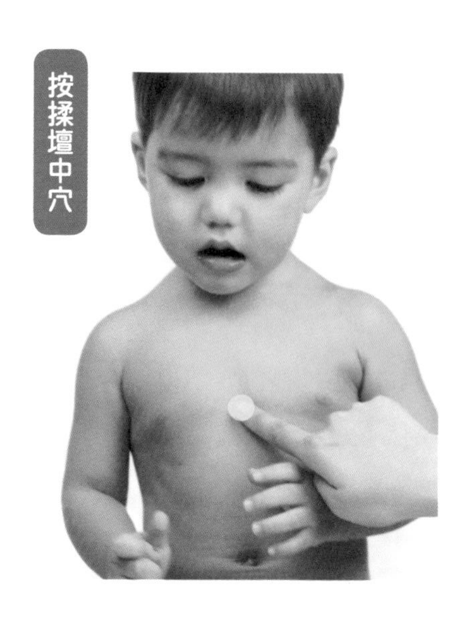

按揉壇中穴

分推壇中穴

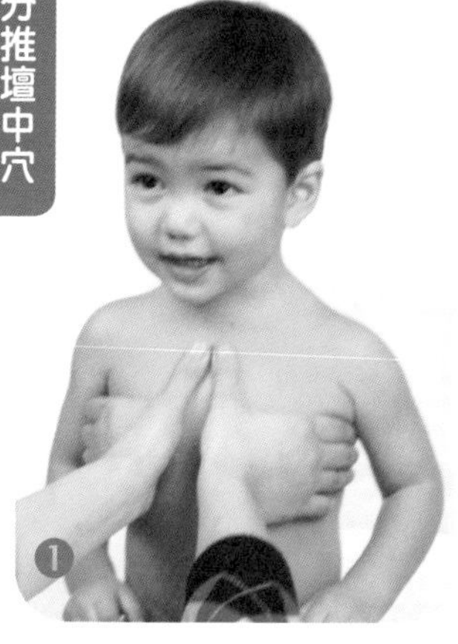

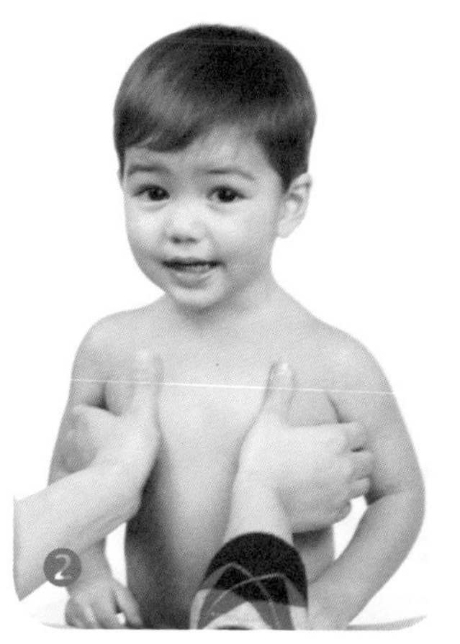

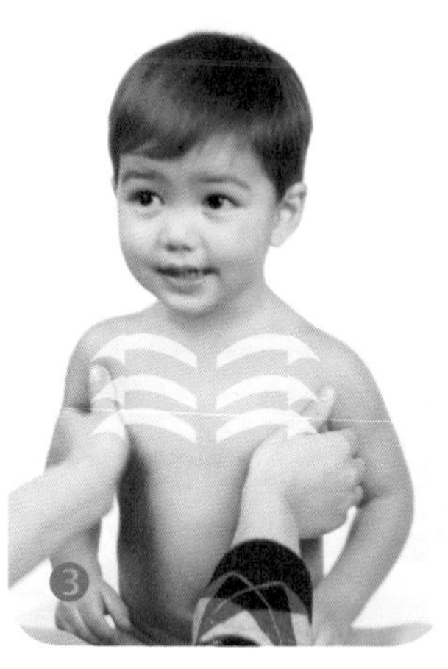

3 脅肋

位置

位於側胸部，從腋下兩肋至天樞處。

操作

用兩手掌從腋下兩肋搓摩至天樞處50～100次，叫搓摩脅肋。

功效

搓摩脅肋，性開而降，可順氣化痰、除胸悶、開積聚。搓摩此穴主治胸悶、肋痛、

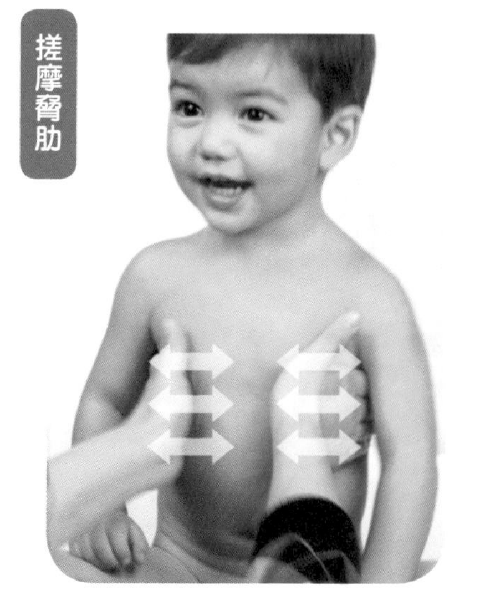

搓摩脅肋

痰喘氣急、疳積、肝脾腫大等病症。小寶寶如果怕癢，建議可以把搓摩脅肋當成遊戲來做。把寶寶舉在空中，搓摩然後放下，反覆幾次，寶寶很喜歡，大家可以試試。

4 中脘

位置

在上腹部，臍上4寸，即胸骨下端劍突與臍連線的中點，簡單來說就是胃的中部。

操作

用指端或掌根揉約2～5分鐘，稱揉中脘。從中脘往兩邊有弧度地分推，從肚臍往兩邊分推，再從關元往兩邊分推，合稱分推腹陰陽。推300次。

功效

揉中脘能健脾胃、消食和中。主治泄瀉、嘔吐、腹痛、腹脹、食欲不振等。揉中脘與分推腹陰陽合用可治療腸胃感冒、腸胃炎、經期腹瀉等病症。中脘和足三里是後天之本，肚臍及肚臍對面的命門是先天之本。常常溫灸這四大穴位，能益壽延年。但是對於女性來說，最好要避開經期灸。對於小孩急性嘔吐，揉中脘及足三里就能迅速緩解。如果是上吐下瀉、脫水等緊急狀況，就需要直接艾灸中脘和足三里。

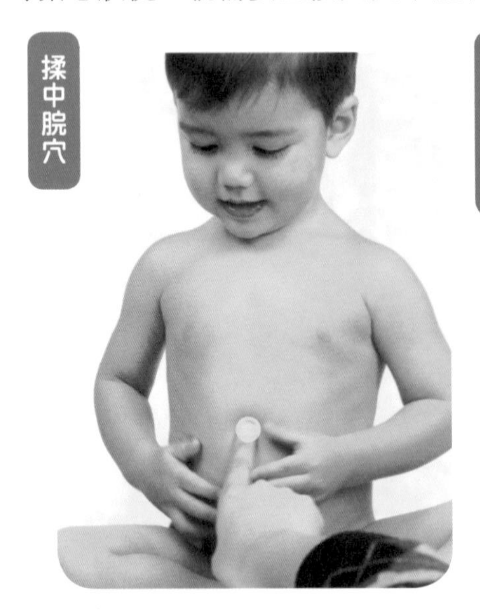

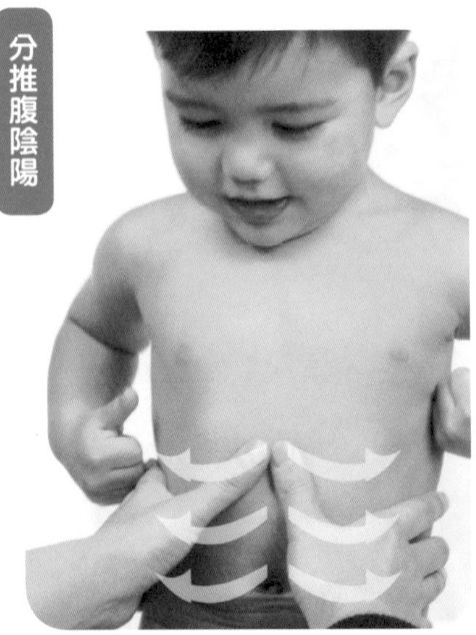

5 肚臍（神闕）

位置

肚臍又稱神闕穴，意指元神之門戶，經絡之樞紐。

操作

用中指指端或掌根揉肚臍300～500次，叫揉肚臍。

功效

揉肚臍能補能瀉，補之具有溫陽散寒、補益氣血的作用，可治療濕寒、脾虛、腹瀉、消化不良等病症。瀉之可治療消食導滯、積食、痢疾、傷食等病症。

很多寶寶體檢時顯示有缺血的問題，我都建議媽媽們多為寶寶揉肚臍和足三里，但凡堅持一段時間的，貧血無不改善。另外，如果小月齡寶寶經常夜哭，有時可能是腸絞痛，媽媽將手搓熱，以內勞宮對準肚臍，震顫50次，反覆操作3～5次，就可以有效改善。

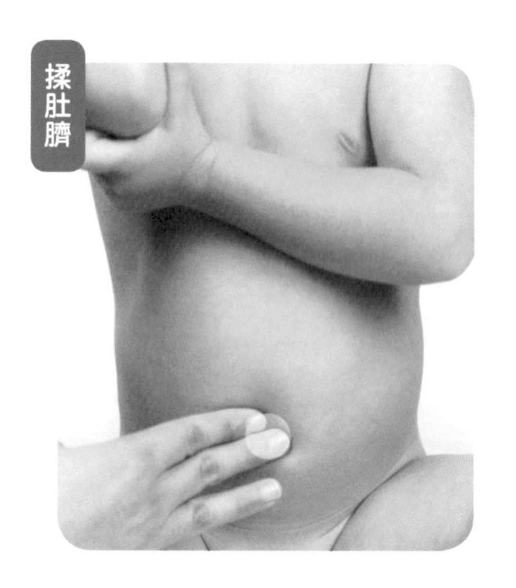

6 天樞

位置

在腹中部，肚臍旁開2寸，屬足陽明胃經。

操作

用大拇指指腹揉天樞1～3分鐘，叫做揉天樞。

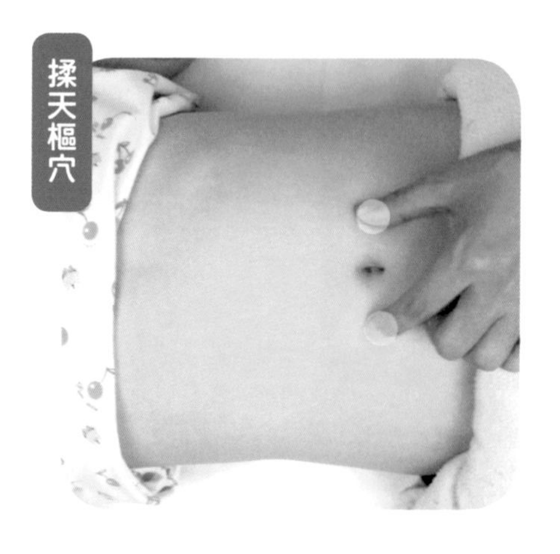

功效

揉天樞可疏調大腸、理氣消滯。主治便秘、腹脹、腹瀉、臍周圍痛、腹水、腸痲痺、消化不良、噁心想吐等病症。很多媽媽產後腹部增大，都希望我推薦一些容易操作的方法來減肥。那麼我會首推艾灸天樞配合按摩中脘穴，這樣既能健脾除濕，又能減肥，還能補中益氣，促進產後恢復。

7 肚角

位置

位於臍下2寸，旁開2寸的大筋，左右各一穴。

操作

用拇指和食指、中指相對用力拿捏肚角3～5次，叫拿肚角。

功效

肚角是止腹痛的要穴。拿捏肚角能理氣消滯。主治寒性腹痛、傷食腹痛、腹瀉等。拿肚角一般和揉一窩風合用，效果很棒。

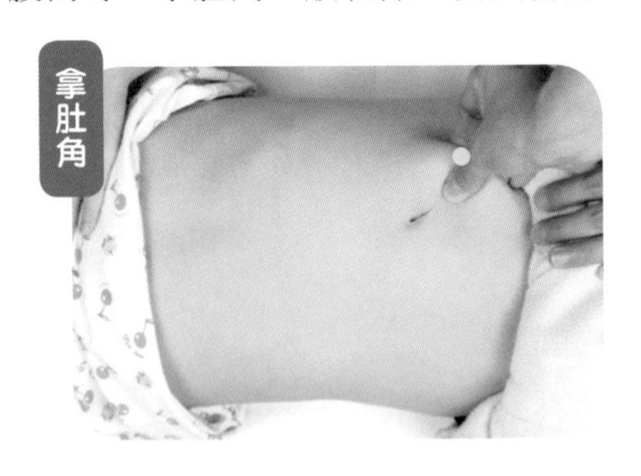

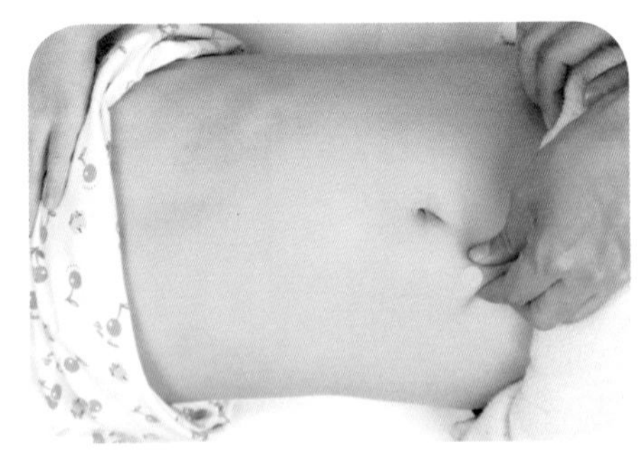

8 關元（丹田）

位置

下腹部，臍下3寸。

操作

用中指端或掌根揉丹田300～500次，叫做揉關元。

功效

揉關元具有培腎固本、溫補下元、分清別濁的功效，對於泌尿系統疾病的治療效果尤其好。主治尿頻、遺尿、哮喘、腹瀉、腹痛、脫肛等。艾灸關元穴對於婦科方面的疾病是非常好的治療之法，還是調理經血的好方法。如果大家身邊有不孕、不育的朋友可以建議她們多多艾灸關元，對於溫補下元、治療宮寒不孕症等效果很好。

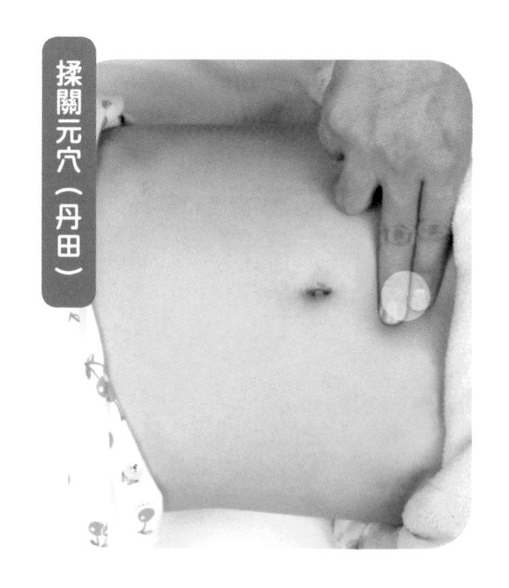

常用手法：摩腹

位置

腹部。

操作

以肚臍為圓心，用手掌或者食指和中指指端順時針或逆時針方向在寶寶的肚子上緩緩轉圈進行按摩，每次3～5分鐘，叫摩腹。從中脘往兩側分推，從肚臍往兩側分推，從關元往兩側分推200～300次，叫做分推腹陰陽。

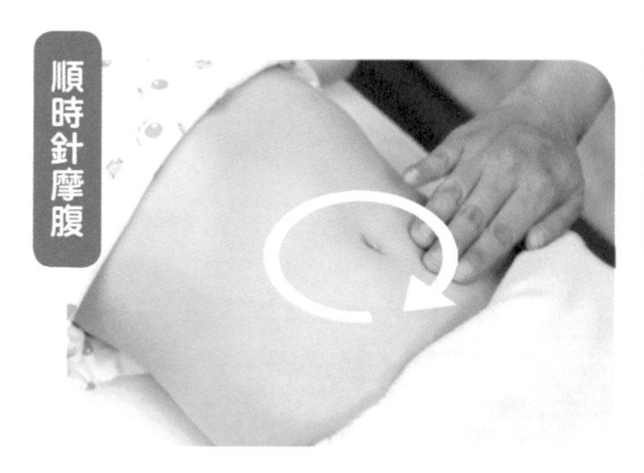

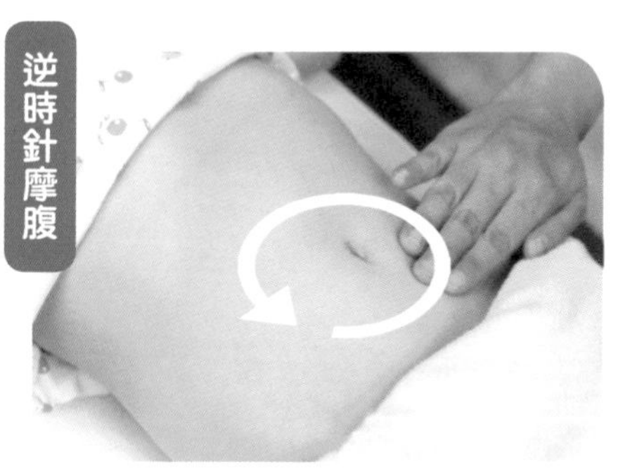

功效

摩腹、分推腹陰陽具有健脾和胃、理氣消食的作用。順時針和逆時針摩腹的功效各不相同。如果寶寶經常便秘，大便乾硬、色澤黑，要採用順時針的手法，每次摩腹3～5分鐘，一天2～3次；如果寶寶有腹瀉的傾向，大便不成形，每日排便超過3次時，要採用逆時針的手法，每次按摩3～5分鐘。分推腹陰陽在治療腸胃炎、上吐下瀉時可以配合揉中脘，效果非常棒。

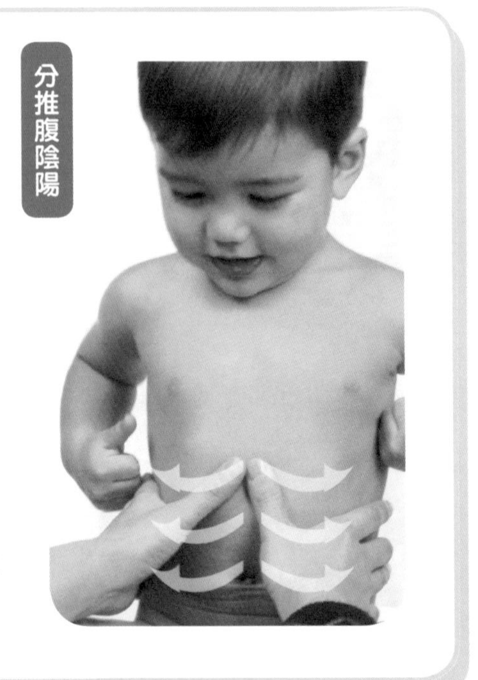

分推腹陰陽

下肢部常用穴位

1 足三里

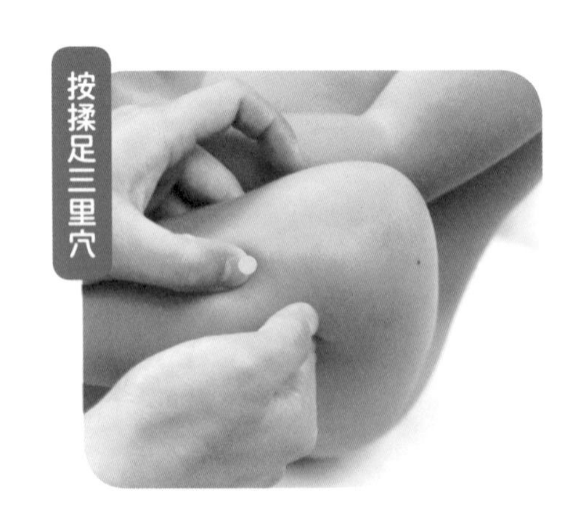

按揉足三里穴

位置

外膝眼下3寸（4橫指），脛骨旁開1寸處。

操作

用拇指指腹按揉足三里1～2分鐘，叫做按揉足三里。

功效

按揉足三里能健脾和胃、調中理氣、通絡導滯。主治腹脹、腹痛、便秘、腹瀉等。配合中脘按摩，效果更佳。

民間有「常揉足三里，像吃老母雞」的說法，其實足三里不單可以用按揉法，艾灸足三里也是非常棒的。在足三里進行瘢痕灸，可以延年益壽，它是古代醫家推薦的長壽大穴。

❷ 豐隆

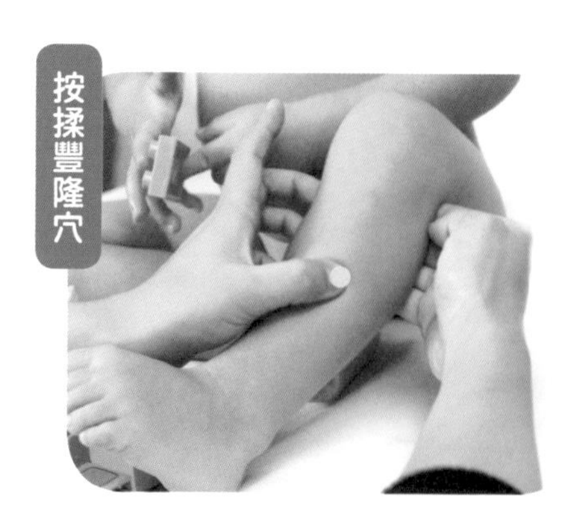
按揉豐隆穴

位置

外腳踝尖上8寸。外膝眼和外踝骨尖連線中點。

操作

用拇指指端按揉豐隆1～3分鐘，叫做按揉豐隆。

功效

揉豐隆能化痰平喘、和胃氣。主治腹脹、痰多、咳嗽、氣喘等。

❸ 百蟲

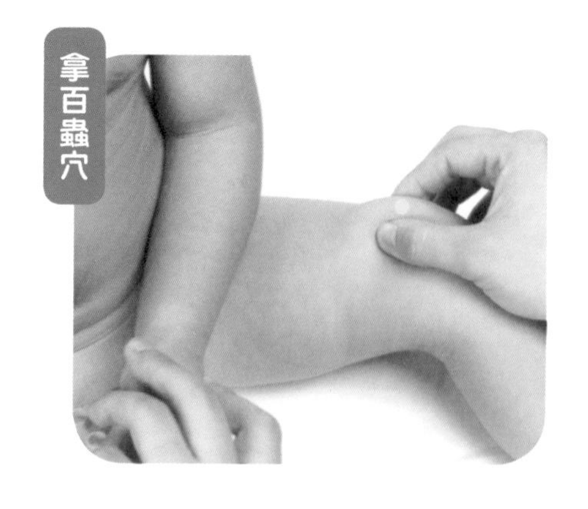
拿百蟲穴

位置

位於膝上內側肌肉豐厚處。

操作

以拇指指腹與食指、中指指腹相對用力拿百蟲25～50次，叫做拿百蟲。以拇指指端按揉百蟲1～2分鐘，叫做按揉百蟲。

功效

百蟲是止癢穴，按摩百蟲穴能疏通經絡、止抽搐。主治四肢抽搐、下肢痿軟無力等。治療寶寶過敏性問題，如濕疹、蕁麻疹等，我推薦拿百蟲（或者按揉百蟲）配合按揉合谷穴。

4 湧泉

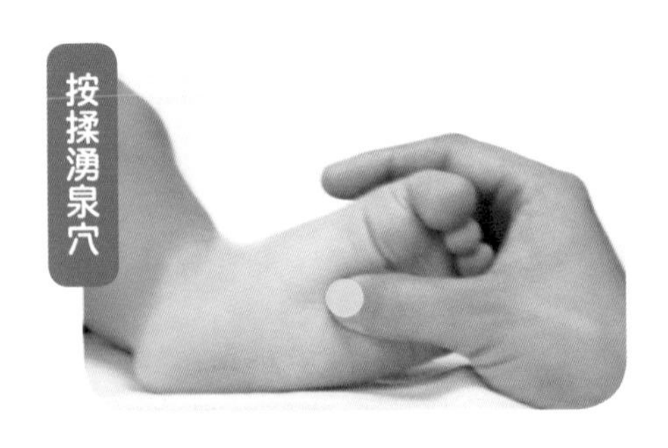

位置

足掌心去掉腳趾，前1/3與後2/3交界處的凹陷中。

操作

用拇指指腹按揉湧泉1～2分鐘，叫做按揉湧泉。用小魚際擦湧泉至熱，叫做擦湧泉。從湧泉推向腳跟方向200～300次，叫做推湧泉。

功效

揉湧泉和揉命門穴配合是傳統的增高法。推湧泉能滋陰退熱、引火歸元、止吐止瀉，主治發熱、嘔吐、腹瀉、驚風、目赤腫痛等。

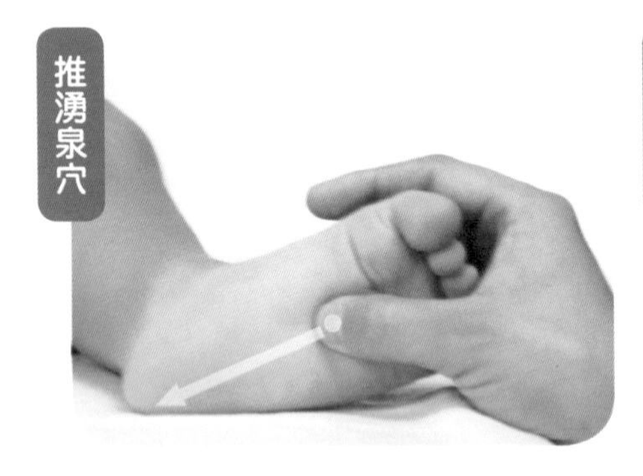

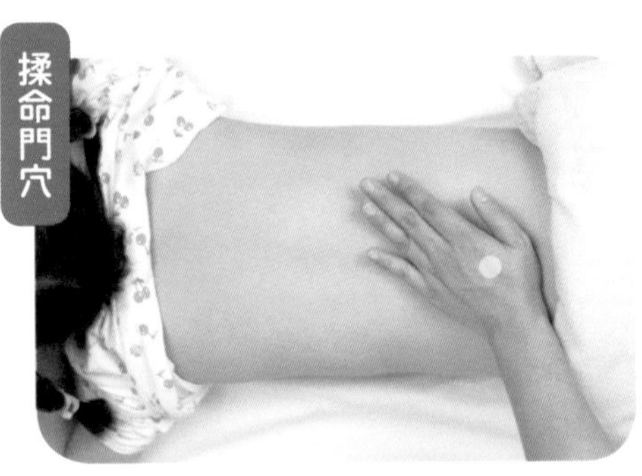

5 陰陵泉

位置

與陽陵泉相對，在小腿內側，脛骨內側髁後下方凹陷處。脛骨內側面從下往上推，接近膕窩時推不動的地方即是。

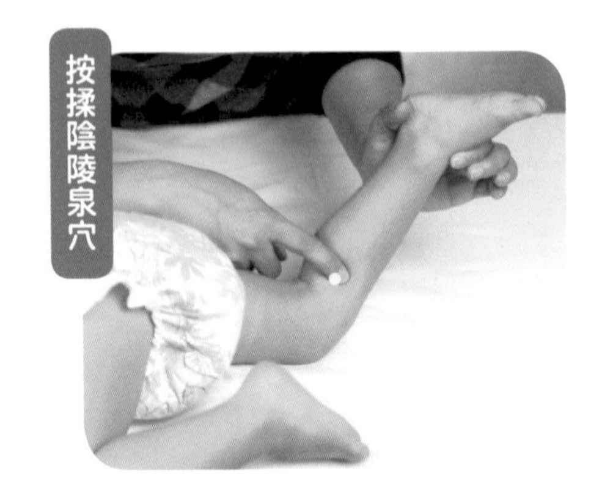

操作

用拇指指腹按揉陰陵泉1～3分鐘，叫做按揉陰陵泉。

功效

按揉陰陵泉能清利濕熱、健脾理氣、益腎調經、通經活絡。主治腹脹、泄瀉、水腫、黃疸、小便不利或失禁、膝痛。寶寶消化不良、大便不易成形，可多多按揉陰陵泉，治療過敏引發的濕疹也可以按揉陰陵泉穴。

6 三陰交

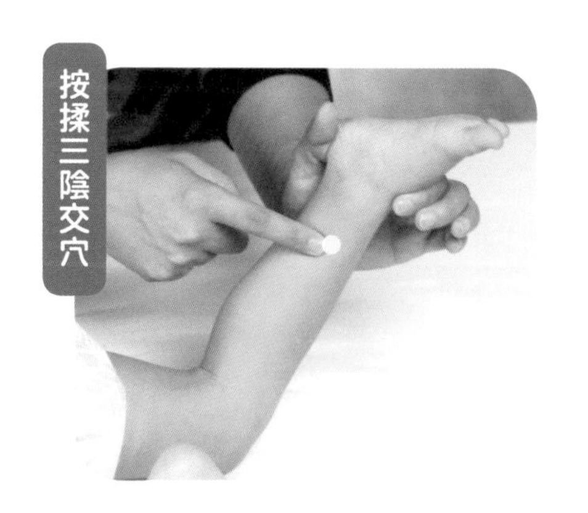

位置

雙側內足踝骨尖上3寸（4横指）。

操作

用拇指或食指指端按揉三陰交1～3分鐘，叫做按揉三陰交。

功效

按揉三陰交可以活血通絡、清濕利熱、利尿通淋。主治遺尿，尿瀦留，小便頻繁、澀痛不利，下肢麻痺，驚風，消化不良等病症。寶寶有時會出現尿痛、尿不盡等泌尿系統問題，多揉三陰交效果超棒。另外，針對濕疹寶寶也可以選擇按揉此穴。媽媽們也需要多揉、多敲、多艾灸三陰交，可以美容保健。三陰交是治療婦科病的大穴。

7 太溪

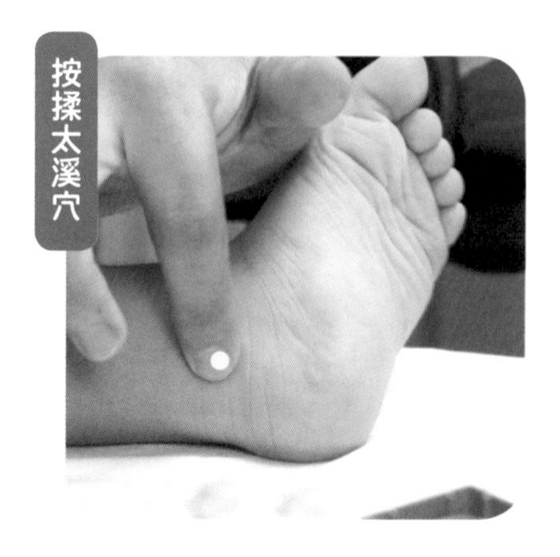

位置

在足內側，內踝骨和後筋中間的凹陷處。

操作

用大拇指指腹按揉太溪1～2分鐘，叫做按揉太溪。

功效

主治頭痛目眩、咽喉腫痛、牙痛、耳聾、耳鳴、咳嗽、氣喘、胸痛咳血、小便頻數、內踝腫痛。太溪穴是足診三脈「決生死，處百病」三大獨特要穴之一，是全身的大補穴。大家都知道足三里穴是強身大穴，與太溪穴相比，足三里穴偏重於補後天，太溪穴偏重於補先天。寶寶腺樣體肥大、扁桃腺腫大、中耳炎都可以選擇按揉太溪穴。

8 太沖

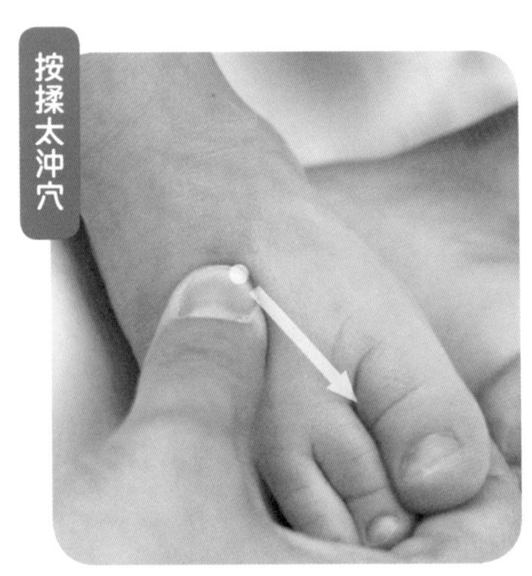

位置

位於足背側，大腳趾和二腳趾中間的凹陷處。

操作

用拇指指腹按壓或綠豆粒點按該穴2～3分鐘。注意按壓力度可稍大，以有酸脹痛感為佳。往二腳趾骨方向按揉，使之伴有脹痛感，然後往腳趾方向捋幾下，反覆上述動作。

功效

太沖是人體足厥陰肝經上的重要穴位之一。主治頭痛、眩暈、疝氣、月經不調、脅痛、腹脹、目赤腫痛。現代人容易生氣，胸悶，按揉太沖穴時會發現酸脹感明顯，從太沖穴往大腳趾和二腳趾的指縫推，可以幫助我們疏肝理氣，所以太沖是有名的「消氣穴」。

9 承山

位置

微微施力踮起腳尖，小腿後側肌肉浮起的尾端即為承山穴。取穴時應採用俯臥的姿勢。承山穴位於人體的小腿後面正中間，當伸直小腿或足跟上提時，腓腸肌肌腹下出現的尖角凹陷處即是。

操作

用拇指指腹按揉承山1～2分鐘，叫做按揉承山。用拇指和食指、中指相對拿揉承山25～50次，叫做拿承山。

功效

按摩承山可以鎮驚止痙。主治驚風、下肢抽搐等。當寶寶腸絞痛、腸痙攣時，承山穴往往也會呈現緊張的收縮狀態，多拿揉、按揉承山穴，直至放鬆，對於緩解腹痛效果非常好。

按揉承山穴

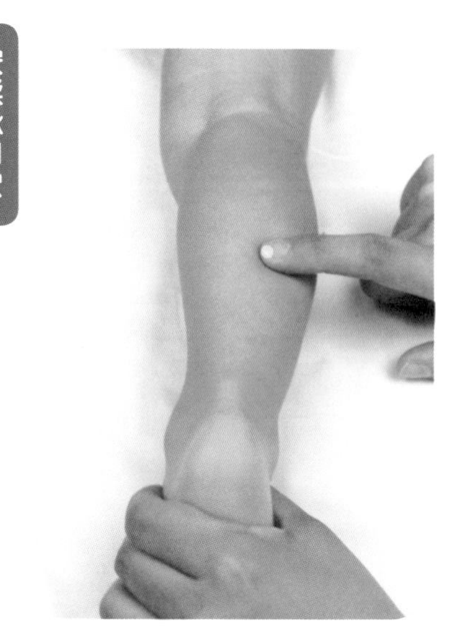

第三部分

讓寶寶不生病的秘訣，緣緣老師教你中醫辨證

中醫辨證是指通過望、聞、問、切來判別疾病、探求病因、確定病位、預測疾病發展趨勢的一種診斷方法。中醫辨證很重要，而且很多辨證也沒那麼難。沒有這方面經驗的媽媽，在把握孩子生病的前兆方面，往往因為缺乏相關知識而讓寶寶白白遭了很多罪。其實如果能做到眼尖、手勤，就可以讓孩子少生病、少遭罪。下面就教給大家幾招中醫辨證的方法。

防「火」

作為一名寶媽，防「火」意識要強。發現「火」苗，要及時熄滅，避免後患。寶寶屬「純陽之體」，生命力旺盛，新陳代謝快，生長發育迅速，容易出現陰陽失衡，陽盛火旺即「上火」。所以，這裡的「火」，指的就是小孩子容易上的內火。

星星之火可以燎原，但燎原之前往往有小火苗出現。在火勢微小的時候救火肯定比火勢難以控制時再干預要容易得多。所以，媽媽要注意觀察孩子的幾個關鍵地方：

1 肛門

寶寶的肛門正常時是粉紅色的，腸內有熱時，就會呈現紅色。顏色越深，說明內火越大，往往大腸積熱，會導致肺火旺，如果不處理，久而久之容易便秘、流鼻血、發濕疹，更給病邪有了可乘之機，一旦受外感就會導致上呼吸道疾病。

推拿手法：

針對大腸積熱的推拿手法其實也比較簡單，就是清大腸經，即在食指外側面，從指根推向指尖。

飲食調理：

可以給孩子吃些祛火的蔬菜或水果，如番茄、白菜心、甘蔗，或是喝點淡竹葉水、淡藤茶。還可以用原汁機給寶寶榨蔬果汁，比如用梨子、白蘿蔔、蓮藕作為原材料做成混合蔬果汁。如果希望口感更好，可以滴上蜂蜜，孩子喝了就很有效。總之，一定要是孩子喜歡的、能接受的，但不要太寒的食物。1歲以內的孩子在飲用蔬果汁的時候需要稀釋，蜂蜜的選擇也需要謹慎一些。

此外，上火期間，一定記住不要讓孩子吃得過飽，尤其是熱量高的食物儘量不吃，漢堡、炸薯條、披薩（披薩上面的起司最不容易消化，又容易積食上火）這類速食更是要禁止。

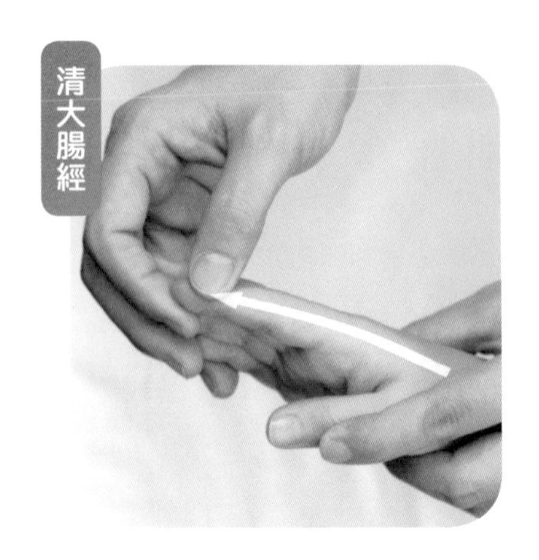
清大腸經

2 眼角

如果眼角眼屎多，說明孩子有肝火了。這時孩子往往睡不好，還容易煩躁、發脾氣。

推拿手法：

清肝經300次，清天河水300次，如果寶寶脾氣特別不好，可以加上按揉太沖，並推向腳趾尖。

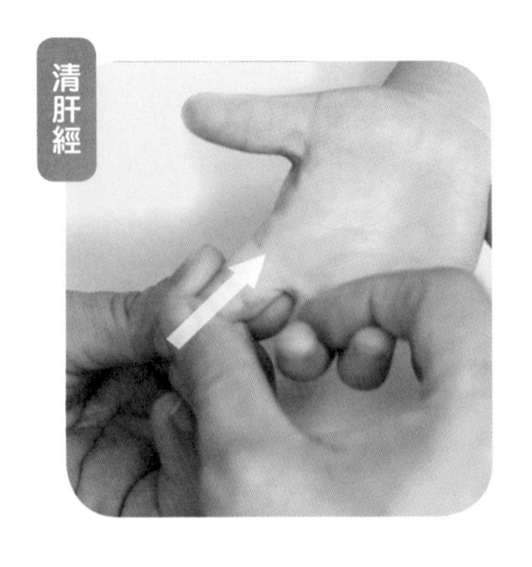
清肝經

飲食調理：

可以給孩子榨些芹菜汁，或者用芹菜煮粥喝，或者將新鮮的芹菜與其他蔬菜混合做成蔬菜沙拉。

3 舌頭

小孩子的舌尖、舌邊若是發紅，加上小便量少、色黃、氣味大說明有心火。這時孩子通常白天很興奮，晚上愛折騰，睡不好覺。

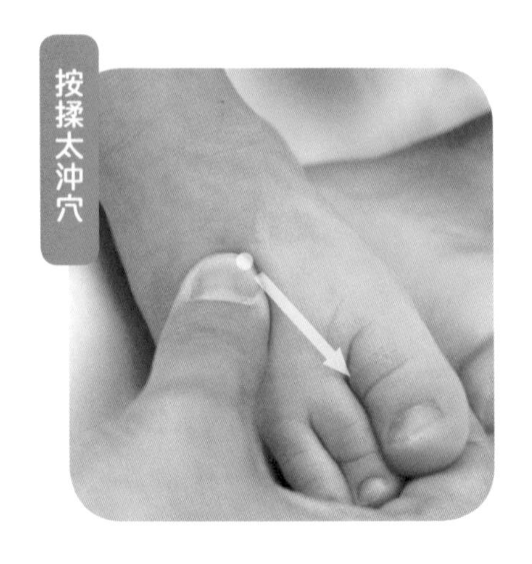
按揉太沖穴

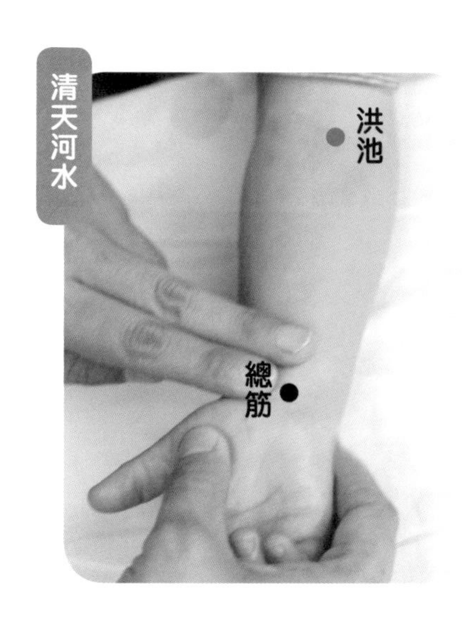

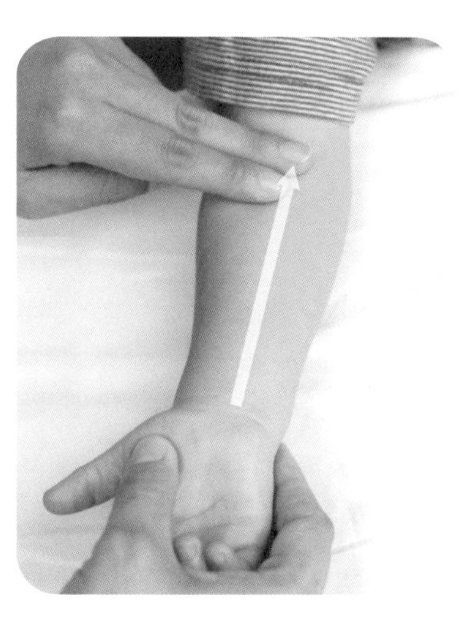

推拿手法：

清心經300次，清天河水300次，清小腸經300次。一定要多給孩子喝水，千萬不能用喝飲料替代喝水。

飲食調理：

祛心火的食物有很多，比如趕上夏天，可以買鮮蓮子，剝了直接給孩子吃。或者用蓮子和銀耳煲湯喝，蓮子大棗粥也是不錯的選擇。另外，味道略苦的蔬菜，如生菜、豆苗、A菜等可以多吃些。

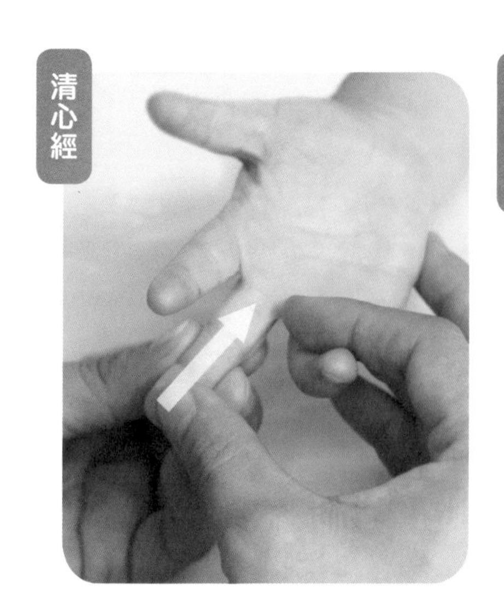

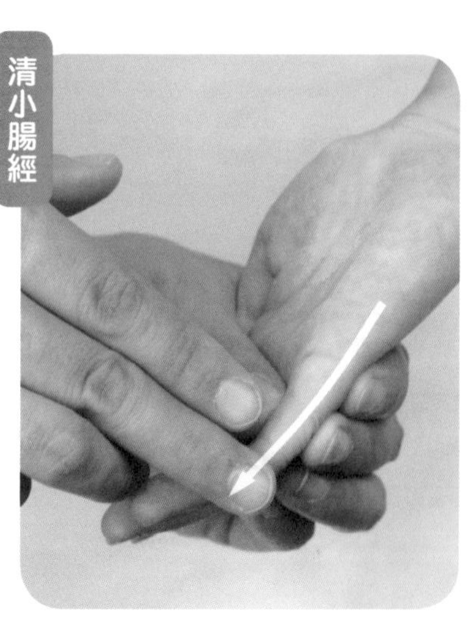

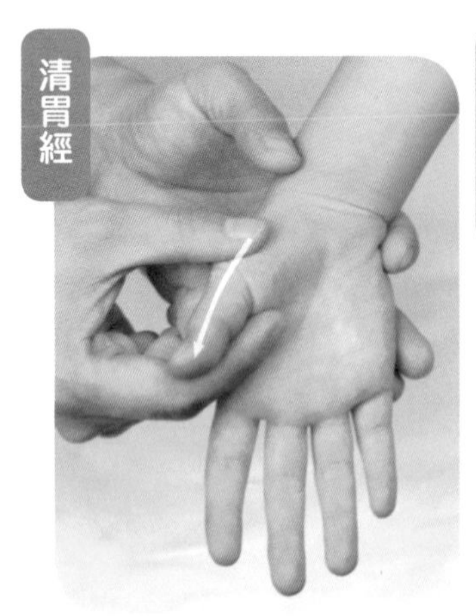

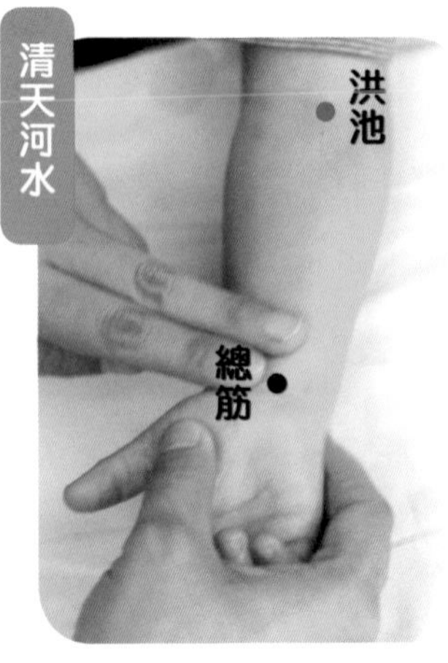

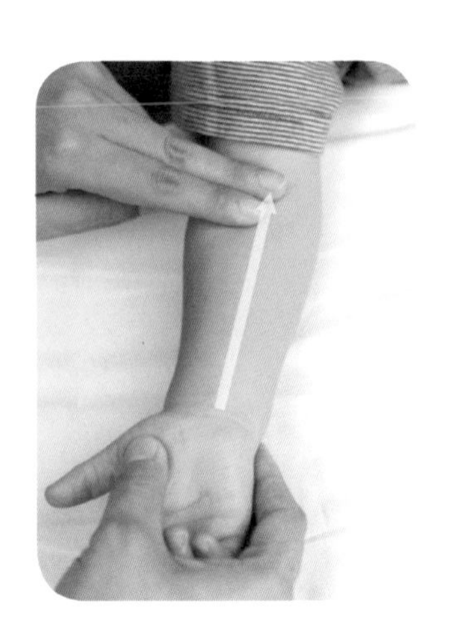

4 嘴角和口氣

仔細觀察，有些孩子經常口角有「白泡沫」。如果伴隨唇紅或者口臭或者舌苔發黃，說明寶寶積食生火、脾胃有熱。出現這種情況如果不及時處理，孩子很快就會給你「顏色」看，最容易引發的症狀就是咳嗽痰多。

推拿手法：

清胃經300次，清天河水200～300次，掐四橫紋（四縫）10～20遍，揉板門1～2分鐘，運內八卦300次。

雨欣小時候有一次去爺爺家裡玩，零食、蛋糕吃多了，口臭嚴重、舌苔黃。我當時就用這套手法按摩了十幾分鐘，兩個小時後她的口臭基本消失。

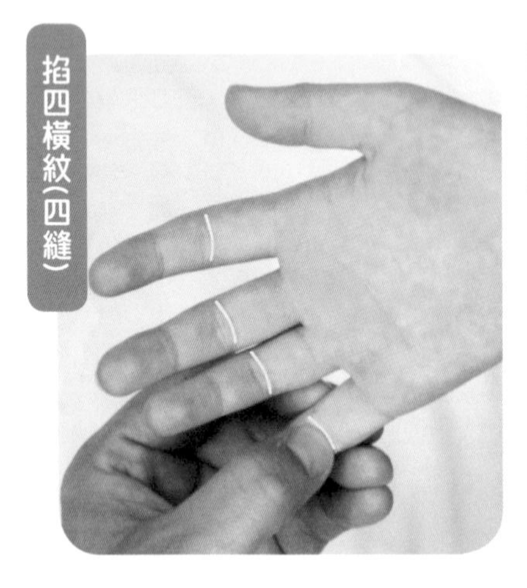

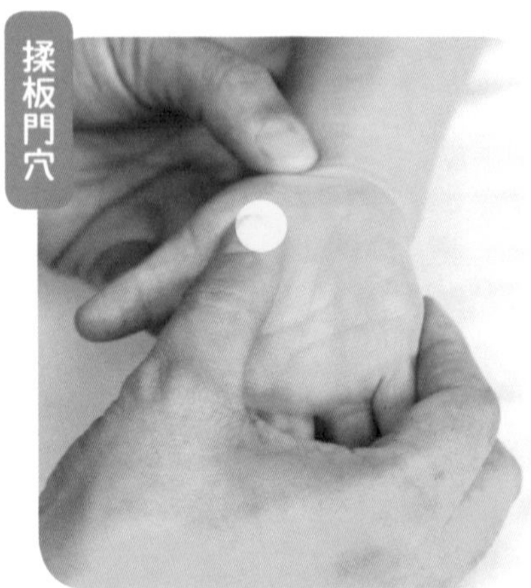

5 大便

每次孩子大便時，家長都應觀察孩子是否便得輕鬆、順利，孩子表情如何。如果孩子很痛苦、很費力才便出來，大便色深、一粒一粒的，這也是大腸積熱的表現，要多清大腸經。如果大便很粗、顏色黃，表明胃火旺，要多清胃經。另外，儘量讓孩子脾胃休息一下，可以少吃一頓飯，給孩子空空胃，或者吃得清淡些，喝點小米粥、百合粥。另外荸薺煮水或榨汁，也可以消食去火。

6 手心

牽著孩子小手時，要經常摸摸孩子手心，如果是涼涼的、潮潮的，那就可以放心了。如果是乾熱乾熱的，晚上睡覺還不踏實，則是陰虛火旺，到了晚上還有可能會乾咳。這樣的孩子，不能用寒性大的食物祛火，如果傷著了，反而更難辦。一般可以用滋陰清熱的手法，揉內勞宮穴1～2分鐘，推湧泉穴200～300次。

日常保健時堅持給寶寶捏捏脊、搓搓手腳心，都是不錯的辦法。雨欣現在9歲了，從來沒有去過醫院，也沒有吃過藥。孩子大部分的常見問題，只需小兒推拿就可解決。

我有一個學生的寶寶叫甜甜，甜甜小時候扁桃腺經常發炎，最嚴重的時候每週都要打點滴。兒童醫院的醫生都說實在沒辦法了，告訴她抗生素壓不住孩子的扁桃腺炎，建議她去學習小兒推拿。學習一年多後，甜甜媽媽告訴我，甜甜再也沒有用過抗生素。她的絕招就是「防火」工程做得非常到位。比如，甜甜如果因為上火而嗓子有點紅，或者聲音聽起來有點啞，她就立刻給孩子做吮痧，幾口下來，孩子再睡一覺，多喝點水，第二天什麼事都沒有了。這和以前頻繁跑醫院形成了鮮明對比。

防「懈」

小孩子生病之前往往都有先兆。如果能及時處理，讓孩子多喝點熱水，多休息，少看電視，少吃零食，飲食清淡、合理減量，很快就會轉危為安，或是減輕症狀。如果寶寶有氣無力的，不愛說話了，或是莫名地煩躁不安、耍賴，都是身體不適的表現。小孩子不會表達，可是大人得從他們的身體語言裡看出來。

有一次，雨欣早上起床後就非常不對勁，渾身無力、沒精打采，一整天都懨懨的，晚上早早就睡了。第二天起來她還是沒力氣，起床沒多久就開始拉肚子，拉的都是黃水，我立馬想到了急性腸炎。還好前一天除了粥沒給雨欣吃過其他的，她的腸胃得到過休息。之後，我馬上用推拿手法給她調理，主要是艾灸中脘穴和肚臍，40分鐘後雨欣像是充電了，精神狀態也好起來了，原本可能事態嚴重的腸炎全好了，第二天就高興地去上學了。

另外，我們可以從是否「懨了」來判斷幼兒急診。比如孩子發燒，我們就觀察他的精神狀態，如果他該玩就玩，該吃就吃，沒什麼不高興的，那就問題不大。用這個標準來判斷幼兒急疹最有效。幼兒急疹發燒溫度高，反覆三天才能燒退出疹，一周後會自癒。這時抗生素、退燒藥通通沒有用，好在，通常幼兒急疹發病時除了高燒沒有其他症狀，大部分時間孩子精神還不錯，媽媽們可以用退燒的手法幫孩子緩解不適。

防「旱」

我們誇一個孩子時，常說這孩子水靈靈的，真惹人喜愛。事實也是這樣，因為孩子體內含水量比成人多，身體內大約75%都是水。而且孩子體積總量小，要是缺一點兒水，也是不小的百分比了。所以，一般孩子生病，缺水是一個重要原因，也就是說，孩子在該喝水的時候沒有及時喝。

早晨起來後孩子要喝些溫水，或喝點稀粥，上午還要吃水果。白天出去玩時也要隨身帶著水，最多隔半個小時就要喝一次水。不過晚上睡前儘量不要多喝水，小孩子膀胱小，喝太多水就睡不好覺了。但是睡前一個小時要喝水，這樣可以把下焦的很多毒素在睡前排出去。

「不要等渴了再喝水」，這是媽媽從孩子小時候就要教給孩子的喝水原則，會讓他受用一輩子。因為身體有了足夠的水，才能正常運轉，不會出毛病。

每天雨欣睡覺前，我都給她捏脊，而捏脊前，我會把手搭在孩子腦後，從大椎順著脊柱一直往下摸整個後背。如果發現哪一處溫度比別處高，比如後背上半區肩胛骨內側較高的位置很熱，就表明孩子肺內有熱，因為這裡對應的是肺。這時就要想辦法把肺的熱邪祛了。還要順便看看是不是大便乾了，肺和大腸相表裡，肺有熱，也會傳導到大腸。要是乾，就得瀉瀉，吃點百合粥、涼拌萵筍絲，或是空腹喝點香油冰糖水也行。按摩手法相應的有清肺經300次，清大腸經300次，按揉合谷穴1～2分鐘。要是後背中間區域和胃脘的正背面偏熱，表明積食生火，因為那是脾胃消化功能反射區，可以清胃經300次，掐四縫穴10～20遍並清天河水200～300次。如果摸到後背腰部區域發涼，表明下焦受寒或者先天腎虛，因為那裡是腎部反射區。可以用雙手搓熱按摩，用溫熱腎俞的辦法來改善。總之捏脊之前給孩子的撫摸放鬆過程都是很好的觀察時機。

看到上面的提醒，不知道媽媽們會覺不會覺得很辛苦？要學的東西好多呀，難道真要這樣面面俱到地照顧寶寶，觀察寶寶的吃喝拉撒睡？其實，這點辛苦是值得的，因為這總比寶寶真生病時的擔心和煎熬要輕鬆得多。媽媽們的身份和職責決定了我們能觀察到孩子的這些表現，能把寶寶的疾病消滅在萌芽狀態。如果能做到上面這些，我相信無論是對孩子，還是對大人，都是大有益處的。因為這些方法不但能防病，還能增進親子之間的感情。

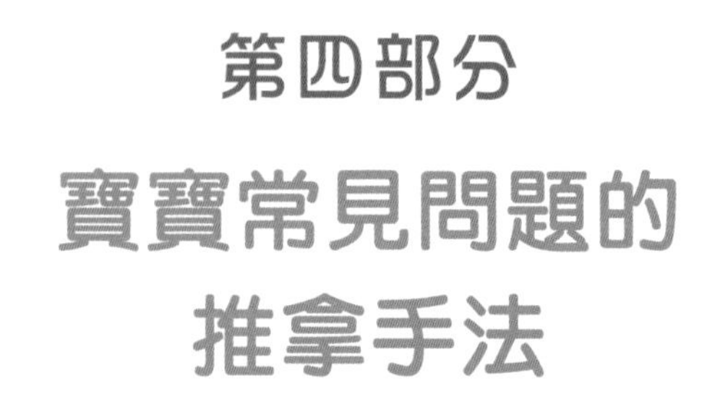

第四部分

寶寶常見問題的推拿手法

讓寶寶愛上吃飯的推拿

如果寶寶不愛吃飯，全家都著急。特別是家裡的長輩，最看不得孩子餓肚子。

這時找到寶寶不愛吃飯的原因，是解決問題的根本辦法。我記得有一年在義烏講課時，有一位來學習的爸爸給我印象很深。他算是絕對的超級奶爸，不但人帥，還能做一手好菜，但讓他著急的是，他家的寶寶對此並不買帳，面對一桌子色香味俱全的飯菜，寶寶根本不為所動。他一臉茫然地問我該怎麼辦。我問他看過孩子舌苔沒有，舌苔中間是否白厚。他說看過了是很白厚。我告訴他這說明孩子積食了，所以吃不下。可是他還在那邊糾結地說：「老師呀，我做的飯菜色香味俱全呀……。」

面對如此可愛的奶爸，我耐心地解釋，積食是脾胃虛、運化能力差造成的乳食內停。就像人吃飽飯後，即便看到滿桌的佳餚也會感到索然無味的，所以此時孩子即便看到美味佳餚也不想吃並不奇怪。

孩子不吃飯，每個家庭的應對方法各異。最常見的是追著餵，用連哄帶騙的方法，用一個小時左右才能餵完一餐飯。孩子不主動吃，大人就主動餵。對於2歲多的孩子來說，這已經不是一個值得提倡的方法了。不好的飲食習慣一旦形成，改起來會非常麻煩。

很多媽媽知道這個習慣不好。孩子不吃不要硬塞，那麼就讓孩子餓肚子好了，餓了自然就會吃了。可是這個方法也常常讓人碰壁。我就常常聽到一些媽媽跟我講，她們的孩子就像是神仙一般，幾天不吃飯，照常玩耍，媽媽不給吃的，寶寶也不會叫餓。最後她不得不妥協，繼續餵飯，總不能讓寶寶餓壞了吧。

我的建議是，依照古訓「欲得小兒安，常要三分饑與寒」，按三分寒、七分飽的原則來餵養。捨得孩子餓肚子，捨得孩子吃得簡單、清淡，捨得讓孩子少吃沒有營養的零食。

孩子不吃飯，主要是孩子脾胃功能差，運化能力不足，所以我們在餵養時一定要瞭解這個特點。我們都知道雇傭童工犯法，但讓孩子大吃大喝，吃大魚大肉，其實就是讓一個童工完成一個成年人的工作量。再加上我們捨不得讓孩子受冷、受累，常常沒有足夠的消耗和運動來處理掉過多的能量，久而久之孩子的脾胃就罷工了。這個道理很簡單，既然無法完成需要消化的任務額，索性脾胃就耍賴不幹活了。其實在脾胃罷工前，孩子會出現夜裡磨牙、吞口水的現象，這往往都是積食的前兆。

理解了孩子脾胃的運化能力有限，也就理解了孩子不吃飯的原因，我們再來看看應對之法：除了讓孩子餓肚子外，更有效的推拿手法都有哪些。

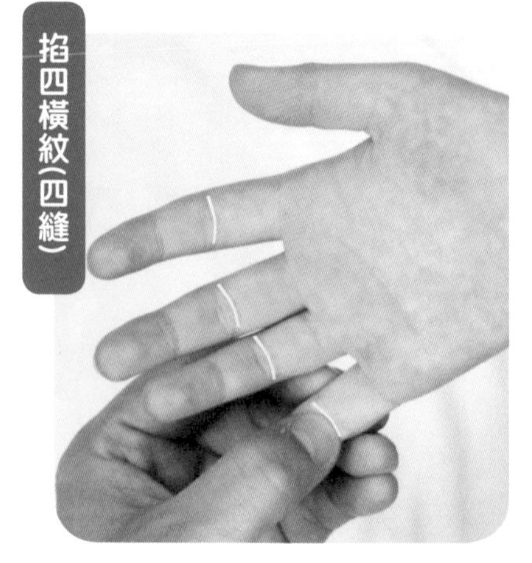

第一個方法就是掐四縫穴（掐四橫紋）。兩隻手都掐10～20遍，看到顏色深的靜脈血管，要多用掐法刺激，不過也不需要用力過猛，否則會導致孩子畏懼怕痛，如果孩子不配合就麻煩了。

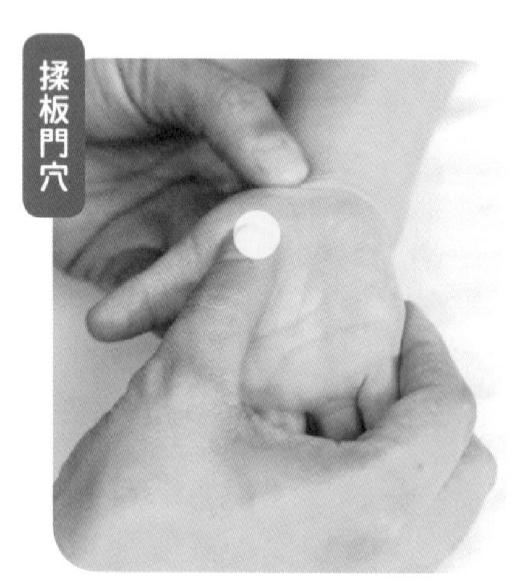

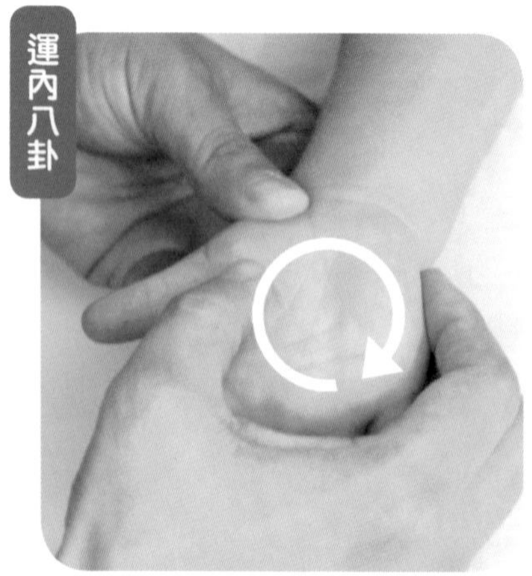

第二個方法就是揉板門2分鐘，運內八卦300次。這兩個手法配合效果非常不錯，孩子都喜歡。運內八卦時最好用爽身粉或者潤膚露等按摩介質。手法力度一定要輕柔，使手掌內側面有酥癢感最好。

捏脊

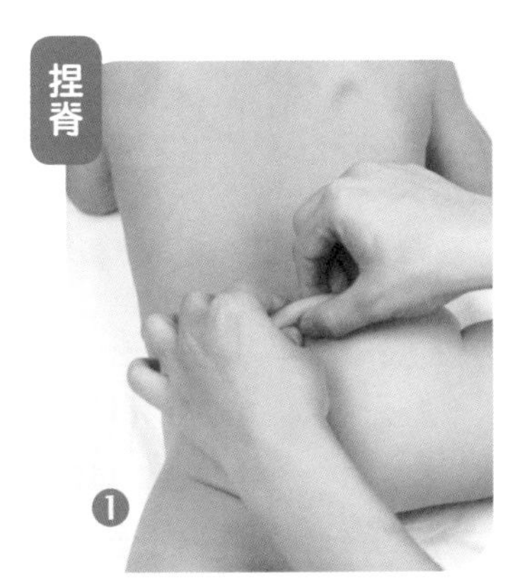

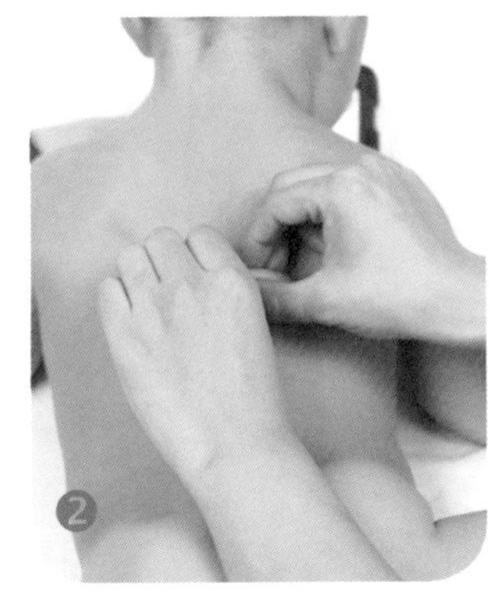

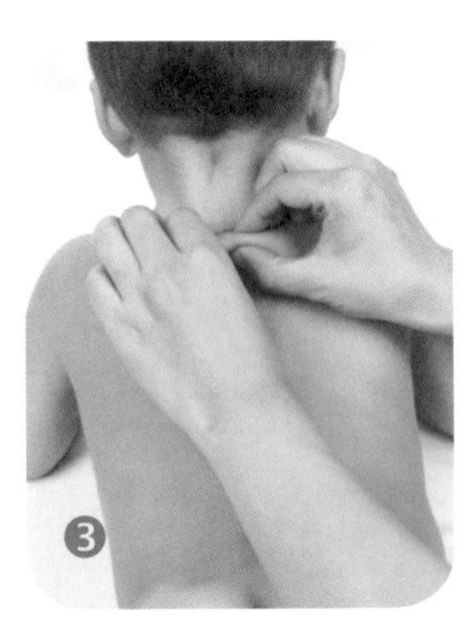

第三個方法就是堅持捏脊10遍，三捏一提3遍。這套手法能有效調和五臟六腑，提高免疫力、促進食欲，其中平衡陰陽效果最好。

基本手法對症治療1～2天，孩子舌苔就會明顯變薄。這表明孩子積食情況有所緩解，饑餓感明顯，很多孩子會主動吃飯。這時，可別著急餵孩子大魚大肉，一定要讓他吃清淡易消化的食物，比如菜粥、雜糧粥、麵湯、素餛飩，這些食物使孩子既有飽足感，又容易消化。如果堅持幾天，當孩子舌苔變得薄白時，可以適量增加些營養。菜肉比例仍然以7：3為主，即菜多肉少。

有不少人擔心這樣孩子會營養不夠，不過我可以舉兩個例子幫大家打消這個疑慮。

我的學生紅梅的孩子3歲多時哮喘得很厲害，她非常焦慮。因為生病，孩子成了藥罐子，每天吃的藥比飯還多。學習小兒推拿後，紅梅先讓孩子忌口，3個月裡面吃肉的量有限，每天就是青菜、蘿蔔和馬鈴薯。剛開始她心裡不忍，但是堅持了幾個月，孩子的臉色開始變得白裡透紅，體重也增加了幾公斤，連幼稚園的老師都誇寶寶吃飯變好了，而且學習各方面表現也越來越棒。

另一個是我西安的學生樊瑩。她家兒子2歲多，總是「地圖舌」，不好好吃飯，她很頭痛。樊瑩每天餵養很精心，葷素搭配都很科學，但孩子還是不愛吃飯。本來她學習後打算好好給孩子按摩調理的，結果她生了一場大病，只能把孩子送鄉下的外公外婆家。鄉下有幹農活的習慣，每天飲食也簡單。一天就兩頓飯，早上9點一頓，下午4點一頓，一周只吃一次肉，水果就是蘋果，營養配搭遠沒有樊瑩那麼講究。可就在一個月後，樊瑩來接寶寶的時候卻意外地發現孩子的「地圖舌」全好了，還胖了1公斤。

所以，飲食清談不等於營養不全。看了上面兩個案例，大家還擔心孩子飲食清淡會營養不良嗎？

醫學放大鏡：

地圖舌

舌頭出現白白的、不規則的形狀，就像地圖一樣，但是不會痛。

另外值得注意的是，寶寶晚飯不要吃得太晚。有的家庭要7點多才吃晚飯，孩子吃得太飽，沒來得及消化就去睡覺了，或者睡覺前再來一瓶奶。第二天細心的媽媽就會聞見孩子嘴巴裡酸酸的、臭臭的，這就表明食物沒有消化。

有一次上幼稚園的雨欣春遊回來感到又累又餓，想早點睡覺。我不想雨欣餓著肚子睡覺，所以很快準備好晚飯。我看雨欣特別累，一心軟，就主動給她餵飯吃。那天雨欣的飯量比平時要大很多，我當時也沒細想，吃完飯，雨欣直接去睡覺了。第二天起床後，我感覺她明顯有口氣，早飯吃得也不是很痛快。結果在幼稚園上午活動的時候雨欣就吐了，還好幼稚園的老師是我學生，她簡單處理了一下，一天沒大礙了。不過反省一下，這裡面就有教訓要吸取了。

幫助寶寶長高的推拿

「哪些按摩能讓孩子長得更高呢？我老公個子不高，我好擔心兒子身高隨爸爸！」、「我的孩子又瘦又小，怎麼能讓他更壯點呢？」……類似這樣的問題，我被問過很多次。那麼，有沒有什麼按摩手法能讓孩子長得更高呢？

從醫學角度來講，孩子身高發育多少都會受到遺傳的影響。但生活中，仍有不少例外，有很多孩子的身高遠超過父母親。

除了遺傳外，我認為有三個因素會影響到孩子的身高。

❶ 睡得好。睡眠品質好的孩子容易長高。

腎主骨生髓，睡眠好能養腎壯骨。下面推薦兩個穴位——湧泉穴和命門穴，它們是傳統的增高配穴，這兩個穴位對孩子的睡眠特別有好處。比如孩子睡覺時腳心熱，通常睡不深、愛翻滾。此時按揉湧泉效果最佳，可以引火歸元。另外，如果孩子睡眠中總是尿床也會導致睡眠變差，而命門穴就有治療遺尿的作用。雙手搓熱揉命門穴或者溫灸命門穴效果都不錯。

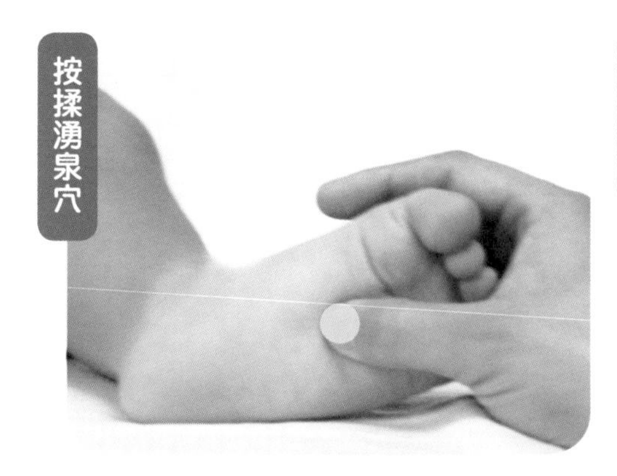

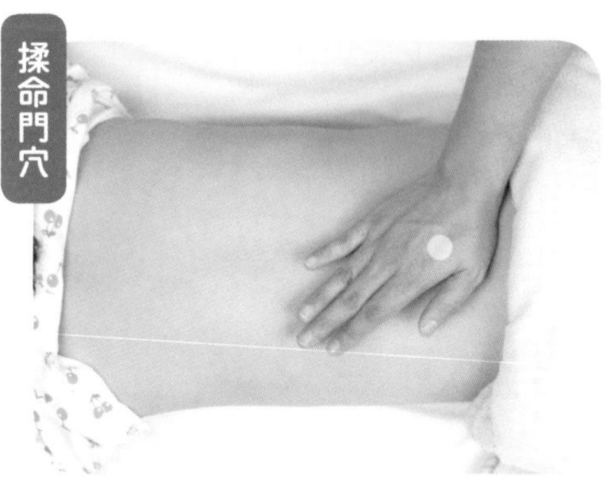

❷ 吸收好。吸收好的孩子容易長高。

孩子如果吸收不好，會導致營養跟不上，身高發育自然會受到影響。在我們小的時候，物質很匱乏，常聽到長輩們講誰誰誰家的孩子就是小時候一直吃不飽，所以個子沒長高，找工作、娶老婆都很難。那個吃不飽的年代好像離我們越來越遠了，可惜的是安全、綠色的食品也離我們越來越遠了。現在很多錯誤的育兒理念，很多都是因為家長被廣告洗腦，加上小時候吃不到、吃不飽的陰影，影響著我們或者我們的長輩，所以在物質上大家也是竭盡所能地讓孩子不缺乏。於是過度餵養反而成了一個非常明顯的現象。小寶寶的「奶胖」非常惹人喜愛，但如果飲食不合理，一旦變成肥胖兒，必將成為一件讓我們煩心的事情。

上一節我們提到了讓寶寶愛上吃飯的推拿手法。需要補充的是，如果孩子吃很多，但總是不吸收，怎麼辦？

提高孩子吸收功能有兩個手法：揉肚臍（神闕）1～3分鐘。 神闕這個穴位非常神奇，按摩它可以緩解孩子消化不良、腹瀉、腸痙攣，對緩解腹脹氣也有非常好的效果。另外就是按揉足三里。它也能提高孩子的免疫力，增強脾胃吸收功能，補氣補血，對於貧血、缺乏維生素的孩子我都會推薦多按摩此穴。

3 運動好。彈跳好的孩子容易長高。

現在的孩子們比我們小時候幸福，吃得、喝得、穿得都比我們小時候好。不過說到玩，好像還是我們小時候玩得更盡興。那時沒有那麼多遊樂場，也沒有奢侈的旅遊出行活動，但我們有的是一群玩伴，可以在房前屋後玩耍和奔跑。現在回想起來都會有很多童年玩耍時的畫面浮現在眼前。如何讓孩子動得好、動得足夠也是家長非常重要的必修課。

運動，尤其是彈跳運動，對孩子的骨骼有充分的刺激，會促進孩子骨骼的發育。所以，多帶著孩子做各種有意思的彈跳運動吧。

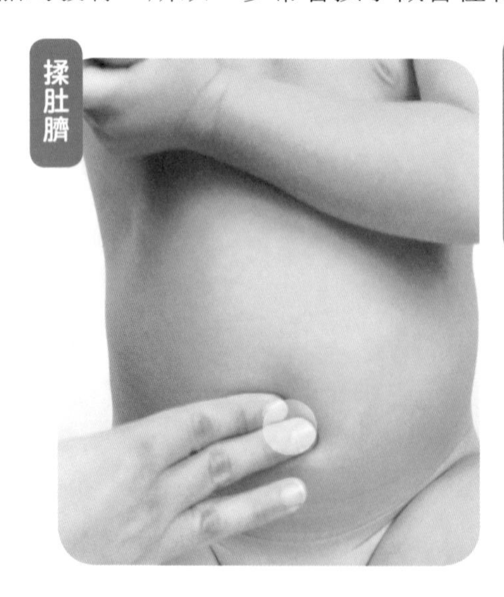

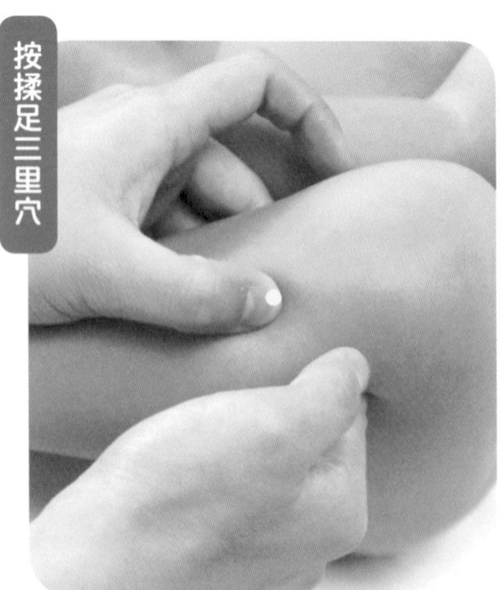

讓寶寶睡得香的推拿

孩子的生理特點是心常有餘、腎常虛、脾常不足，在這幾種因素影響下，很多寶寶都出現過睡不好的問題。睡不好的孩子還容易惡性循環，有的孩子日夜顛倒，有的孩子會反覆哭鬧，心神不安，真苦了媽媽們。

醫學放大鏡：

1.心常有餘

是指小兒發育迅速，心火易動的生理特點。

2.腎常虛

是針對小兒臟腑虛弱，氣血未充，腎中精氣尚未旺盛，骨氣未成而言。

因為寶寶小，不會表達，所以只要不舒服就只會用哭鬧作為提示，讓媽媽們不知所措。到底如何按摩能讓孩子們睡個好覺呢？

我教過一個學生，那時她寶寶快3個月了。可憐的是，這孩子從出生開始就不停地哭，哭累了才睡一會兒，醒了繼續哭，哭得餓了就吃一會兒，吃完又繼續哭。她們也帶著寶寶跑遍了醫院，所有的檢查都無法查明寶寶哭鬧的原因。大部分醫生都說這是新生兒腸絞痛，沒什麼好辦法，只能等孩子長大後慢慢好轉。可是這樣的盼望和等待一直沒有如醫生講得那樣來到。直到她來學習小兒推拿，我教了她一個手法，沒想到回家以後她試了一下，立竿見影，這孩子一下子不哭了，全家人樂壞了。

這個手法就是把雙手搓熱，然後用單掌掌心空心對齊孩子的肚臍，做上下或者左右的震顫，直至手溫度降低，反覆5～10次。這個簡單的動作幾個回合下來，孩子放屁的聲音像放爆竹一樣，劈裡啪啦、砰砰砰，之後孩子的哭聲戛然而止。她們說真是太神奇了，沒想到孩子哭鬧了幾個月，用這一個手法就改善了。

之後一周，我又教她用推華佗夾脊來保健。再後來我瞭解到這個孩子每天晚上睡覺基本都能一覺到天亮。全家人別提多開心了，孩子舒服了，大人也不那麼焦慮了，全家的氣氛也好多了。

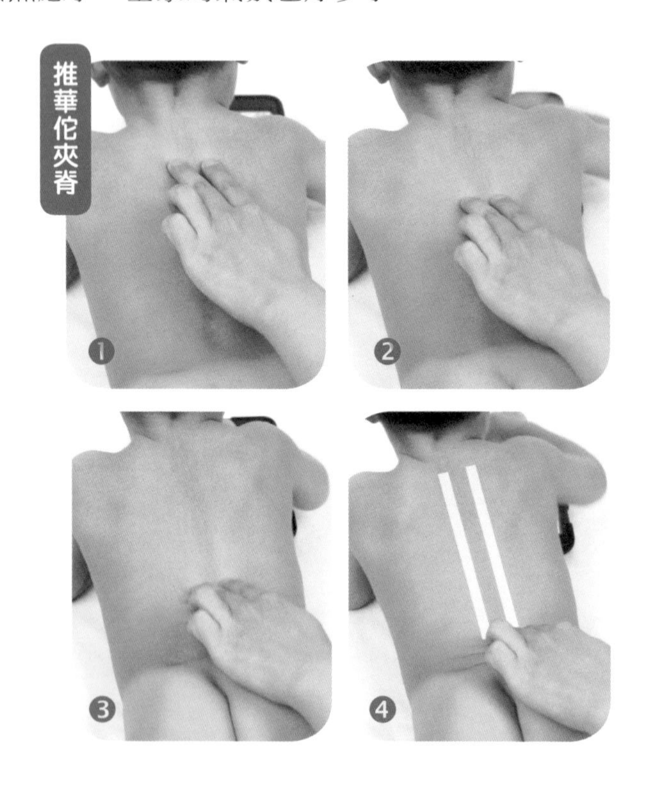

另外，保健手法中，針對6個月以上的寶寶可以堅持每天給他捏脊3～5遍，這對於孩子的睡眠、消化和免疫力都非常有幫助。幫孩子捏脊後，輕撫脊柱100次左右，大部分孩子都會睡著，而且睡得還特別香。

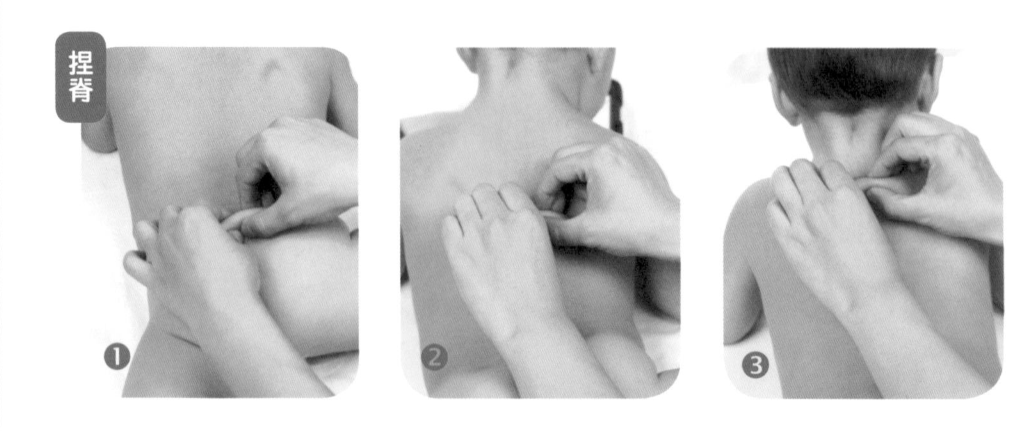

讓寶寶雙眸明亮的推拿

我告訴雨欣有一個按摩手法可以讓她的眼睛又大又亮，她聽了後經常跟我說：「媽媽給我按按那個能美容的穴位吧」

這個手法就是輕撫眼球，手法力度非常柔和。3～5分鐘按摩下來就能緩解眼周肌肉疲勞導致的視力減退，還能促進視覺神經發育，改善發育中的遠視、斜視、散光等問題。

輕撫上眼球，輕撫下眼球，輕撫全眼球，三個步驟反覆做15～20遍，如果孩子喜歡也可以適度增加次數，按摩時最好用點安全、無刺激的按摩介質。

輕撫的同時也要照顧孩子的舒適度，可以詢問寶寶是否喜歡這樣的力度。

動作要領：

1. 輕撫上眼球時，可以摸到眼球及上眼內框。
2. 輕撫下眼球時，能摸到下眼內框。
3. 輕撫全眼球時，只摸眼球，不觸及眼眶。
4. 注意輕撫的力度和擦眼淚的感覺差不多。

輕撫眼球

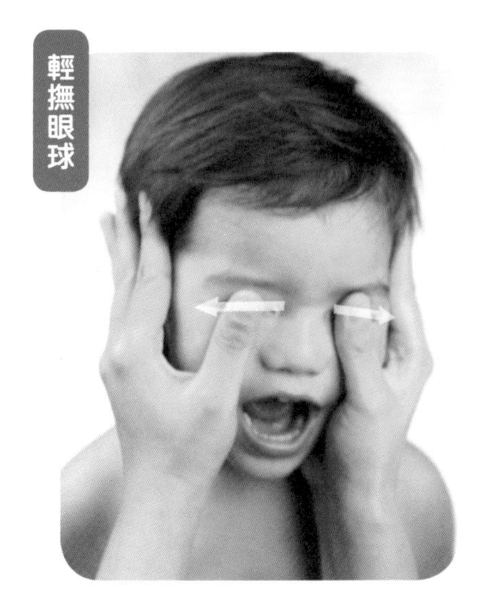

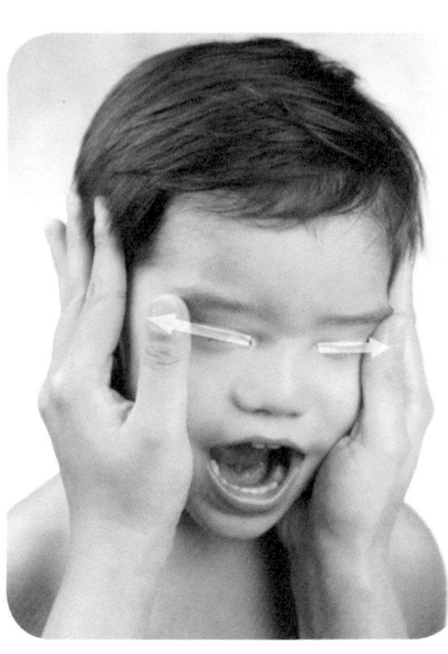

我在給雨欣做的時候，一輪手法下來，往往雨欣就香香地睡著了，尤其在她看書、寫字、看電視等用眼時間長的情況下，我會給她做這套按摩手法。如果雨欣沒睡著，我會特別提醒她睜開眼睛看一看，問她是否感覺周圍的環境更加明亮了，同時我也會誇她的眼睛看起來更漂亮、更有神了。孩子總是喜歡被誇讚和鼓勵的。

改善寶寶汗多的推拿

寶寶睡覺時一頭汗是很常見的，很多人認為這很正常。有些媽媽不放心，帶孩子去醫院檢查，但醫生一般也就是讓給寶寶補鈣。實際上，補鈣治療多汗效果非常差，大部分寶寶照樣出汗。嚴重的一個晚上會濕掉十多條汗巾，有的孩子出汗面積廣，則需要換一套睡衣。不僅大人累，還會打擾孩子的休息。

到底哪裡出了問題？

孩子多汗跟體虛有很大的關係。雨欣出生時4千多公克，到6個月時就已經10公斤了，兩隻小腿胖嘟嘟的全是肉，特別可愛。雨欣小時候睡覺時很少出汗，即便是夏日炎炎，最多微微出一點細汗。我印象深的幾次多汗都是出現在她生病期間或者病後痊癒期。那時正是孩子體質虛的時候，跟氣溫沒關係。對於多汗，我的應對方法非常簡單。

這套手法簡單有效，對於治療雨欣的多汗症狀通常2～3天就能見效。如果是第一次使用這套手法，要堅持5～7天，如果汗收了基本就可以停了，所以堅持起來也不太累。

另外，小月齡寶寶神經發育不完善，也容易多汗，我建議捏脊或者配合推華佗夾脊穴，效果會更好。

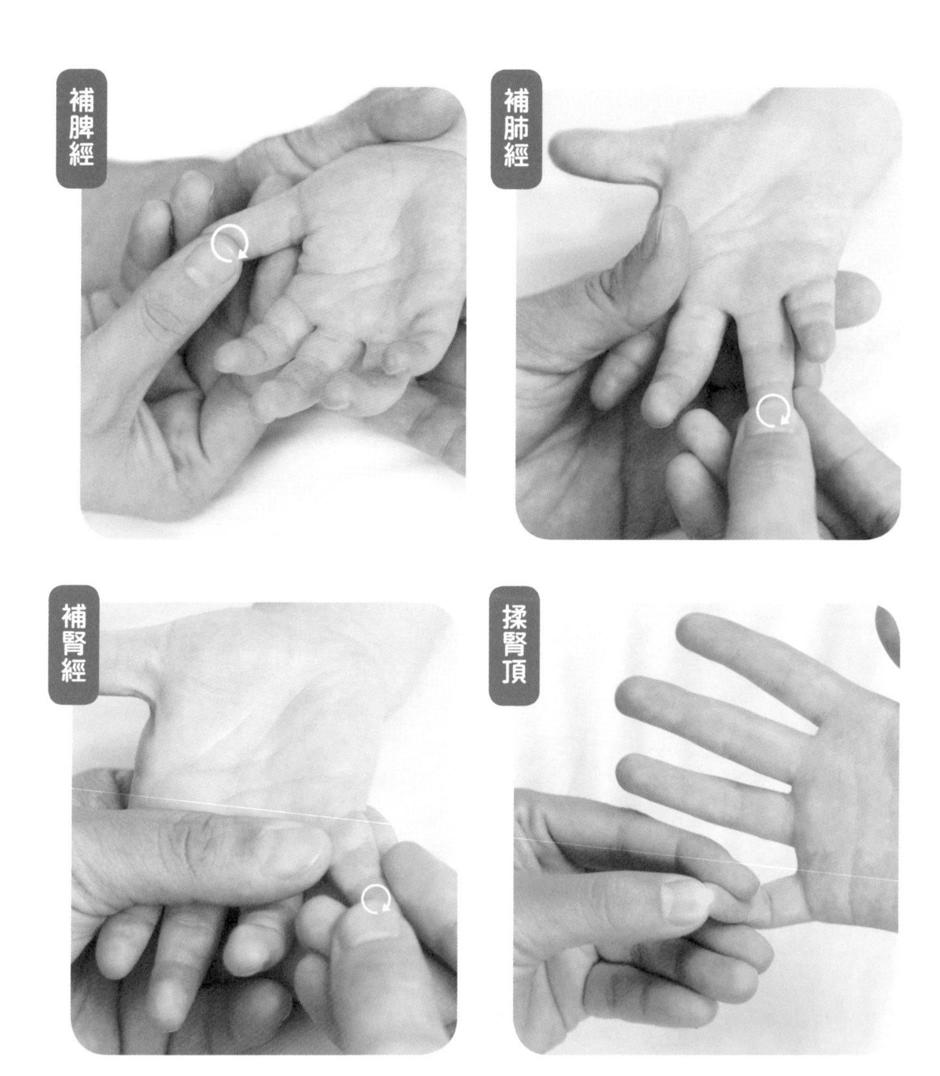

補脾經、補肺經、補腎經、揉腎頂各300～500次，單手就可以，一般以左手為主。

讓寶寶不再講夢話的推拿

孩子睡不好覺，有時是腸胃不適，有時則是白天太興奮。孩子牙牙學語，剛剛會講話的時候是最可愛的，但是半夜又常常一邊說夢話一邊哭鬧，讓我們做父母的無比煩惱。我就曾經遇到過類似的煩惱。日有所思，夜有所夢。雨欣2歲多時，經常半夜哭醒，嘴裡念念有詞，一會兒「我的棒棒糖」，一會兒「我的美羊羊」一會兒「我的蛋糕呢，那是我的蛋糕」……沒有經驗的我還真的去給雨欣找她的棒棒糖和她的美羊羊，但是小傢伙根本不理會媽媽找來的玩具，還是閉著眼睛委屈地哭著喊，後來才知道原來她是做「噩夢」了。我只能把她從夢境中叫醒，但她醒來後我又無比困倦，所以又迫不及待地再次哄她入睡。有時她一個晚上會折騰好幾回，那幾天可把我累慘了。那時雖然走過一點彎路，但最後還是摸索到一些方法，可以分享給爸爸媽媽們。

具體方法就是按揉神門穴，此穴是治療成人失眠多夢常用的一個穴位。如果大家多夢、坐臥不安甚至有神經官能症，都可以按它。

給孩子按摩這個穴位的時候，有個技巧可以分享給大家。神門穴在一根筋上，平時按揉這個穴位時，你會感到筋很柔軟，但人們做夢的時候，筋則會變得緊繃。按摩一會兒後這個筋就會放鬆，一旦鬆開了，孩子夢話就會戛然而止。我在雨欣身上用過，屢試不爽。

剛開始按摩時孩子有可能不配合，會推開你的手，我建議大家堅持住，不要輕易放手，你想反正孩子已經在哭了，就不怕你按摩這一會兒了。雨欣那時推開我的手，我就抓她另一隻手來按摩，基本1～2分鐘就能搞定她的哭鬧。

這個穴位也可以提前按摩以預防孩子夢中哭鬧。比如白天寶寶玩得特別累，或者特別興奮，入睡的時候你就可以提前先幫她按摩神門穴，最好再配上揉總筋穴和掐揉小天心。

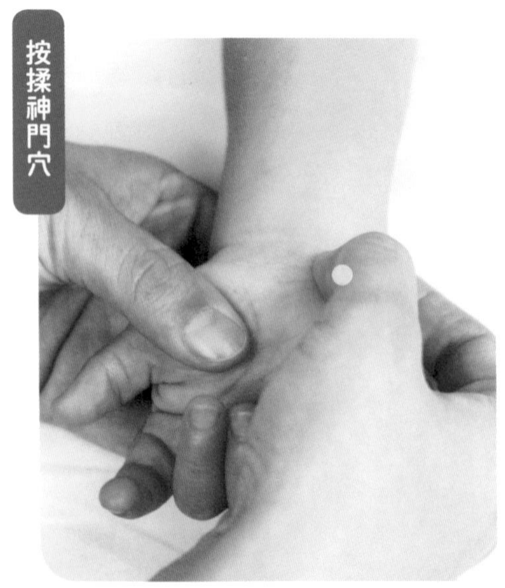

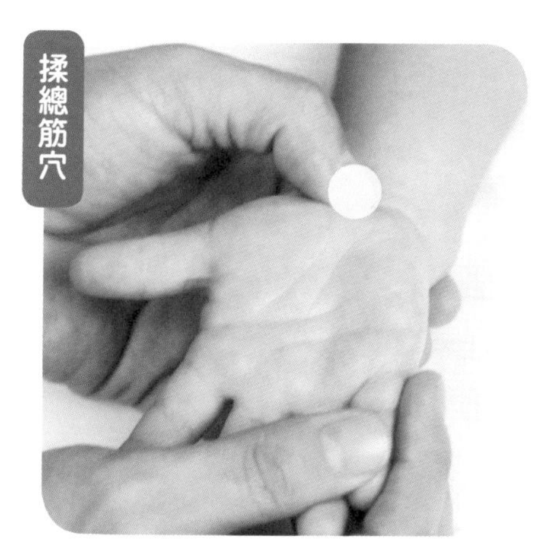

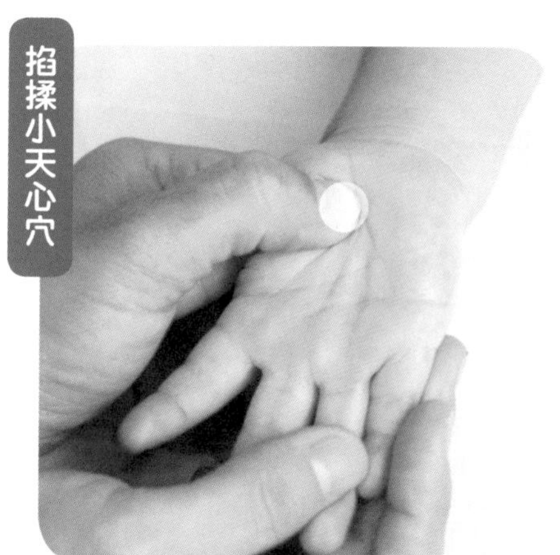

改善寶寶頻繁尿床的推拿

寶寶多大了才能不尿床？其實每個寶寶發育的節奏還是有很大差異的。3歲以內的孩子有尿床行為一般都是正常的，尤其我們的寶寶很多都是穿著紙尿褲長大的。所以，這方面發育顯然要緩慢一些。小時候我們尿床了，屁股會涼，會不舒服，會通過哭鬧來提示父母，父母不得不給我們換洗被褥和衣服。在尿床一段時間後，冰冷的刺激加上父母的訓練，不少寶寶就可以不尿床了。反觀我們的寶寶，睡著了有尿不濕，尿濕了也不難受，也不會哭鬧，做父母的省心了，可以睡個安穩覺，可是孩子得到的刺激和訓練少了，大腦對於排尿中樞反射的回路建立得特別慢，以至於有的寶寶到了四五歲還帶著紙尿褲睡覺。所以，對於這個問題大家需要辯證地去看，看到孩子三四歲了還尿床不要一味地焦慮、恐慌。

從中醫理論來看，腎主二陰，也就是腎統管孩子的大小便。雨欣2歲多要上幼稚園的時候，白天大小便都不能自理，每次都是尿濕了、拉完了才跟我講，無論我怎麼教她，她完全沒有主動提前如廁的意思。這讓我也苦惱了一陣子，後來我用艾灸肚臍和關元穴的方法每天給她各做半小時，特別神奇的是，2天後雨欣突然不尿褲子了。

除了上述情況，遺尿也常常發生在體質虛弱的孩子身上。有的寶寶長期吃抗生素或者抗過敏藥物，還有一部分是遺傳的原因，這些都可能導致孩子遺尿。如果能從補益腎精、溫陽補氣的角度入手對孩子進行調理，則能取到不錯的效果。

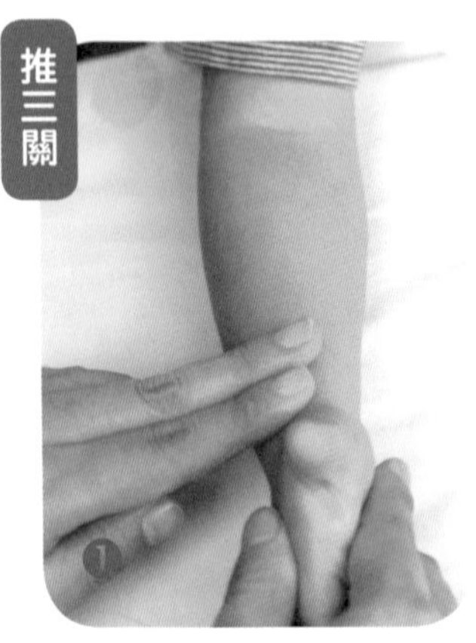

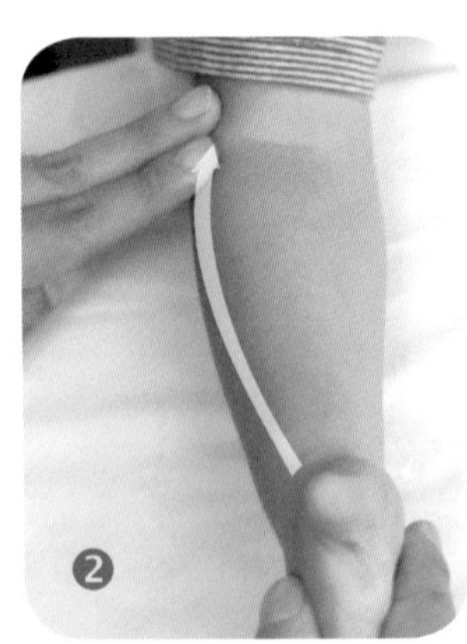

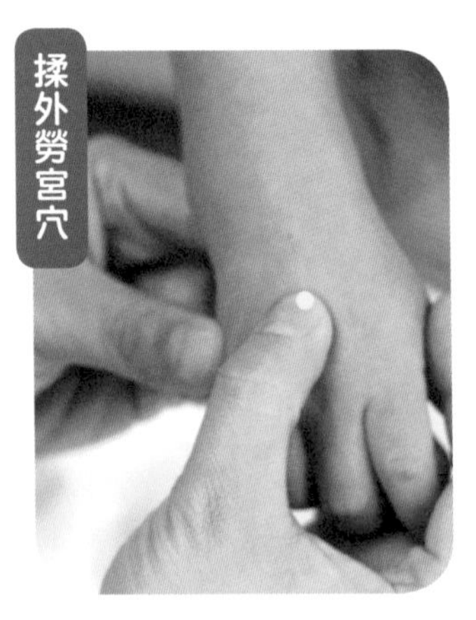

1. 推三關300～500次。
用大拇指或食指、中指推前臂靠大拇指一側的直線，自腕推向肘。

2.揉外勞宮2～3分鐘。
用中指指端揉掌背處的外勞宮。

對於孩子尿床，其實媽媽們也需要保持一顆平常心。大部分孩子即便不用按摩和艾灸，到孩子發育成熟後，大部分可以自癒。當孩子尿床時，媽媽越顯得若無其事，越是安慰孩子「沒事，偶爾尿床是很正常的」，或是用自己小時候也尿床的事情當作笑話一樣與孩子說笑，幫助孩子放鬆，孩子越容易控制好自己，不尿床。相反，媽媽越是批評、指責孩子，越是警告孩子下次不要再尿床，孩子越容易精神緊張、反覆尿床。另外，晚上臨睡前，儘量不要給孩子喝太多奶或水，對於3歲以上的孩子，不要總是想著臨睡這頓奶會讓寶寶營養更好。其實現在的孩子並不缺營養，這頓奶反倒容易讓孩子消化不良。

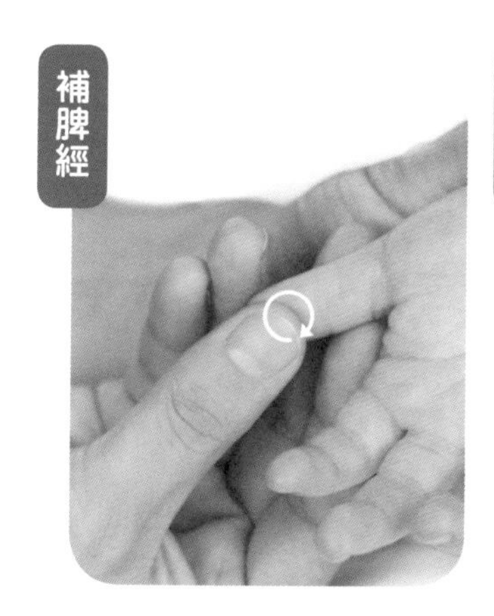

3.補脾經300次。
順時針方向旋推拇指指腹。

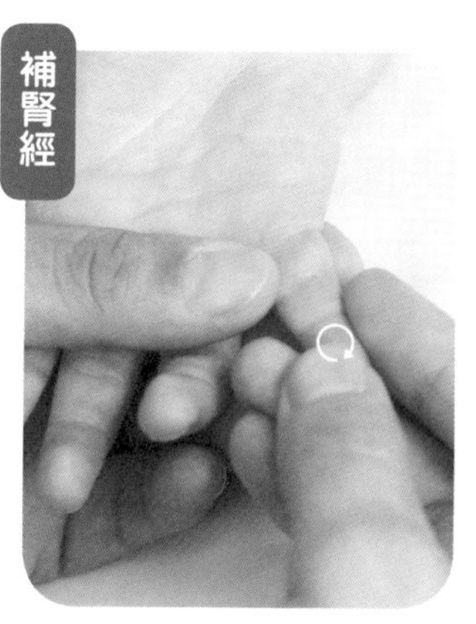

4.補腎經300次。
順時針方向旋推小指的指腹。

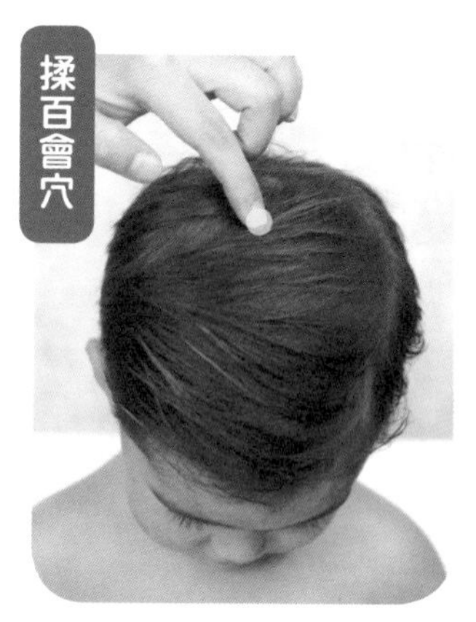

5.揉百會2～3分鐘。
用大拇指或食指指腹按揉頭頂正中的百會穴。

讓寶寶更聰明的推拿

我從雨欣出生後就給她按摩，我知道按摩的種種好處，也知道按摩除了治病、防病外，還能助長益智，增進親子感情。我發現按摩的很多好處都是先從道理上認可，再在實際生活中被證實。

每個孩子都不是完美的，正像我們不是完美的父母一樣。孩子需要更多的是我們的接納、引導和鼓勵。所以，這裡我不想讓大家誤解雨欣是個完美的孩子，即便在我的眼裡，她真的很棒。

其實現在的孩子都很聰明，智力差別不大，不過每個孩子心智上發育的速度還是不一樣。女孩子情感相對細膩，心智發育比男孩子早。入學後，孩子們對於周邊環境的適應及孩子的學習能力出現了分化。非常幸運的是雨欣上的幼稚園和小學都非常重視孩子的品格教育，也重視對孩子個性化的教育。她的老師們給我的回饋是雨欣是一個很平和的孩子，容易相處，且天性快樂，學習主動性和學習能力都比較出眾。

去年夏天，我給雨欣報了一個夏令營，是7～12歲視覺拓展和開發啟動全腦學習能力的營會。這樣的營會雨欣第一次參加，一周的時間，她要離開父母，離開熟悉的環境，獨自在外。全營會31個孩子，她年紀最小。在一周的時間裡，雨欣的表現讓所有的老師都非常驚訝，她的內在力量和穩定性非常好，中間雨欣還幫助調節過小朋友們之間的矛盾，安慰因想家而哭泣的小姐姐。她在營會期間表現出來的隨和、開朗、大方、快樂是老師給我回饋的情況。

孩子的表現讓我欣喜，欣喜之餘也讓我思考。雨欣之所以能夠表現得這麼從容不迫，可能跟我為她堅持不懈地做按摩有關係。

我最推薦的助長益智的按摩手法是捏脊，這個手法不但能平衡陰陽、調和臟腑，而且能完善中樞神經的發育，提高孩子學習的專注度。

另外，小寶寶一定不能錯過的就是爬行。孩子交叉爬行對於大腦發育大有益處。雨欣就是從6個半月開始爬行，一直到1周歲。我清楚地記得雨欣9個月的時候，她可以自己一人安靜地玩玩具一個半小時，2歲多時自己可以一個人玩拼圖2個小時。雨欣從小表現出來的專注度讓她在後來的學習、成長中受益匪淺。當然，錯過爬行階段的寶寶，事後也可以通過重新練習來彌補，這也比完全沒有鍛煉好一些。

還有一個手法對寶寶發育有較好的功效，就是推華佗夾脊穴，華佗夾脊穴就在脊柱兩側。這個手法雖然簡單，卻對小月齡寶寶的神經發育有非常大的幫助。

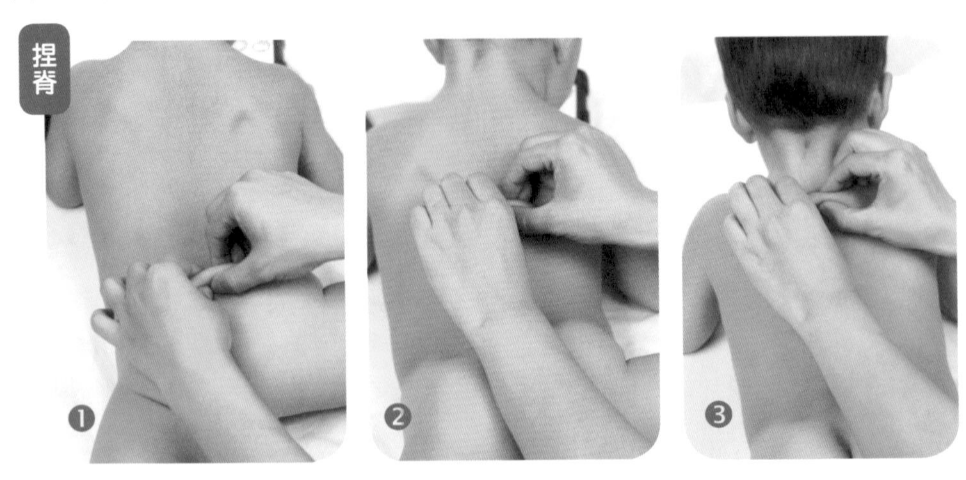

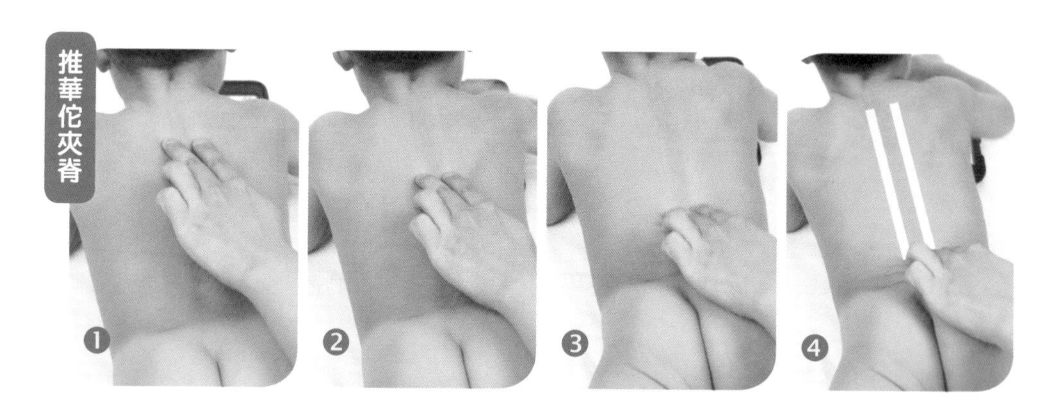

改善寶寶生長痛的推拿

常有媽媽詢問我關於孩子生長痛的問題，這個問題說大不大，說小也不小。有此問題困擾的父母多少還是會擔心。那麼有沒有什麼按摩手法能緩解疼痛呢？

生長痛是指兒童的膝關節周圍或小腿前側疼痛。如果這些部位沒有任何外傷史，活動也正常，局部組織無紅腫、壓痛，經過對兒童的檢查，在排除其他疾病的可能性後，可以確定是生長痛。生長痛大多是因為兒童活動量相對較大，長骨生長較快，與局部肌肉和筋腱的生長發育不協調而導致的生理性疼痛，常表現為下肢肌肉疼痛，且多發生於夜間。白天由於寶寶的活動量比較大，即使感到不舒服，也可能因為專注於其他事物而不易察覺。夜間寶寶身心放鬆下來，疼痛的症狀就會使他感覺不適。

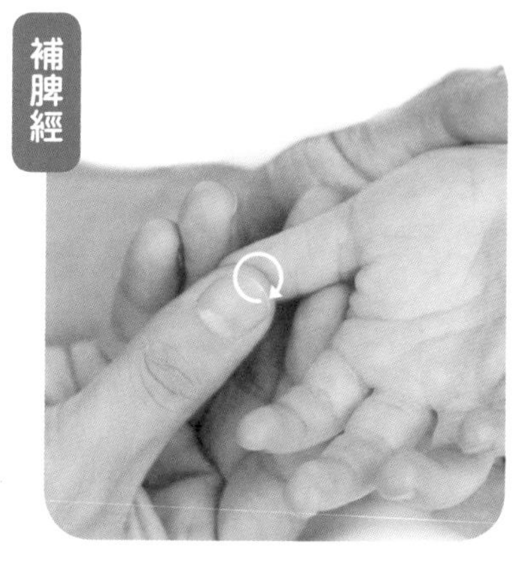

1 補脾經300次。
順時針方向旋推拇指指腹。

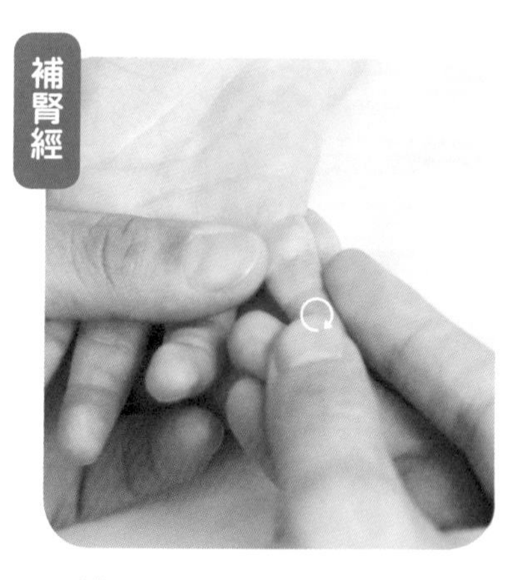

2 補腎經300次。
順時針方向旋推小指的指腹。

我的建議是，一方面在寶寶不適的位置周圍進行按摩，幫助其活血，直接緩解局部疼痛；另一方面從中醫辨證入手，中醫認為腎主骨，脾主肌肉，所以對於生長痛，我們還可以通過補脾經、補腎經的方法幫助寶寶緩解不適。

每天按摩1～2次，如果時間有限，可以入睡前按摩一次，時間上翻倍，堅持一周到兩周時間。這套手法非常安全，可以根據需要經常使用。

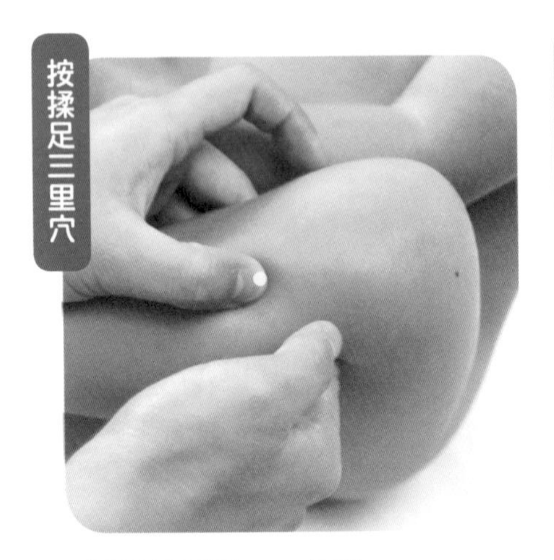

3.按揉足三里1～2分鐘。
都說「常揉足三里，像吃老母雞」，孩子成長發育需要此穴來補。

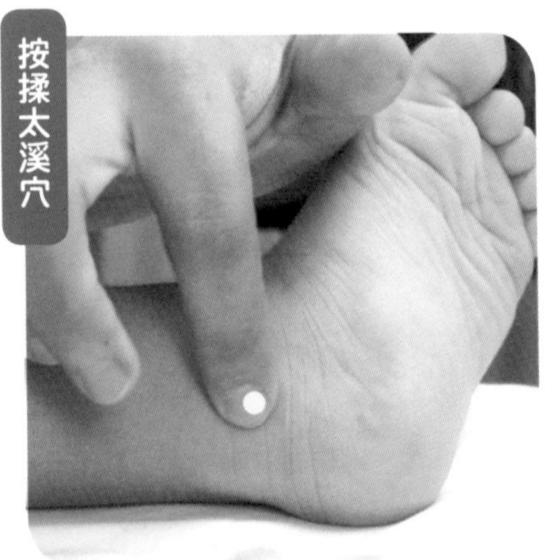

4.按揉太溪1～2分鐘。
按摩這個穴位有滋陰補腎的效果，對於夜間生長痛特別有效。

第五部分

27種寶寶
常見疾病的推拿

發燒

發燒是寶寶的常見病之一。很多因素，如感冒、幼兒急疹、痲疹、積食、秋季腹瀉等都會引起發燒，有時候就連長牙也會引起發燒。孩子一發燒，媽媽就如臨大敵，想趕緊幫孩子降溫。如果發燒時孩子精神狀態好，做媽媽的就不需要太焦慮，要學會正確看待這個問題。

發燒本身不是病，它是體內正邪雙方在「交戰」的表現。只有當邪氣盛而正氣充足的時候，正邪才會持續對抗，而且正氣越足，抗敵越積極，就會燒得越厲害。這就好比兩軍對壘，只有旗鼓相當時才打得起來。發燒超過38.5℃時，孩子的免疫力會大大地被激發。因此，發燒初始，如果孩子精神狀態不錯，不建議立刻退燒。我一般建議媽媽們多忍耐一下，可以38.5℃為分界線，如果溫度在38.5℃以下，媽媽們只需用一些簡單的物理方法進行降溫，如用溫水擦拭身體（額頭、腋下、腹股溝等），或者給孩子洗個溫水澡。如果溫度超過38.5℃，媽媽們可以通過推拿的方法給孩子降溫。

退燒的推拿手法一般分為兩類：一類是發汗解表的手法，一類是清熱解毒、清熱涼血的手法。

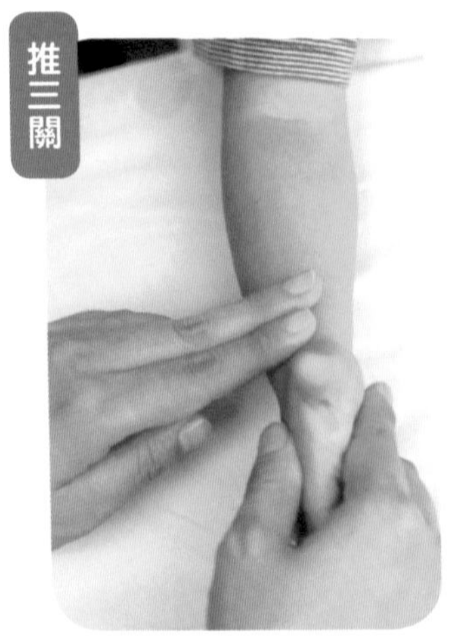

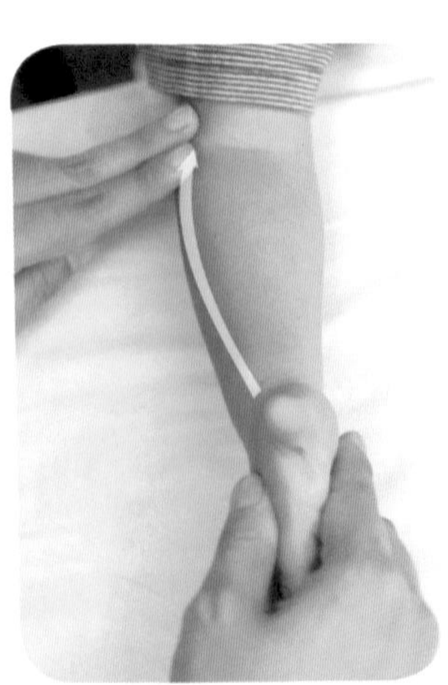

1.推三關300～500次。

揉外勞宮穴

2.揉外勞宮1～2分鐘。

病在表，往往是風寒束表，孩子感受風寒後導致毛孔閉塞、寒邪不出，邪氣在體內與正氣相爭，所以孩子會發燒。此時用發汗解表的按摩方法最為對證。

病在裡，如扁桃腺發炎也會導致高燒不退，溫度往往要超過39℃，此時要用清熱涼血的按摩手法。

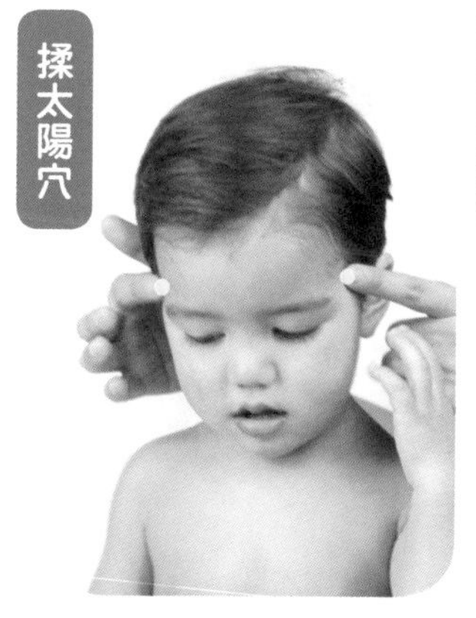

3.重揉太陽穴1～2分鐘。

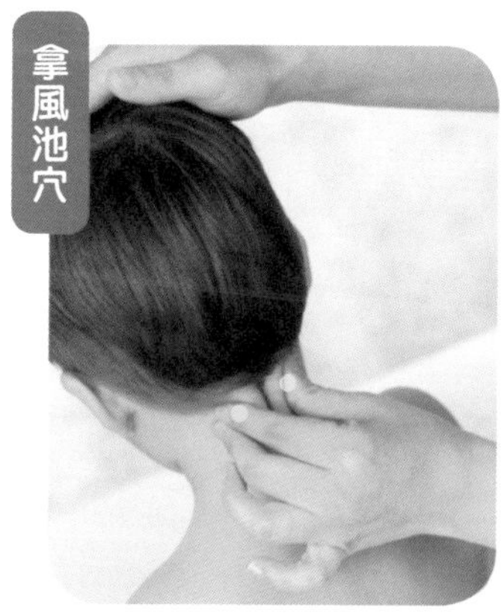

4.拿風池50次。

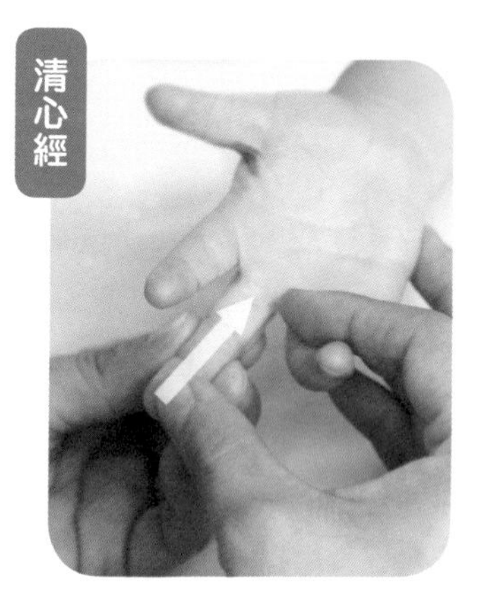

5.清心經10遍。

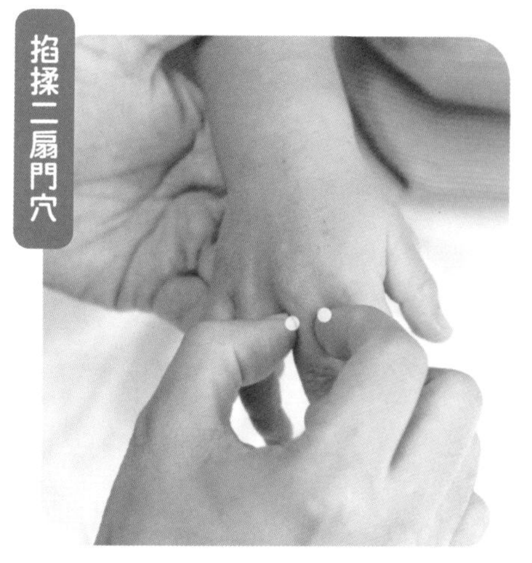

6.掐揉二扇門4～5分鐘。

這幾個發汗的手法，像重揉太陽穴和拿風池，當孩子經絡不通時按摩特別痛，正所謂痛則不通，所以孩子不容易配合。大部分孩子，尤其小月齡孩子可能會哭鬧、不配合，媽媽們堅持一下，哭鬧也能助其發汗。

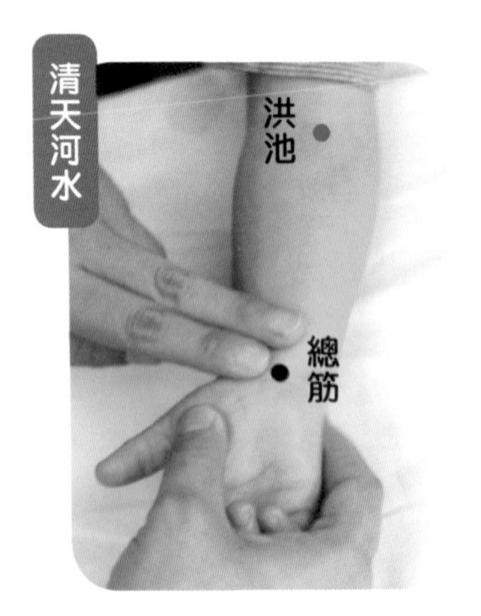

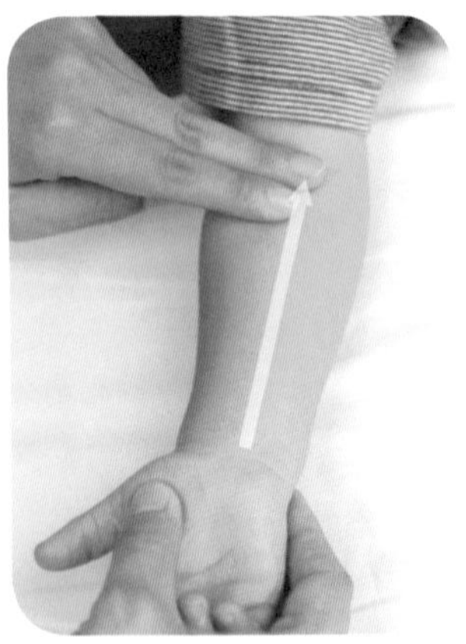

1.清天河水300～500次。

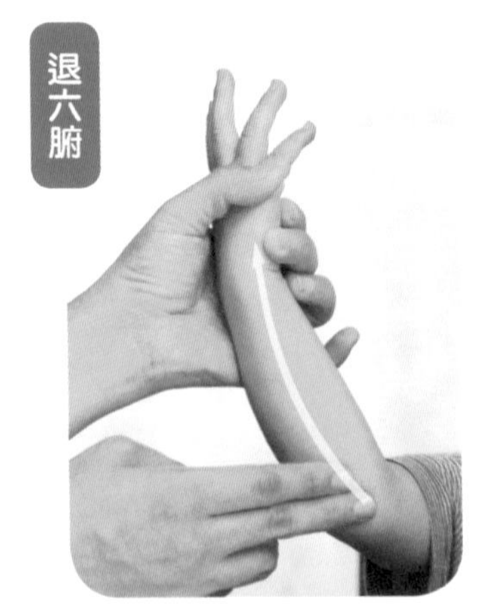

3.退六腑300～500次。

另外，沾水捏脊也是我給雨欣用過的最有效的退燒手法。一般我會捏脊20～30遍。捏脊具有雙向調整作用，既能驅寒，又能清熱涼血。反覆沾水捏脊20～30遍。由於發燒散熱快，捏脊時後背的水會乾掉，就反覆再沾水，最後一遍不等寶寶後背的水蒸發乾，媽媽們要用嘴從下往上吹，直吹到大椎穴，把水汽吹散、吹乾。這個手法也稱為「脊背吹水」，這是北京一位德高望重的中醫老師的心得真傳，我在實際操作中做了一些手法上的改良，對退燒非常有效。

雨欣4個月打過三合一預防針後，開始了第一次發燒，是幼兒急疹。我就用沾水捏脊的手法幫她按摩20遍，雨欣哭得也很厲害，不過出了一身汗，15分鐘後雨欣明顯開始退燒，讓我驚喜連連，

清天河水加打馬過天河，這個方法我教過很多媽媽，大家用過後都覺得退燒效果非常好，尤其適用於發燒時手腳滾燙的寶寶。天河水就像人體的清涼之源，用食指和中指兩個手指，由腕到肘，直推300～500次，名為清天河水。而打馬過天河的方向和位置與清天河水一致，不過操作手法是用食指和中指兩指沾水，然後從腕到肘方向在皮膚上敲打，其聲音就像是小馬過河時馬蹄拍打水面而發出的響聲。有一個技巧大家要掌握，就是一邊敲打，一邊朝同一個方向吹氣，因為沾有清水，所以有清涼的感覺，這可以迅速帶走體內的高溫。一般打馬過天河比清天河水清熱力度更強，用於39℃以上的實熱證。

用了退燒手法也不一定能一勞永逸，有時發燒會反覆，尤其是由病毒感染引起的發燒往往溫度高，而且會反覆3～5天。邪氣由盛轉衰有一個過程，正氣由弱變強也需要累積能量，所以這個反覆過程也是免疫力系統被建立和完善的必經之路。

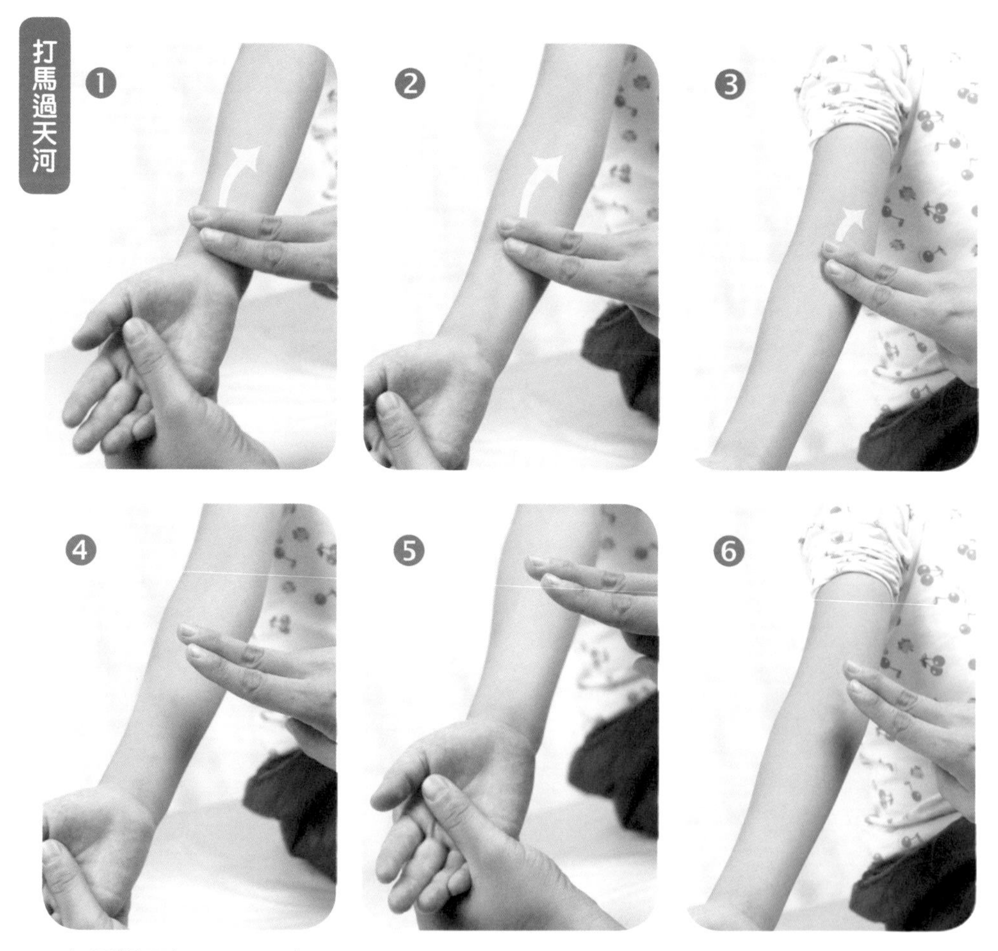

2.打馬過天河20～30次。

這幾個手法很有意思，用下來孩子能退燒，卻不一定出汗。不過單用這幾個手法往往是不夠的，還需要用吮痧的辦法，使熱邪有個出口，從而幫助孩子將體內的熱毒排出來。關於扁桃腺發炎，後面我們會專門用一篇來分享更多內容。

如果在實際操作中，發現一遍按摩做下來，寶寶的溫度半點變化沒有，媽媽們就會開始懷疑自己，甚至開始自責，認為自己沒有學到位，或者乾脆認為推拿無效。其實，不是寶寶每一次發燒都能立即退下來的，有時需要時間，媽媽們需要有更多的信心和耐心。

如果寶寶燒到39.5℃以上，建議媽媽們再加上退六腑300～500次，這樣可以退五臟六腑實熱，尤其針對高燒不退、精神萎靡的寶寶，效果非常明顯。

感冒

「正氣存內，邪不可干；邪之所湊，其氣必虛。」感冒是寶寶最常見的一種疾病，往往是由於孩子免疫力低下，感受外邪所致。感染一樣的病毒，有些人感冒，有些人就不感冒。小寶寶也是一樣，正氣下降就會受外界影響。孩子感冒時會出現鼻塞、流鼻涕、打噴嚏、頭痛、畏寒、發熱、全身不適等症狀。雖然說感冒對孩子來說不全是壞事，可以調動和激發孩子自身的免疫細胞，完善其免疫功能，但當孩子真正感冒時，家長還是會很揪心。

雨欣從出生到現在，大大小小的感冒患過多次，毫不誇張地說，她兩歲以內大多數感冒基本都是我上午處理，下午就痊癒，一般從她出現感冒症狀到身體痊癒不超過兩天。不過在她兩歲多入園後，因為幼稚園有交叉感染，她的感冒週期明顯變長了。

開天門

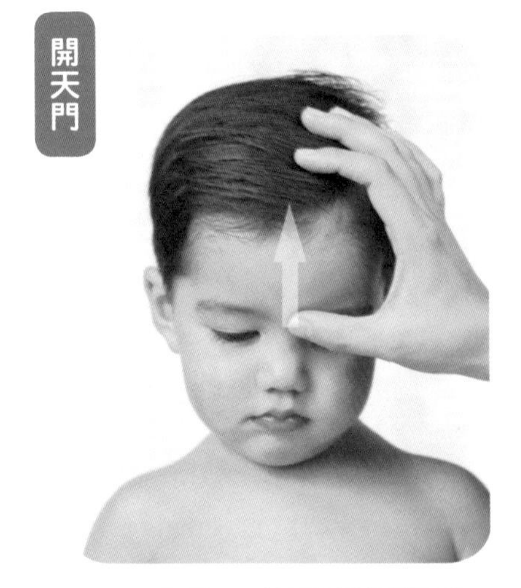

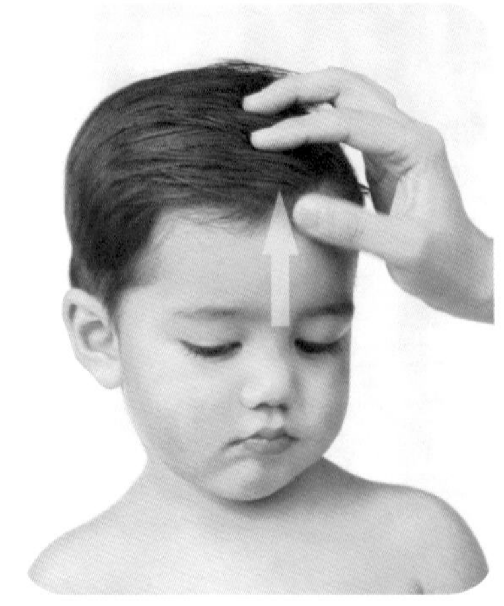

1.開天門100～150次。
用兩隻手的大拇指輕輕地自眉心交替直線推動至前髮際線。

簡單的風寒感冒最容易治。肺為嬌弱的臟腑，孩子腠理不固，特別容易受外邪所傷，其中為首的就是寒邪。孩子好動、易出汗，毛孔張開後如果遇寒氣，很快就會打噴嚏、流鼻涕，身冷無汗、小便清長。此時外感四大手法特別好用：

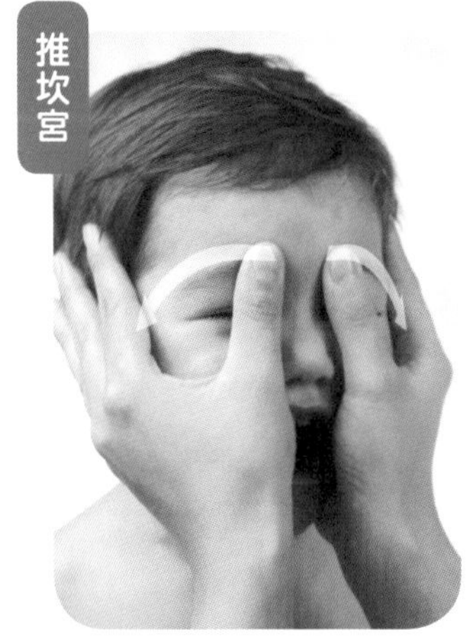

揉太陽穴

2.推坎宮100～150次。
用兩個大拇指的正面從印堂穴沿著眉毛向眉梢分推。

3.揉太陽穴100～150次。
用中指指端輕輕按揉太陽穴。

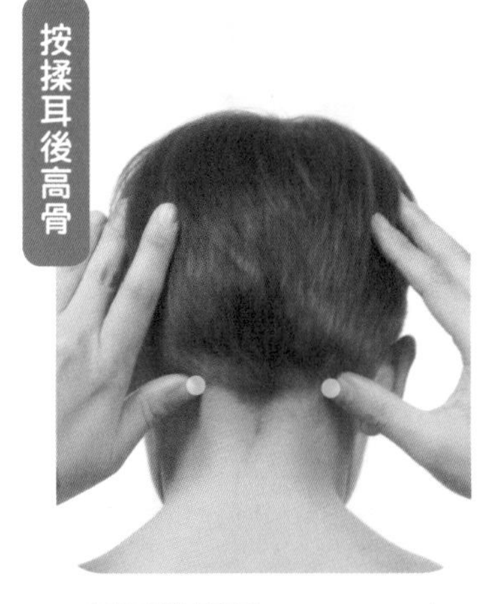

4.揉耳後高骨100～150次
用兩個大拇指或中指指端按揉兩側耳後高骨。

這套手法簡單好用，找穴方便，其實不單是風寒，就連風熱感冒也都適用。

另外，加上按揉外勞宮1～2分鐘，推三關300次，同時溫熱水泡腳，以助發汗。一天可以按摩兩次，按摩後入睡時有微汗即可，不需要過度發汗。

風熱感冒沒有風寒感冒多，不過病程卻比風寒要久，風熱感冒患者會反覆流黃鼻涕、尿黃、舌尖紅、火氣大、大便不暢，有時伴有煩躁不安。在外感四大手法基礎上可以加上以下手法。

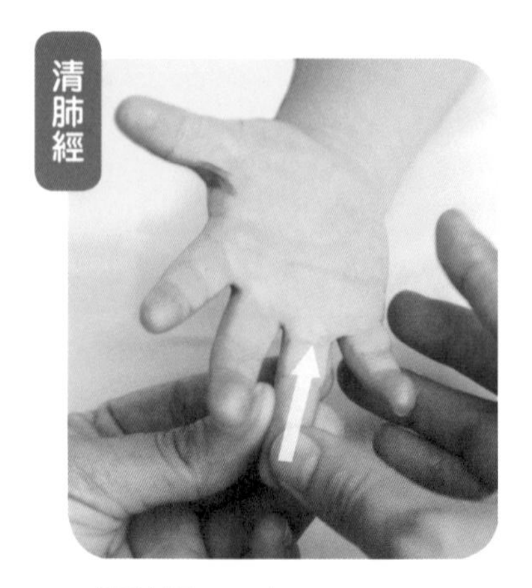

1.清肺經300次

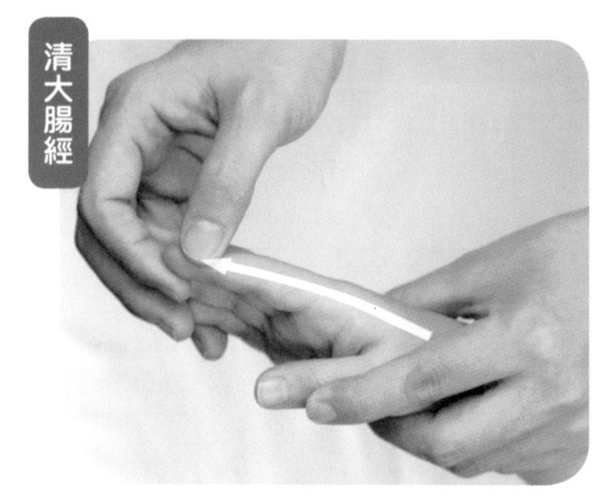

2.清大腸經300次。

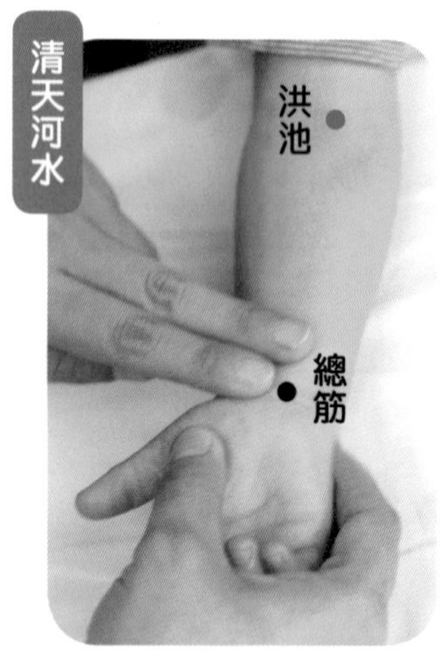

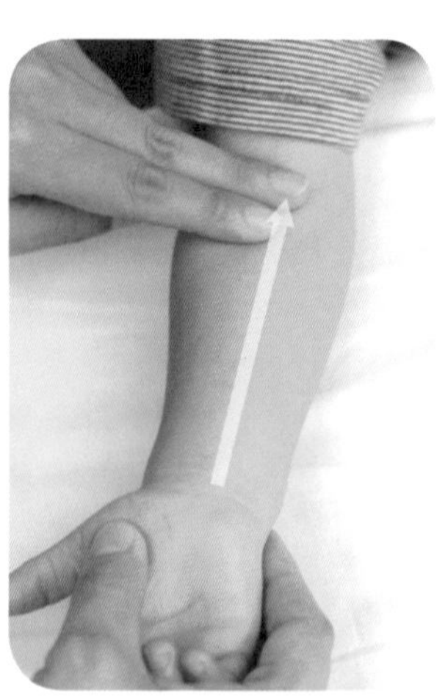

3.清天河水300次 。

4.按揉合谷穴1～2分鐘。

寶寶生病時比較煩躁，如果不配合，我建議大家等寶寶睡著後再給他做全套的按摩。寶寶生病時讓他多休息、多喝水，飲食清淡，吃易消化的食物，會幫助孩子儘早恢復。

還有一種是時疫感冒（流行性感冒），這樣的感冒大多有病毒接觸史或傳染源頭，恢復起來相對慢一點。這種感冒控制不好，容易導致氣管炎、支氣管炎、肺炎、中耳炎、腦膜炎等其他疾病。不過，我們如果能在感冒初期干預，一般都不會那麼嚴重。上面外感四大手法，無論哪種類型的感冒都可以使用，只是恢復時間上有所差別。一般的風寒感冒不出兩三天就可以解決，時疫感冒恢復時間一般需要一個感冒週期，也就是7～10天。

特別推薦臨床上對於預防和治療感冒效果非常好的一種方法：擦脊背「工字型」，在孩子的督脈上面上下來回快速擦，以熱透為度。

很多媽媽都問我要擦多久、擦幾遍，其實只要把寶寶的背擦得熱乎乎的，就到位了。一般情況下，我會一個位置來回擦100次，每天擦背2～3次，這個手法雖然比較辛苦，但的確好用得很，很多媽媽都跟我說這個手法的效果非常好。

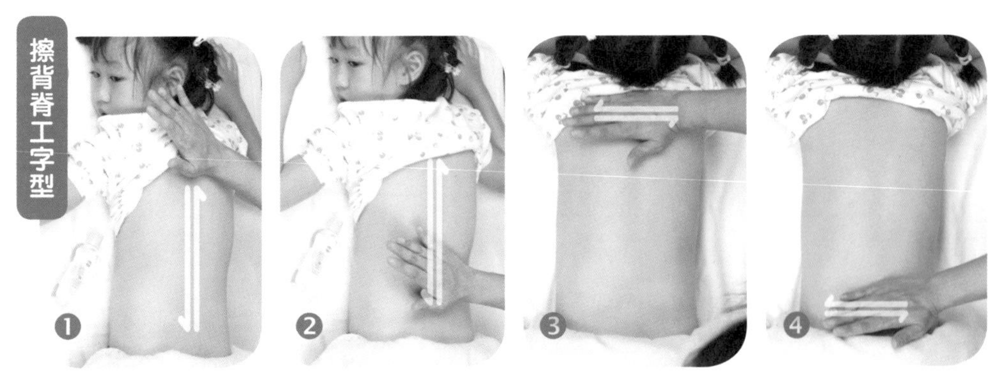

擦脊背「工字型」：
1.橫擦寶寶的肺俞穴，以熱透為度。
2.橫擦寶寶的腎俞穴，以熱透為度。

擦脊背「工字型」為什麼會有這麼神奇的功效呢？我來給大家分析一下其中的奧秘。脊背正中間是督脈，督是「都督」、「總督」的意思，督脈就是總督全身陽氣的一條經脈。脊背兩旁是足太陽膀胱經循經的部位。膀胱經是人體循經部位最廣的一條經脈，它就像一個龐大的交通樞紐，主導著全身的水液運行。

更重要的是，膀胱經還有一個特殊的作用，它聯繫著人體的五臟六腑。十二經臟腑的俞穴都在膀胱經上有反射點。所謂俞就是「輸」，比如，肺俞是肺臟的轉輸之穴。肺部的病邪可以通過對這個穴位的刺激而被排出體外。而人體的五臟是協調運行的，五行相生相剋，需要協同作戰。當五臟之氣無法自行協調時，就需要用外力的作用幫助它們恢復正常的運作。所以，當我們來回快速搓擦這個部位時，會快速產生熱量，而這股熱能也會大大地激發孩子身體的陽氣，而這股陽氣一方面有保護之意，一方面也有抵禦外邪之力，可以迅速地驅趕病邪。

咳嗽

小兒推拿治療咳嗽，可以說效果非常好。西醫認為咳嗽常常是因感染細菌、病毒而引起，因此常使用消炎的方法進行治療。在我的小兒推拿課上，也確實有不少媽媽問我，小兒推拿是否能起到消炎的作用，尤其是當寶寶咳嗽還帶有痰的時候。對此，我的回答通常是：咳嗽確實是機體對抗侵入氣道的病邪的保護性反應，小兒推拿是一種激發孩子自身免疫力的好方法，只有免疫力提高了，才能把病邪驅逐出去。很多事實證明消炎藥雖然在治療寶寶咳嗽時有一定的療效，但是藥物副作用也很大，有時候吃完藥後，媽媽會發現孩子咳嗽好了，但胃口不好、臉色不好等別的問題又出來了。而小兒推拿是綠色安全的，不僅不會損傷孩子的脾胃，反而會改善孩子的胃口。

對於咳嗽的治療，從中醫的辯證角度大致分為「初咳在肺，中期在脾，久咳在腎」三個階段，這也是治療小兒咳嗽的一個總綱。

有一次我因去外地講課要離開兩天，雨欣剛好有些咳嗽，我就叮囑雨欣爸爸記得幫我給雨欣按摩。雨欣爸爸只會捏脊，我就囑咐他每天晚上在雨欣睡覺前給她從下到上捏脊20遍，橫著捏肺俞穴20遍。兩後我回到家，發現雨欣咳嗽全好了。

一般孩子在感冒初期咳嗽時，我會建議媽媽給孩子捏脊，配合分推肩胛骨，按揉肺俞。

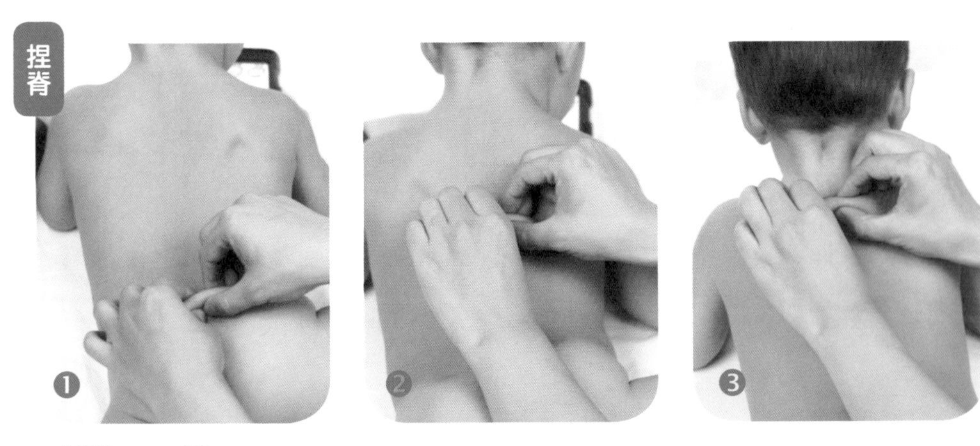

1.捏脊5～10遍。

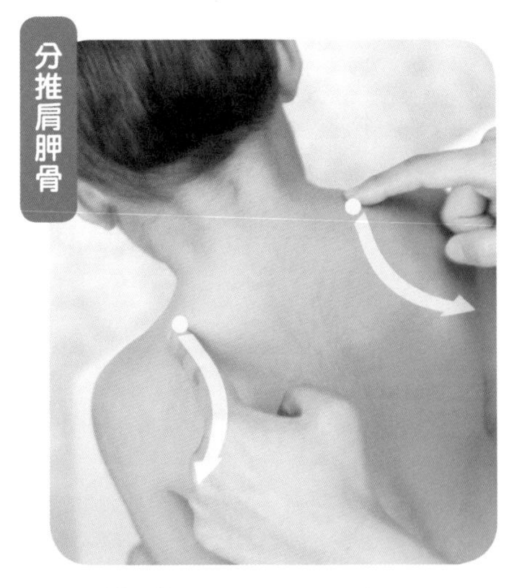

2.分推肩胛骨300～500次。
用雙手的大拇指從肩井穴開始，
沿著肩胛骨縫邊緣往兩側推。

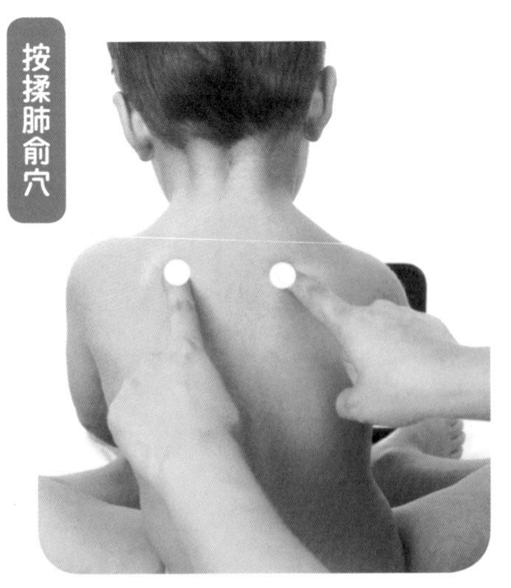

3.按揉肺俞穴2～3分鐘後，橫擦
肺俞以熱透為度。

分推肩胛骨和按揉肺俞穴可以交叉進行。

對於捏脊很配合的寶寶，還可以採用橫向捏肺俞的方法操作20遍。

寶寶初期咳嗽多數是由外感引起的，而這套手法的重點是在後背的督脈、膀胱經等陽氣盛的經絡上，對於激發寶寶的陽氣，提高免疫力效果特別好。陽氣是人體的護衛之氣，可以抵禦風、寒、濕邪等對孩子的侵襲。

如果寶寶不配合，可以用講故事、玩遊戲、看電視等方法分散寶寶的注意力，引導寶寶配合按摩。

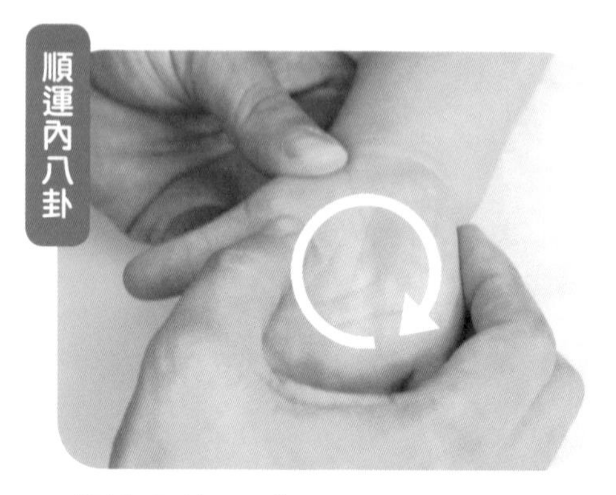

1.運內八卦300次。

使用按摩油等按摩介質，用大拇指或食指、中指指尖輕輕地在手掌內側沿大小魚際用指關節末端畫圈，力度一定要輕，掌心有酥癢感效果最好。

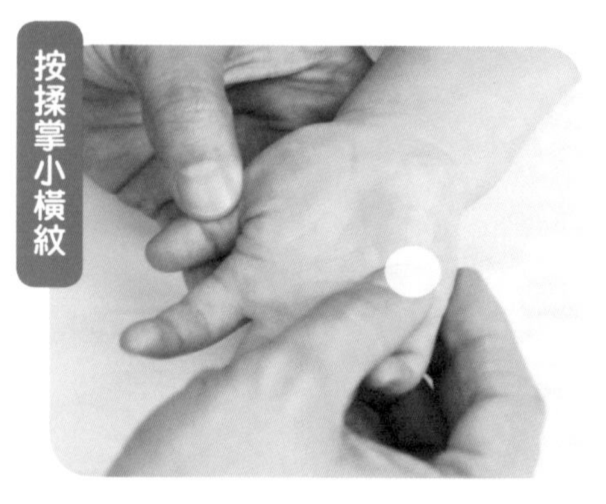

2.按揉掌小橫紋2～3分鐘。

用拇指指甲按揉位於掌面小指根與手掌交界處的橫紋。按揉時如果能摸到穴位下面有顆粒感、疙疙瘩瘩的，可以把它想像成痰，儘量將它們揉鬆、揉化掉。

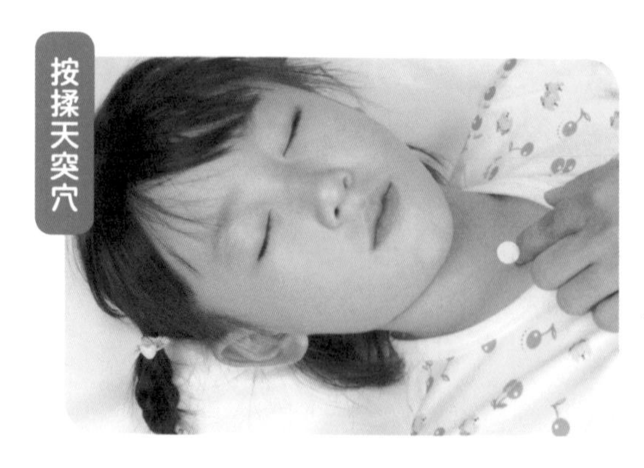

3.按揉天突穴2～3分鐘。

用中指指端按揉鎖骨的中心，要往鎖骨骨頭的外緣方向用力，不要往咽喉深處用力，否則會刺激氣管而引發咳嗽。

寶寶咳嗽時如果有痰出現，這說明寶寶除了肺系統失調外，脾胃也出現了問題。在中醫的觀點中，脾虛則生濕，濕氣轉化為痰，所以脾為生痰之器，而肺為儲痰之器。一旦咳嗽帶痰，在治療上除了要繼續宣肺止咳外，還要用到很多健脾化痰的手法：

按揉壇中穴

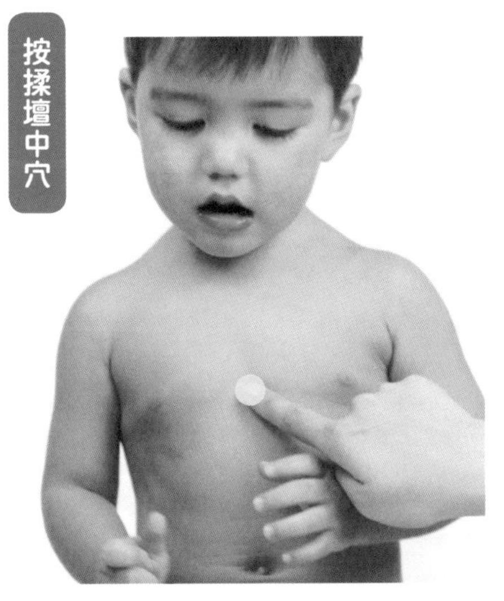

4.按揉膻中穴2～3分鐘。
用大拇指按揉兩乳頭連線的中點，即膻中穴。

揉中脘穴

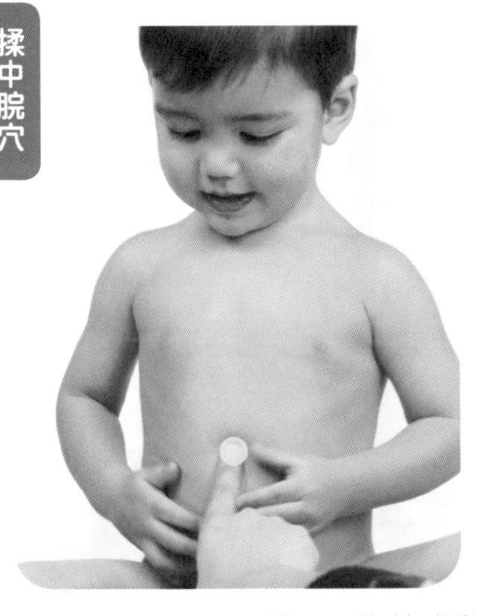

5.揉中脘穴2～3分鐘。用指端或掌根揉肋骨末端至肚臍連線的中心。

分推壇中穴

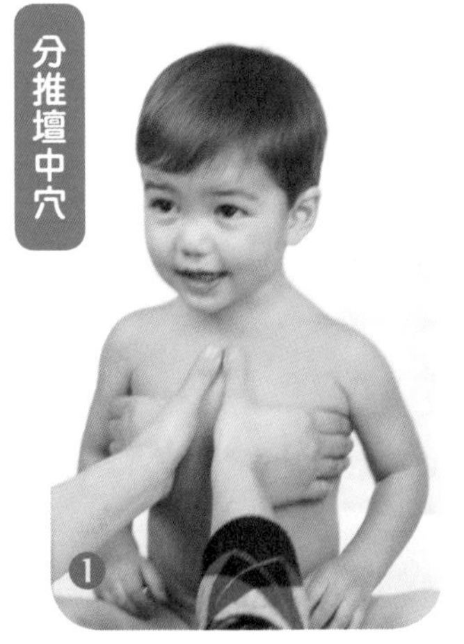

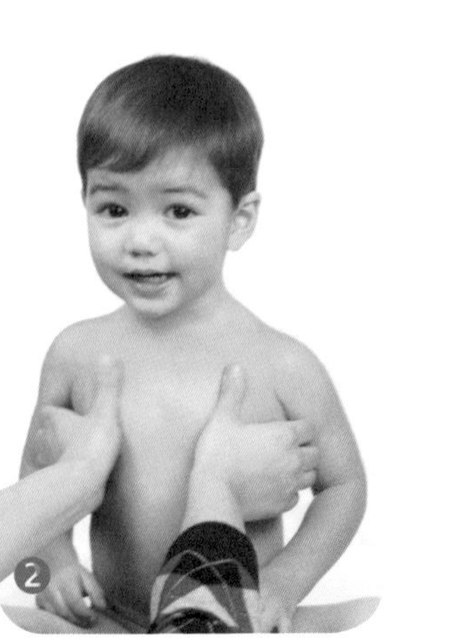

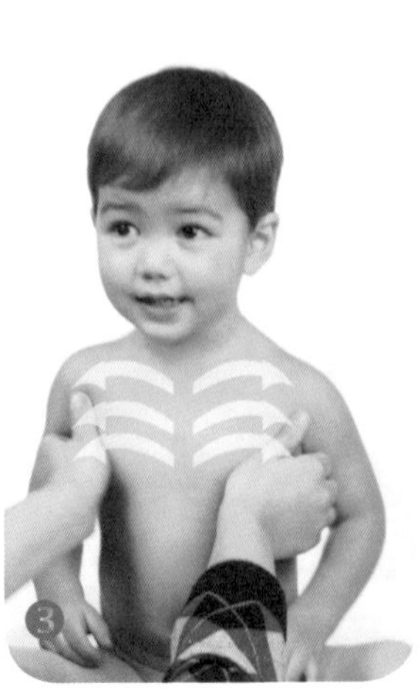

6.分推膻中穴200～300次。

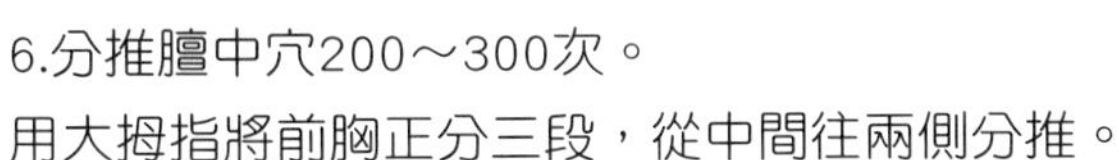

用大拇指將前胸正分三段，從中間往兩側分推。

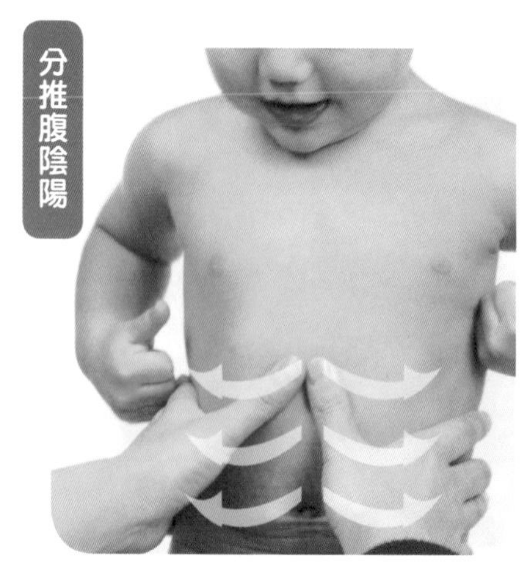

7.分推腹陰陽200～300次。
從中脘往兩邊有弧度地推，從肚臍往兩側分推，從關元往兩側分推。

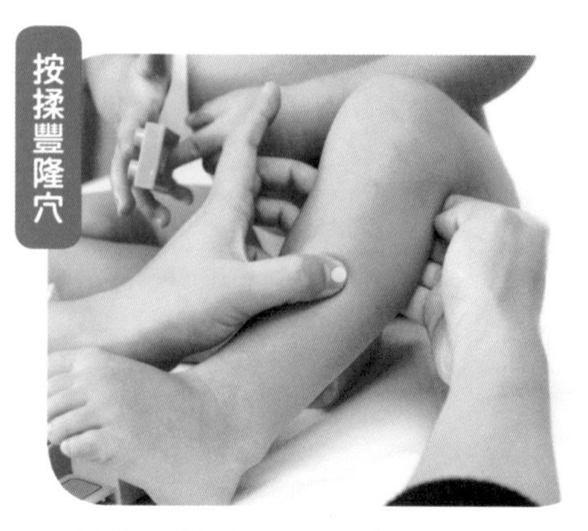

8.按揉豐隆穴2～3分鐘。
用拇指端按揉外腳踝尖上8寸的豐隆穴。

這套手法的穴位包括手上的重點穴位和其他部位的配穴，這些穴位都有化痰止咳的功效。尤其揉掌小橫紋配運內八卦對於治療氣管炎、支氣管炎和肺炎引發的痰咳功效明顯，特別針對6歲以內的孩子，大家可以試一下。大一點的孩子在按摩的時間上要翻倍，這樣效果才明顯。

當寶寶咳嗽快好了，痰也不多了，按摩手法的重點就要有所改變了。這時推薦大家使用治療內傷久咳的手法。

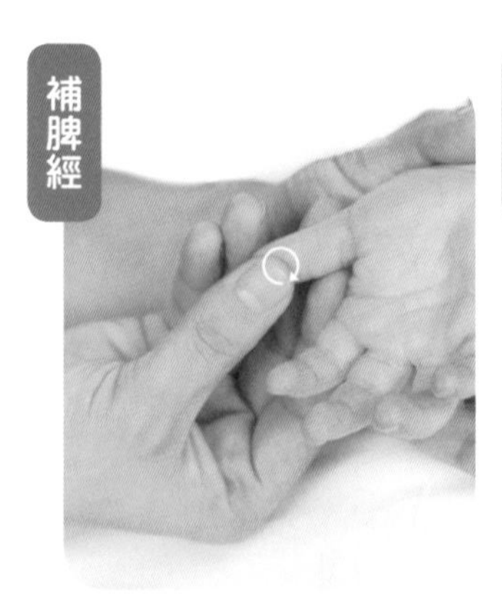

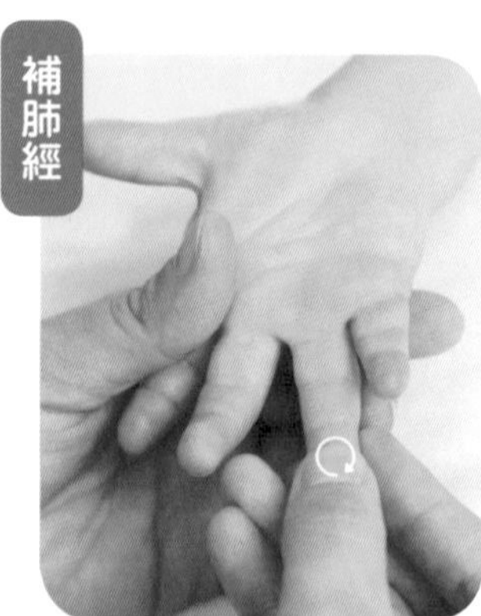

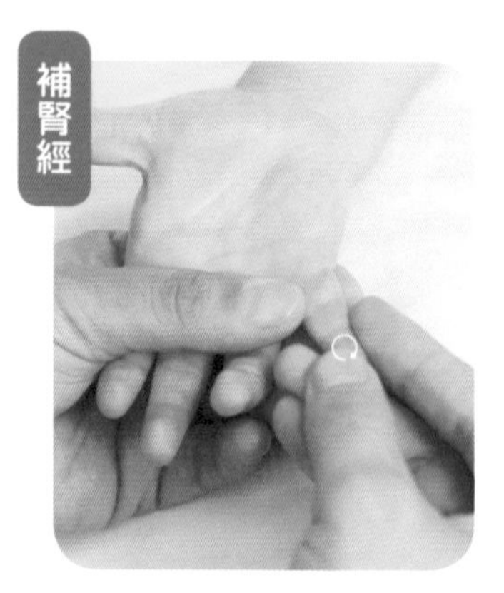

1.補脾經、補肺經、補腎經各200～300次。

按揉膻中穴

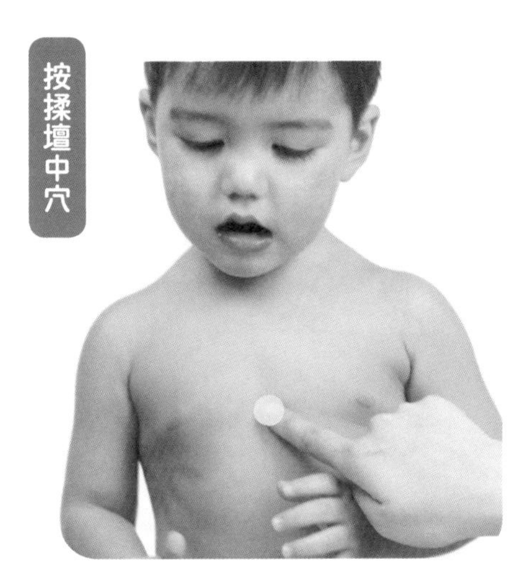

2.按揉膻中穴1～2分鐘。

捏脊

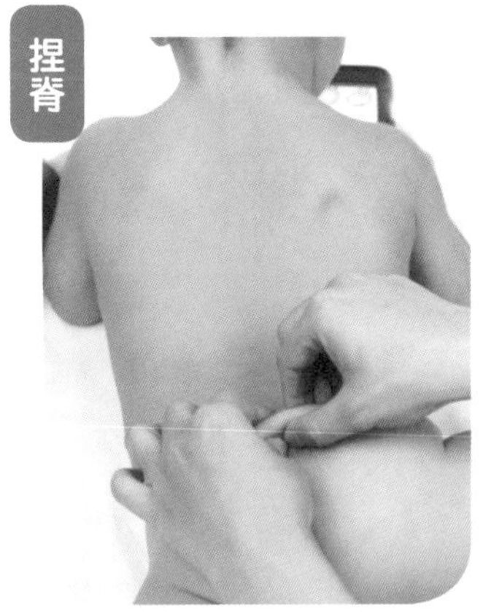

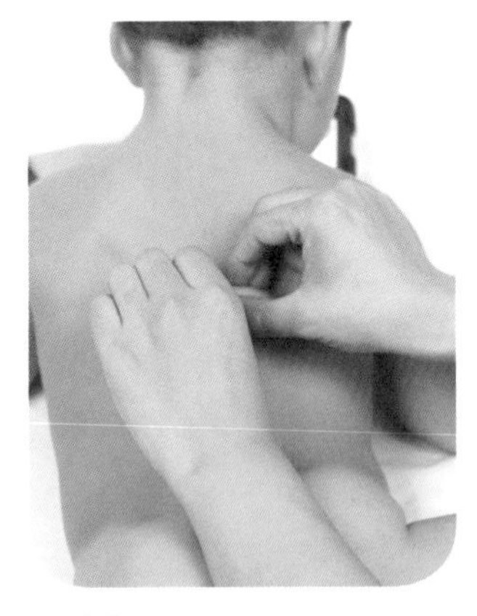

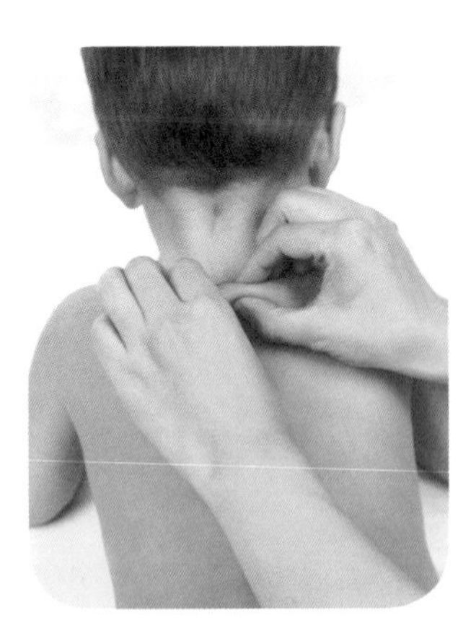

3.捏脊5～10遍，三捏一提2～5遍。

按揉足三里穴

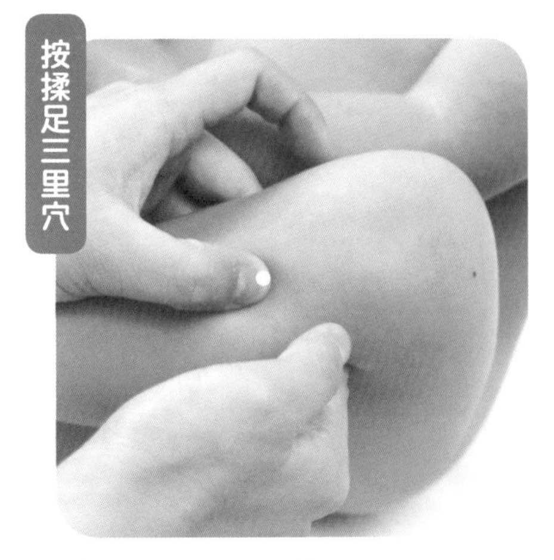

4.按揉足三里1分鐘。

這套手法也適用於長期性咳嗽，如過敏性咳嗽，有規律的晨咳、夜咳等，或者寶寶劇烈運動後出現的咳嗽。操作時需要在膻中和足三里兩個穴位上按摩5分鐘以上，這樣效果特別好，在按摩力道上要求要深透。

當孩子咳嗽時，通常肺俞、風門這些重要的穴道就會不通，一旦不通，按上去就會特別痛。會表達的孩子會喊痛，不會說的寶寶會表現出拒絕按摩的神情。這時，媽媽儘量多嘗試幾次，或者想辦法轉移寶寶的注意力。因為不通，所以才要想辦法打通這些穴位。一旦打通，寶寶的咳嗽就會很快消除。

另外，寶寶咳嗽時，一定要注意讓他忌口。不要讓孩子吃海鮮、肉類等。蔬菜中如香菇類、綠花椰菜類的蔬菜也容易生發痰濕，咳嗽期間儘量避免食用。另外，甜能生痰，也易生熱，是引發咳嗽的誘因，所以要讓寶寶少吃甜食、少喝飲料。此外給寶寶睡前一杯奶的習慣很不好，特別對於脾胃弱的孩子來講，這樣做容易使他們生痰。寶寶咳嗽期間會加重痰咳，有的會在夜裡劇烈咳嗽到嘔吐，這都是由夜奶引起的消化不良，進而導致痰多壅盛。

很多時候，我在指導學生治療咳嗽時，都會跟她們說其實除了按摩以外，寶寶咳嗽與否都是跟媽媽們是否注意讓寶寶忌口有關。不注意忌口就容易導致病從口入，孩子生病時，忌口尤為重要。很多人擔心孩子不吃肉會沒有營養，其實生病時不能讓寶寶吃大魚大肉。魚會生火，肉會生痰，它們往往不能給孩子帶來營養，反倒成了致病的根源。我有一個學生的寶寶咳喘特別嚴重，她認真上課後，回家特別嚴格地給寶寶忌口，讓寶寶堅持吃素將近3個月，3個月後孩子胃口不但好了，人也長胖了幾公斤，臉色也不再像以前一樣蠟黃。幼稚園的老師都連連稱奇，表揚這個孩子上學出勤率高了，吃飯也不用阿姨餵了。

支氣管炎

中醫學認為支氣管炎主要屬 「風溫」病的範圍。發病原因為肺衛不固，風熱從肌表口鼻犯肺，以致熱鬱肺氣，蒸液成痰。臨床表現為發熱、咳嗽、氣急、鼻煽、咳痰、呼吸困難等。

說實話，大部分被醫生定義為支氣管炎或者肺炎的寶寶，都會被要求打點滴，因為控制炎症需要用消炎藥。而通過打點滴的方式直接把消炎藥注入血液，是消滅炎症最快速的方法。但對於寶寶來說，打點滴的副作用非常大，很多小孩會在打點滴後出現腹瀉、嘔吐、食欲不振等現象，嚴重的會出現藥物過敏、肝中毒等反應。我一般不建議通過打點滴來治療疾病，寧願吃藥。因為與打點滴相比，吃藥的副作用和傷害還是要輕一些。

緩解支氣管炎的推拿手法有：

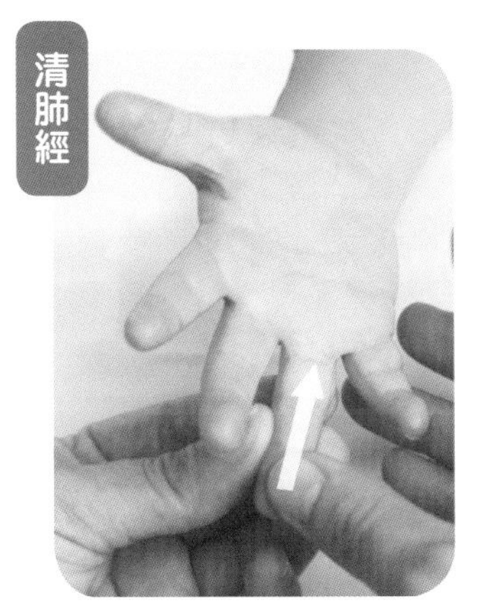

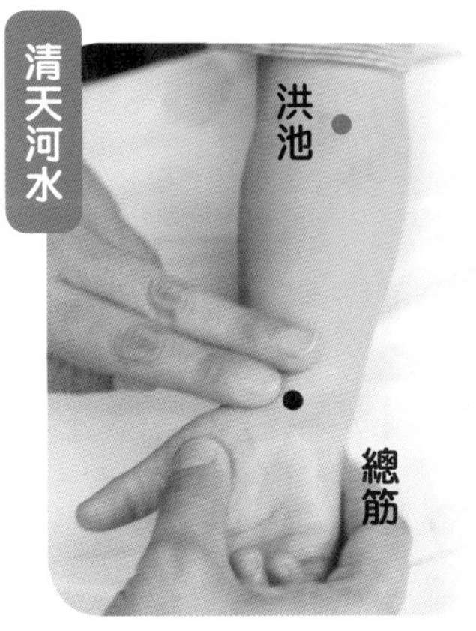

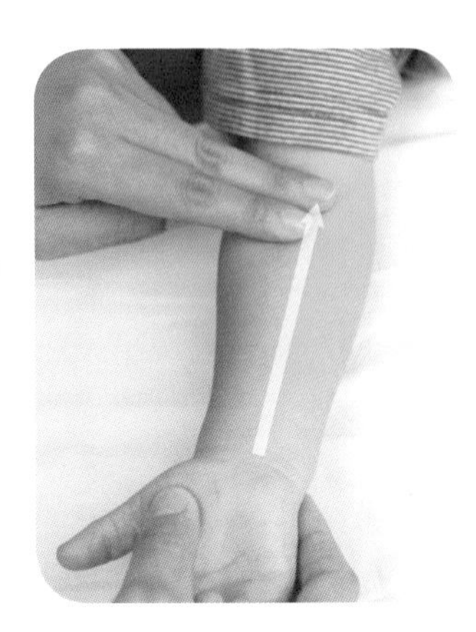

1.清肺經300次，清天河水300次。幫助清理肺經之熱。

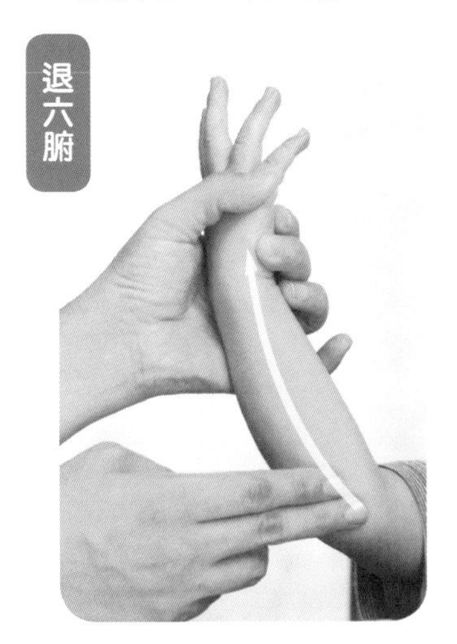

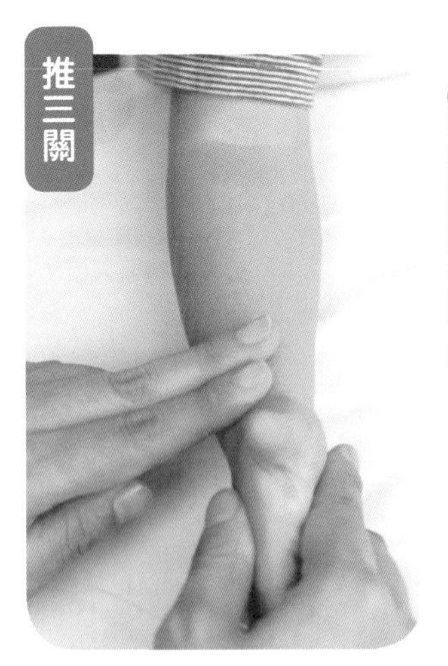

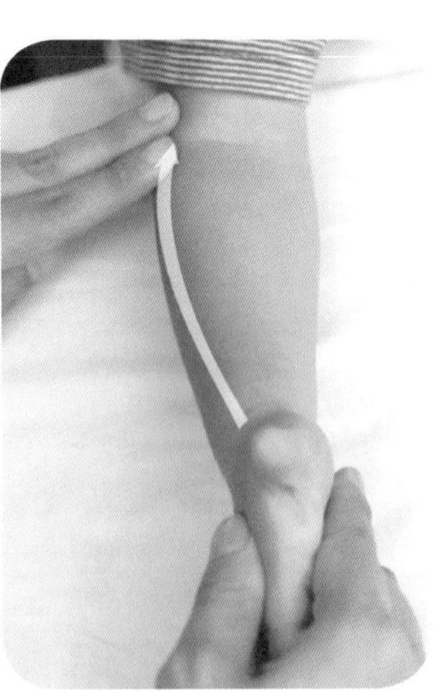

2.退六腑300次，推三關100次。

退六腑有清熱涼血的功效，孩子單純咳嗽不發燒時，可以配合推三關，一天3次，有消炎鎮咳的效果。很多媽媽對於「炎症」很擔心，我推薦大家用這兩個穴位。

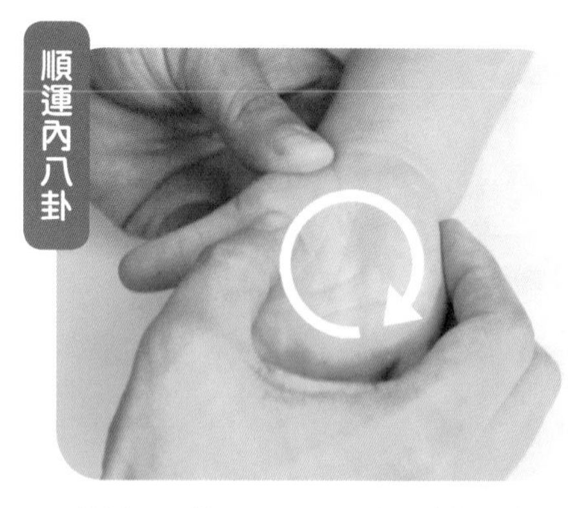

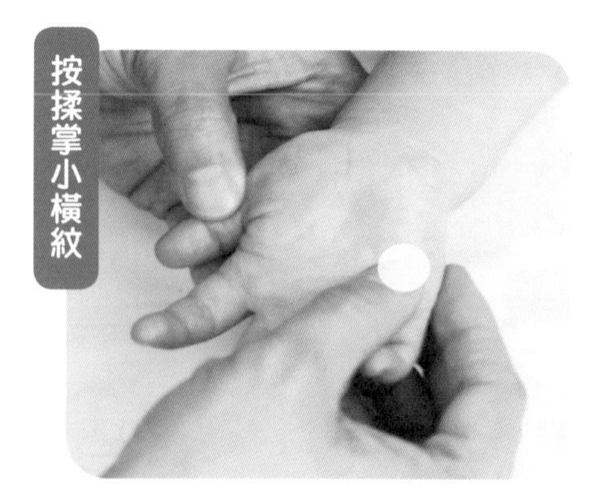

3.運內八卦300～500次，按揉掌小橫紋3分鐘。

這兩個手法其實交替操作效果特別棒。寶寶睡覺以後，媽媽可以靜心地體會這兩個穴位在化痰止咳方面的神奇效果。尤其對小月齡寶寶來說，這兩個手法特別有效。如果寶寶很配合，時間可以加倍，完全可以不拘於上面的次數和時間。如果孩子咳嗽伴隨哮喘，可以改成逆運內八卦配合按揉掌小橫紋。

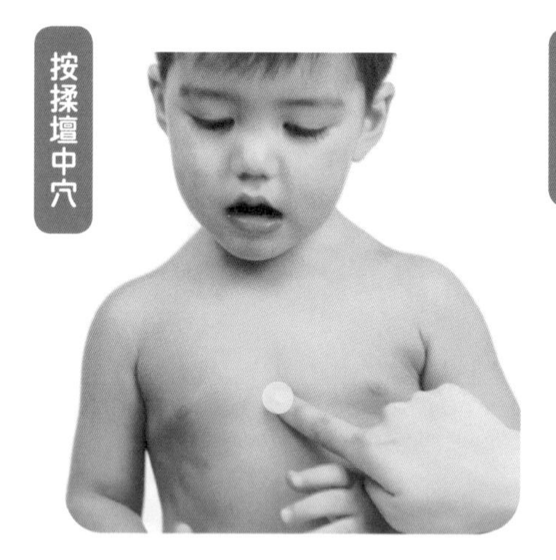

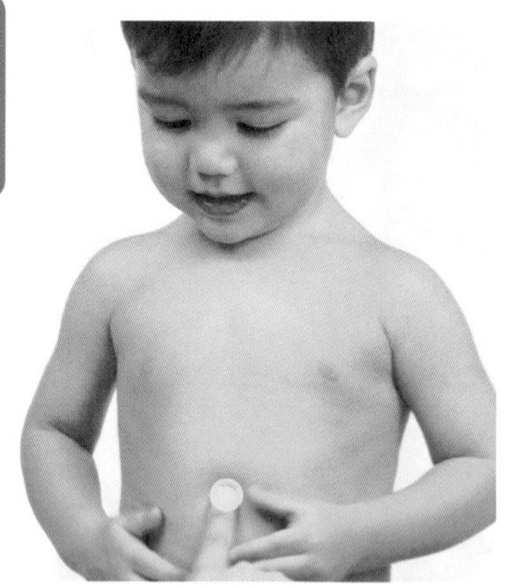

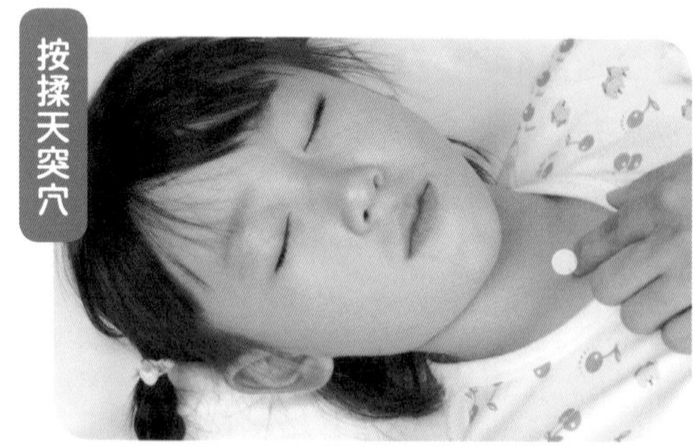

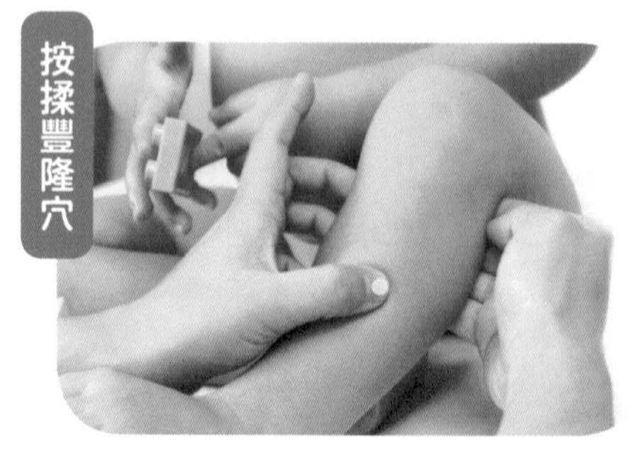

4.按揉天突、膻中，揉中脘，按揉豐隆穴各3分鐘。

這4個體穴的應用配合對於治療咳嗽、痰涎壅盛效果非常棒。

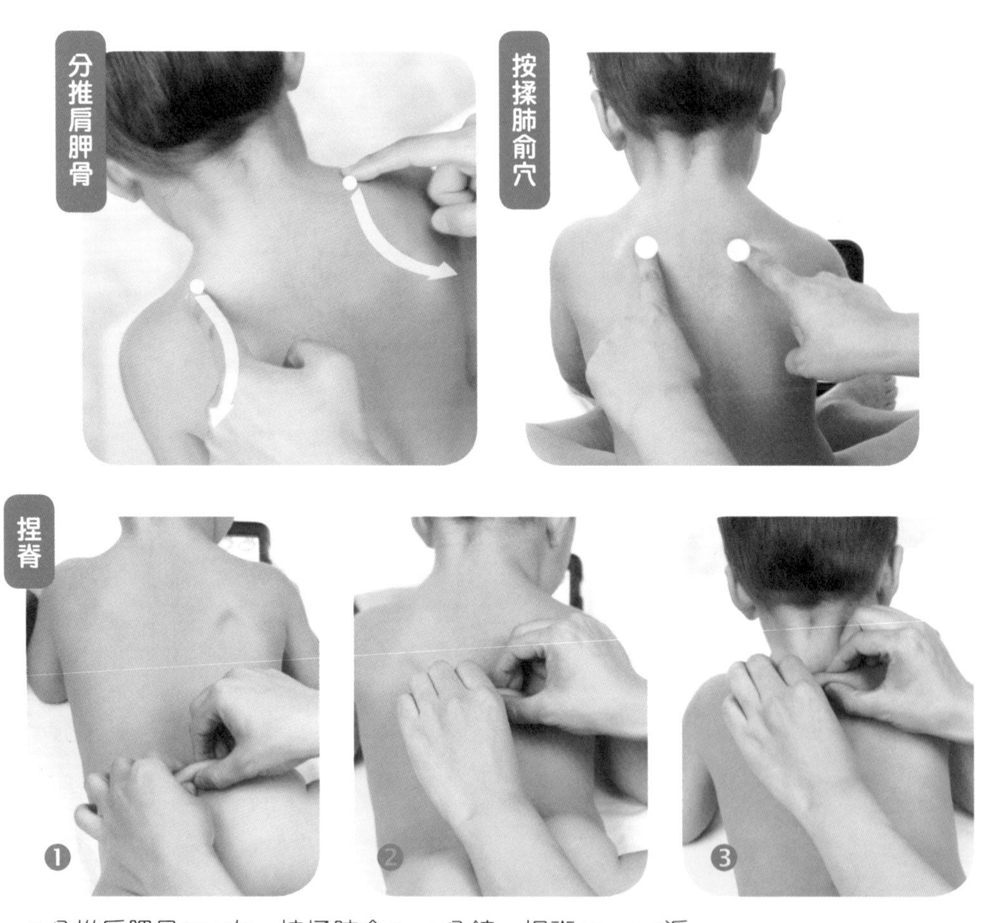

5.分推肩胛骨300次，按揉肺俞2～3分鐘，捏脊15～20遍。

這套手法每天做2～3遍，至少堅持按摩3～5天。

如果寶寶咳嗽頻繁，呼吸聲重時，最好配合吮痧大椎、肺俞和風門穴，吮痧天突到膻中穴，這也是快速止咳的方法之一。尤其對於入夜咳嗽不止的寶寶，用這個方法吮痧出痧後效果尤為明顯。

支氣管炎咳嗽伴隨高燒要增加的推拿手法：

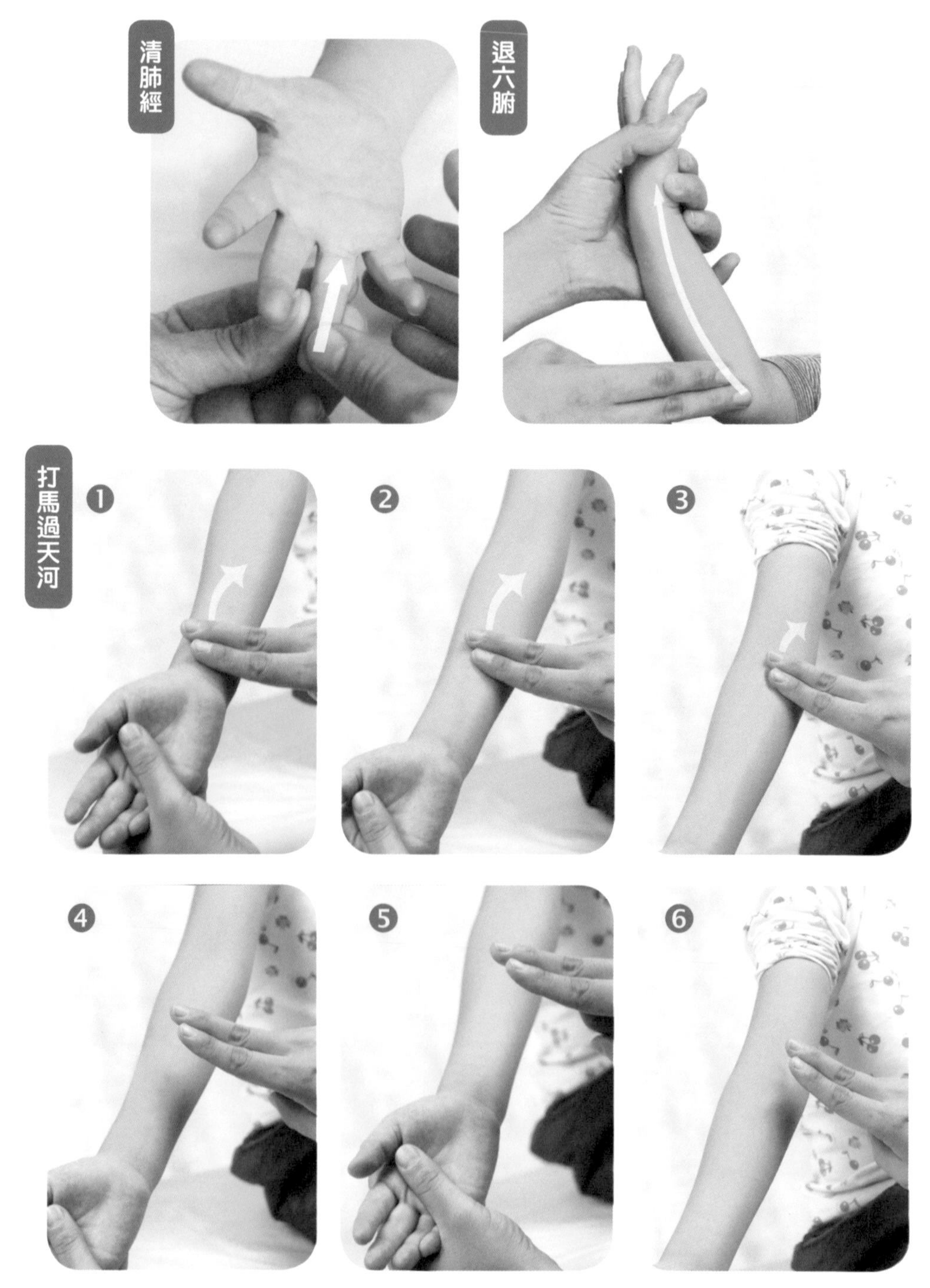

增加清肺經300次，退六腑300～500次（不需要加推三關），打馬過天河20～30遍。

以上這些手法都是我們經過反覆臨床驗證後總結出來的最有效的治療方法。媽媽們在應用時，一定要注意讓孩子飲食忌口。孩子體虛時也不要著急讓他洗澡，有時腠理不固，著涼容易加重症狀，使寶寶病情更為複雜。

五年前，我曾經接觸過情況比較嚴重的一個案例：小林的女兒入園半年內已經連續四次患肺炎，除了第一次，後面三次都是住院治療的。尤其後面幾次，病情越來越不可控制。常常是住院半個月，好不容易好了，出院僅半個月又復發了，已經快把全家人折磨瘋了。當她的寶寶第四次肺炎痊癒出院僅半個月又再次感染發高燒後，在其朋友的強烈推薦下，她聯繫到我，希望我能幫助她。我告訴她小兒推拿和西醫點滴的治療方法完全不一樣，它能夠提升孩子的正氣，激發孩子自身的免疫力。小林下定決心，無論怎樣也要試一下這個方法。她每天都會趁著孩子睡覺時進行按摩，一天兩次，後來寶寶在按摩中逐漸康復了。這幾年下來，小林寶寶的體質也越來越好，即便生病，也沒有再像之前那樣嚴重，只要在家按摩就能痊癒。有些久治不癒的疾病，通過小兒推拿就能得到有效改善，讓寶寶免疫力得到提高，恢復健康。我在無數的案例中，看到越來越多的媽媽用愛和堅持創造了一個又一個奇蹟。前不久跟我系統學習過的武漢的莫子媽媽來信，非常興奮地跟我分享，她完全沒有用藥就治癒了孩子的支氣管炎，這在以前是無法想像的。

哮喘

哮喘是小兒常見的一種呼吸道疾病。哮是以呼吸急促、喉間有哮鳴音為特徵；喘是以呼吸困難，嚴重時張口抬肩、鼻翼翕動為特徵。因為兩者大多同時發生，所以一般合稱哮喘。這個疾病一年四季都可能發作，其中尤以冬天和春天這兩個氣候急劇變化的季節為甚。中醫學認為外感風寒、邪氣犯肺或痰濕停聚導致肺失清肅、氣不得舒而出現哮喘，久病之後或體質素虛、腎氣不足、氣不歸元、諸氣上浮也可能致喘。

我常年講課，接觸到很多有哮喘問題的孩子，尤其是上海、江浙地區過敏體質的孩子特別多。很多過敏性鼻炎、過敏性咳嗽的寶寶發展嚴重成為哮喘。在我看來，哮喘有體質上的遺傳，也跟我們這個時代的藥物濫用、食品不安全、空氣污染有關。

哮喘可以說是臨床上的一個難題，一旦哮喘發作，孩子確實非常難受。氣管痙攣可能導致窒息，這也讓很多家長都談「哮」色變。我接觸的學生中，很多人的寶寶有哮喘的問題。去醫院治療，西醫大多採用抗過敏藥。這些藥在使用時，哮喘的症狀確實會減輕，但是一旦停藥，便會復發，藥物使用越多，哮喘發作越頻繁。我記得幾年前我教過的一個學生小馮，她家寶寶6歲，服用這類抗過敏藥物有3年之久。孩子每天都需要大把吃藥，身體越來越差，個子矮、頭髮黃，已經上大班了，中午還是會尿床，而且蛀牙也很多。這些現象都跟長期服用藥物損傷腎精有關。小馮自從學習了小兒推拿，基本再沒有給孩子服過藥物，孩子體質也越來越好，精神狀態也好多了。

隨著成功的案例越來越多，我欣慰地看到了用小兒推拿治療哮喘的良好效果。

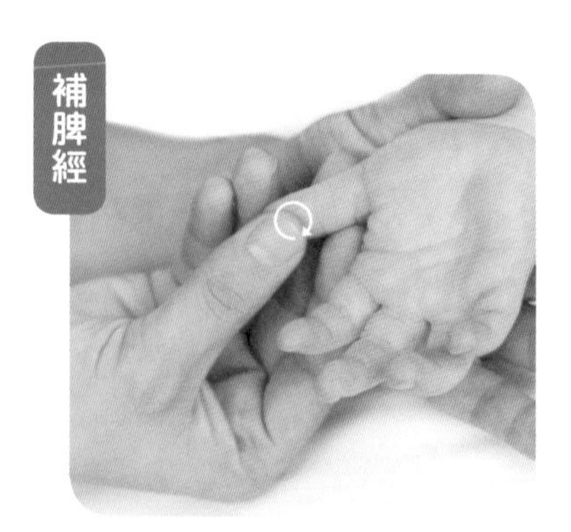

1.補脾經300～500次。

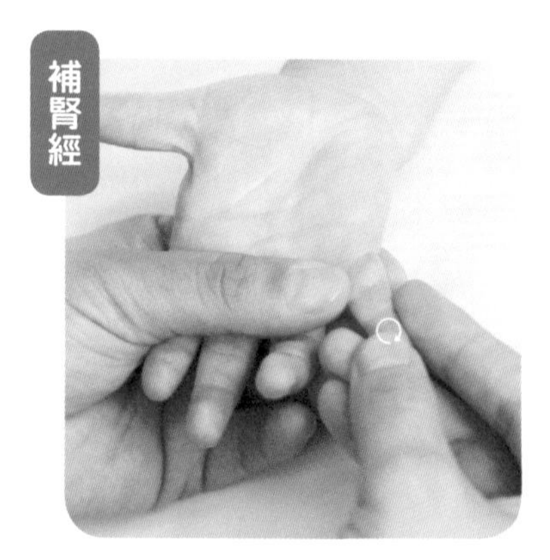

2.補腎經300～500次。

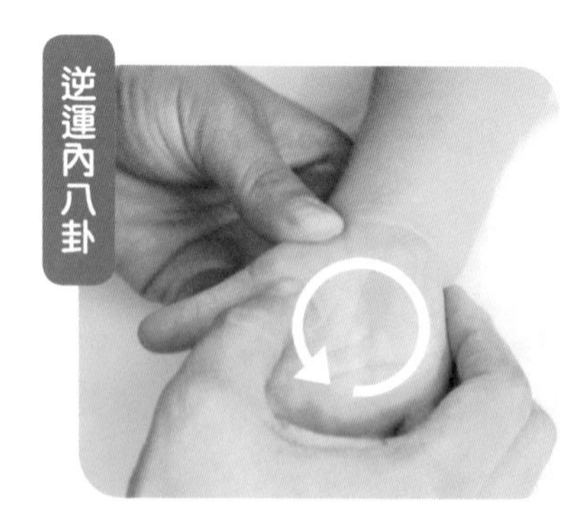

3.逆運內八卦300～500次。

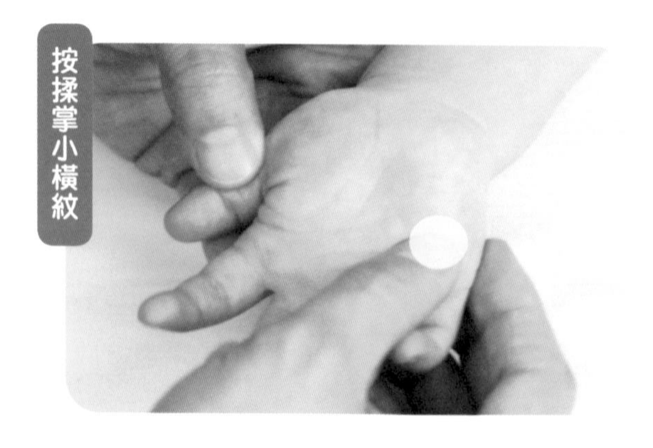

4.按揉掌小橫紋3～5分鐘。

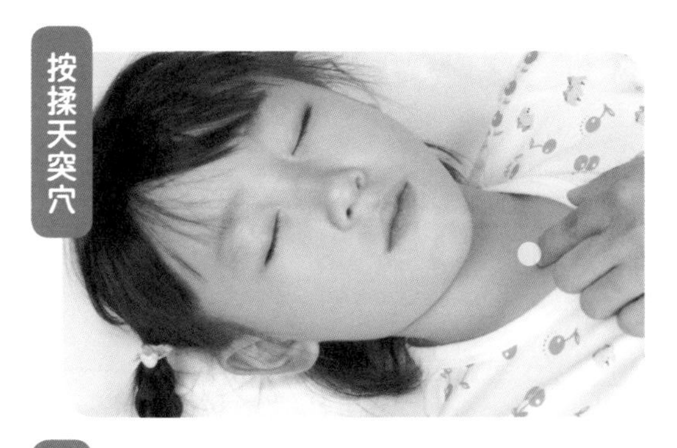

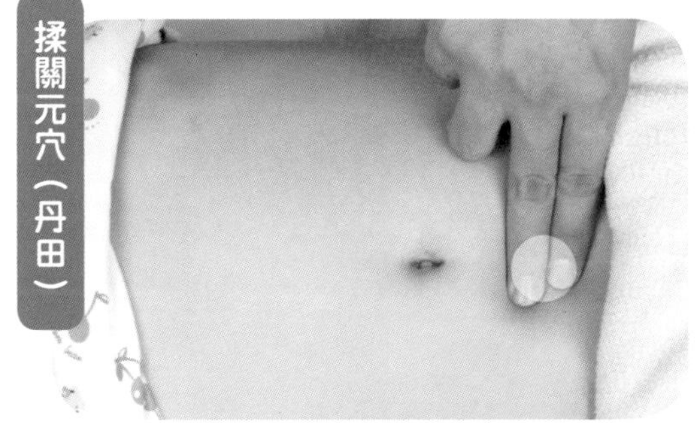

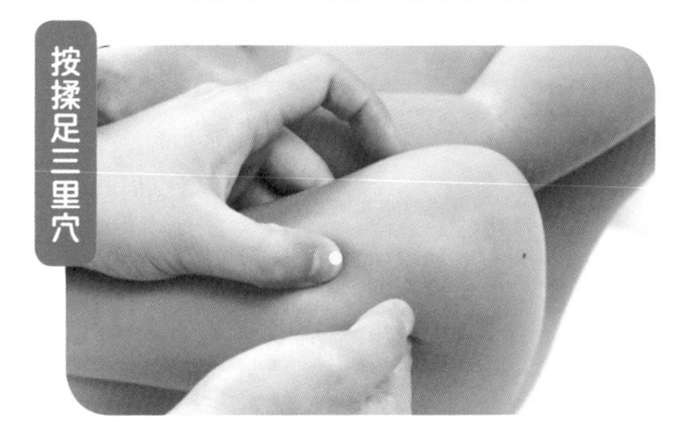

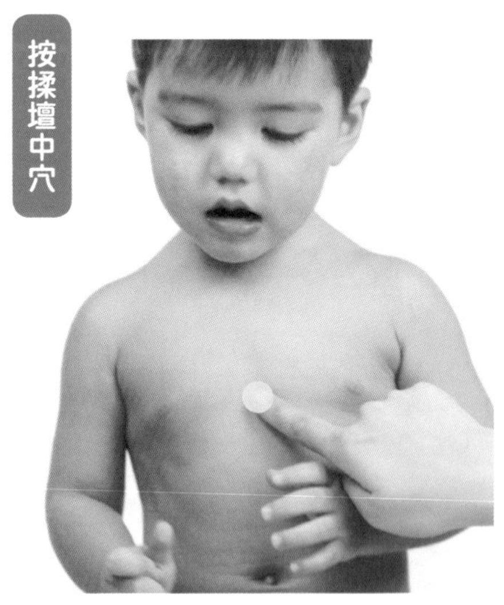

5.按揉天突、膻中、關元、足三里穴各3分鐘。

如果孩子喘得厲害，用艾灸兩側足三里和肚臍下方關元穴各半小時。可以選擇隨身灸。隨身灸時，小孩子皮膚嬌嫩，最好隔著衣服灸，時間久也不會燙著。還有大椎穴及緊挨著大椎兩側的定喘穴，用隨身灸艾灸效果也非常好。

每天堅持三次按摩和一次艾灸，一般3～5天哮喘會明顯好轉。

治療咳喘另外一個特別好用的手法是推揉華佗夾脊穴。從大椎兩側的定喘穴開始沿著脊柱兩側推揉並進，手法力度適中，頻率緩和。尤其在寶寶劇烈咳喘時，可以用這個手法來幫助寶寶平喘。我的案例回饋中，有位媽媽單推揉華佗夾脊穴20分鐘後就幫寶寶平喘了。以上推拿手法的順序可以打亂，以孩子的配合度來增減時間。有的手法可以在寶寶入睡後操作。

如果寶寶咳不明顯，喘息明顯，發出「咻咻」的聲音，媽媽可以從天突到膻中穴吮痧。用嘴巴吸吮，連續吸不低於20秒。在這條線中，有的地方出痧明顯，有的不明顯。在出痧明顯的地方周圍繼續吮痧。這個方法立竿見影，哮鳴音有時馬上就能消失。

除了按摩手法外，我在指導學生過程中，會同時使用艾灸補益腎精、扶助正氣、收斂元氣。艾灸的效果相當好，對於沒有任何按摩基礎的媽媽，還可以嘗試用這個方法。

扁桃腺炎

扁桃腺炎是咽部扁桃腺發生急性或慢性炎症的一種病症，為兒童時期常見病。扁桃腺是人體咽部最大的淋巴組織，一般4～5歲後逐漸增大，到12歲以後開始逐漸萎縮。正常情況下扁桃腺對人體起保護作用，能抵禦細菌和病毒。但是，小兒由於身體抵抗力低，扁桃腺抵抗細菌的能力減弱，導致細菌侵入扁桃腺，發生炎症。嚴重時扁桃腺會紅腫化膿，形成化膿性扁桃腺炎。

扁桃腺發炎而引起的發燒，通常溫度都比較高，往往超過39℃，有的扁桃腺化膿的寶寶，體溫會超過40℃，所以很多家長都很害怕。

對於這一類疾病引起的發燒，根據中醫「急則治標，緩則治本」的原則，當務之急是先退熱，同時治療扁桃腺炎。如果扁桃腺炎得不到控制，就會反覆發燒。當邪氣盛的時候，孩子也會表現出高燒不退。

反覆感染而發熱的扁桃腺炎症，西醫治療方法是直接摘除扁桃腺。從短時間來看，扁桃腺摘掉後，確實是不發炎了，可下一次孩子再感冒，抵抗病毒和細菌的屏障就不見了，病菌往往就會長驅直入，直接進入氣管和肺部，從而引發氣管炎和肺炎。

後面我向大家推薦一套非常有效的手法。我有很多成功的案例回饋，這些案例中，媽媽們都沒有使用過抗生素。很多媽媽跟我說，讓我一定要把這個方法介紹給大家。

扁桃腺炎退高燒必用的手法：

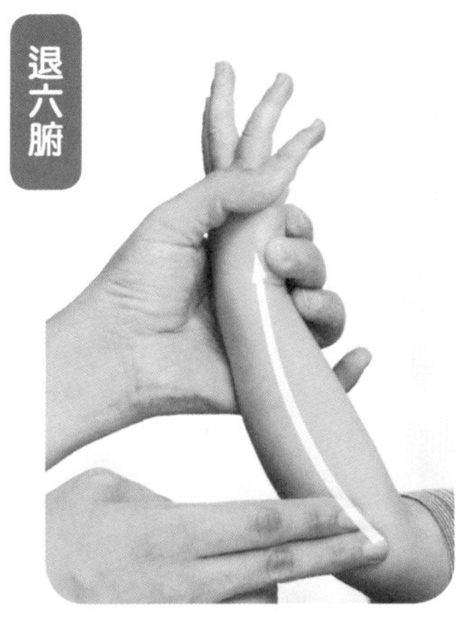

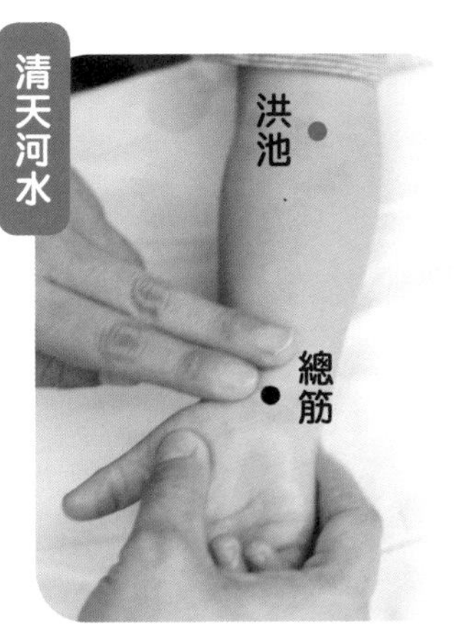

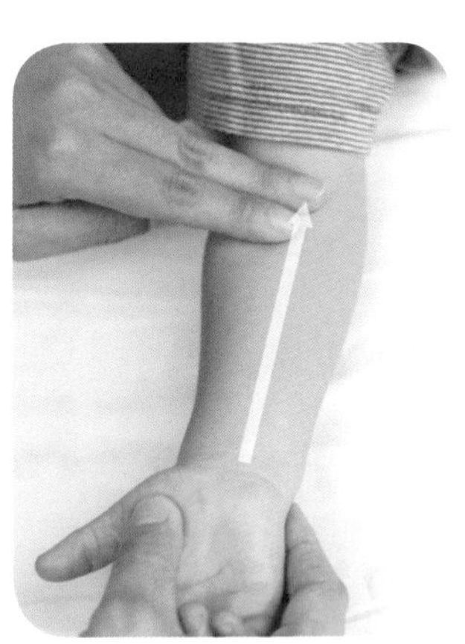

1.退六腑300～500次。
用大拇指或食指、中指推前臂靠小拇指那一側的直線，自肘推向腕。

2.清天河水300～500次。

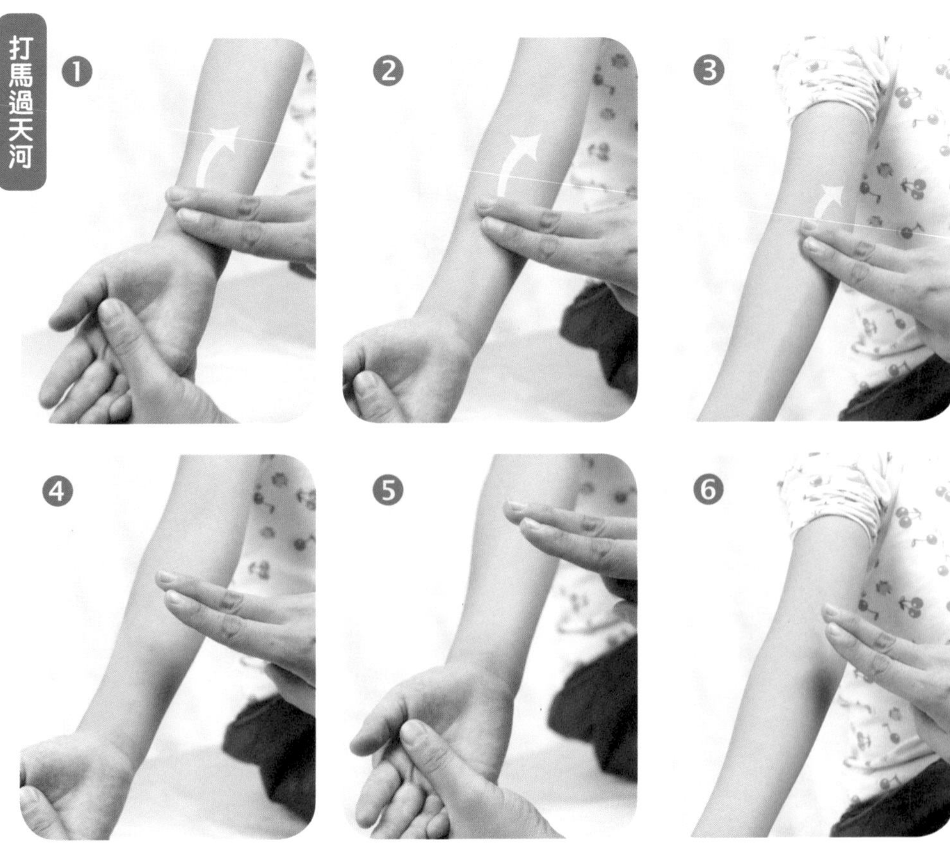

3打馬過天河20～30遍。
在天河水的位置上沾水，邊拍邊吹氣，水乾了再沾水反覆做幾遍。

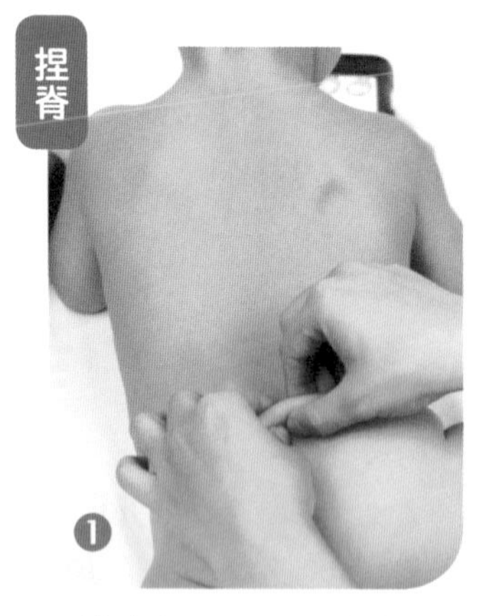

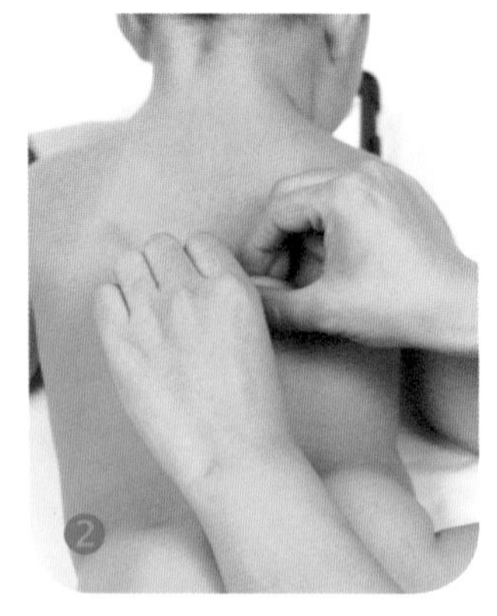

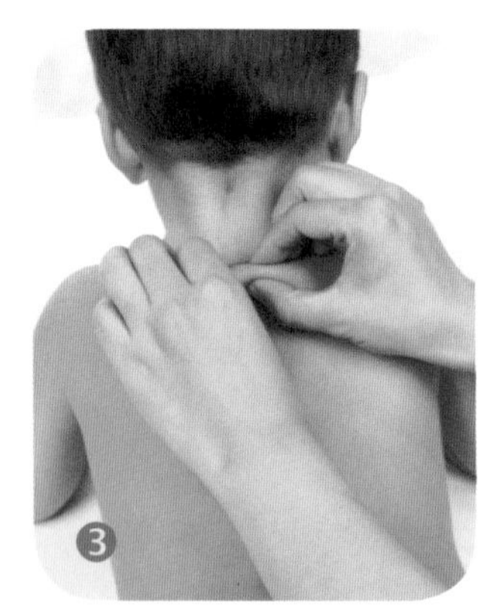

4.沾水捏脊20～30遍。

同時治療扁桃腺炎的手法有：

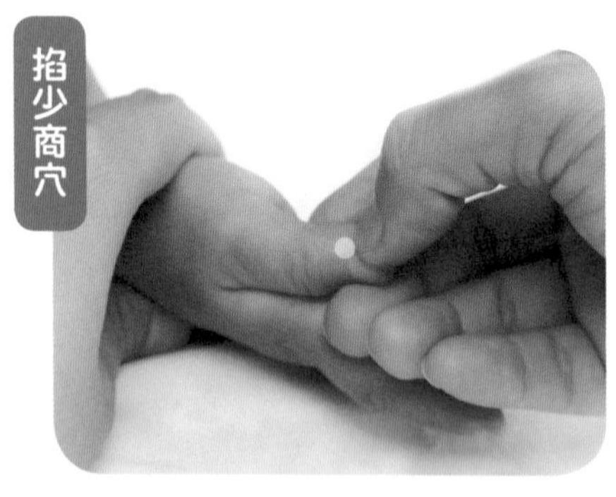

1.掐少商穴5～10遍。
少商穴在大拇指甲外側的下角，左手在右下角，右手在左下角。掐這個穴位對治療喉嚨痛也很有效果，根據孩子的耐受程度用拇指的指甲稍微用力掐，可以一天數次，反復操作。

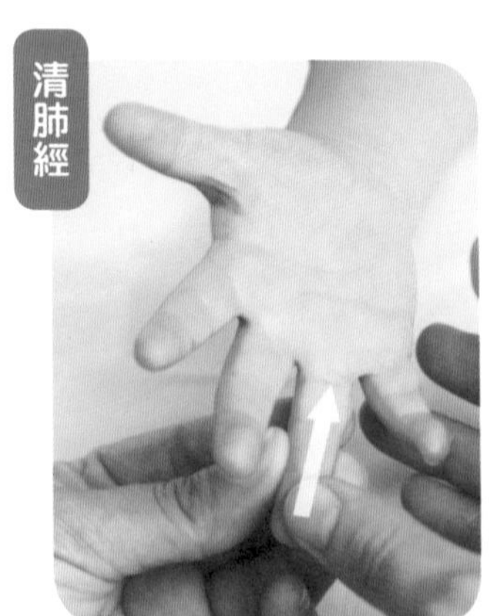

2.清肺經300次。
推無名指尖，從指尖推至指根。

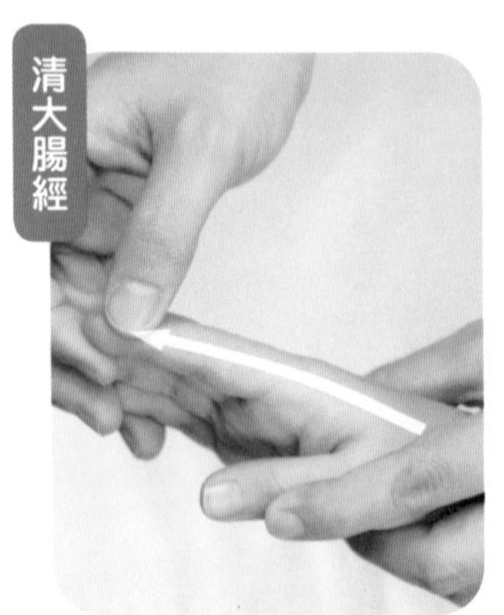

3.清大腸經300次。
大腸經在食指側面，清的方向和清肺經相反，清大腸經要從指根部位推向指尖。

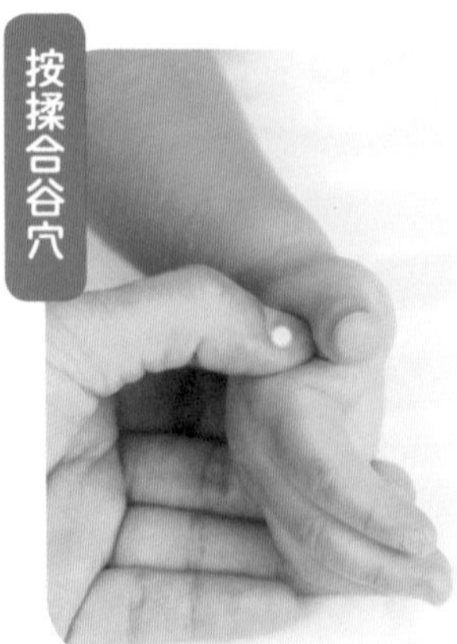

4.按揉合谷穴1～3分鐘。

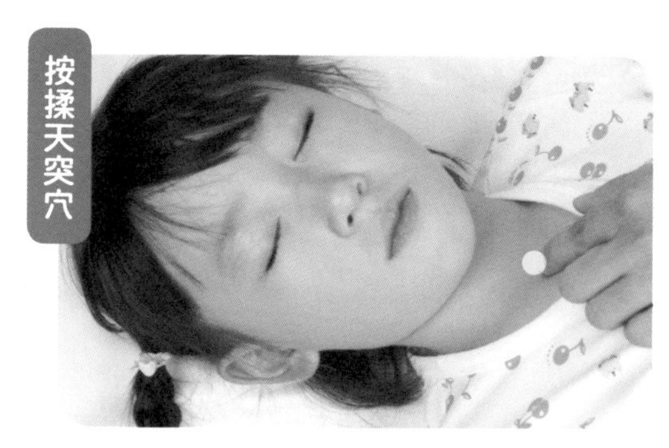

5.按揉天突穴3～5分鐘。

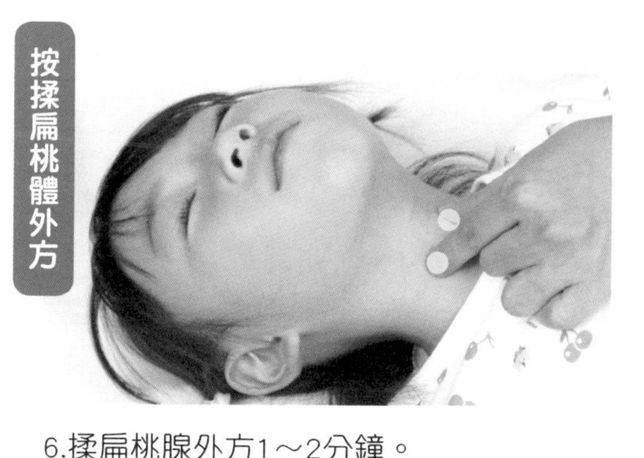

6.揉扁桃腺外方1～2分鐘。
就是揉喉嚨兩側，因為扁桃腺發炎了，揉著可能有些痛。

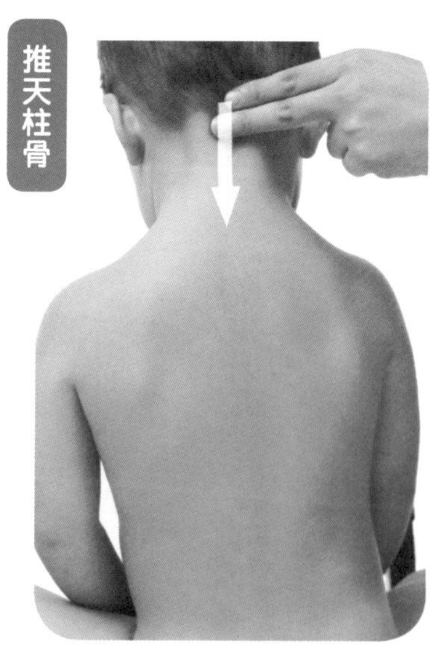

7.天柱骨200～300次。
用拇指或食指、中指自上而下直推頸後髮際正中至大椎穴成一條直線處。

在天突、扁桃腺外方和天柱骨，這幾個位置可以先吮痧，每個位置上吮痧不低於20秒，出痧後不需要再次吮痧，以後幾天堅持上面的按摩手法就可以。

此手法堅持5～7天為一個療程。

以上的這些手法中，我特別推薦媽媽們用吮痧的方法。吮痧類似刮痧、拔罐的綜合體，但是用媽媽溫柔的嘴唇替代冰冷的工具，寶寶的接受度更高，效果也更明顯。扁桃腺炎的炎症集中在咽喉部，吮痧附近的穴位能夠以最快的速度把積攢在體內的病毒排出來。

在講授小兒推拿的這些年中，越來越多的學生使用了化膿性扁桃腺炎的治療手法，取得了很好的效果，真的讓人非常感歎。

在這裡特別提醒各位家長，在寶寶生病期間，要減少寶寶對於奶的攝入，儘量給寶寶多喝水，飲食以米湯為主，以滋陰補氣。

腺樣體肥大

早些年，我們很少人聽說過腺樣體這個器官，連它長在哪裡，長什麼樣子，有什麼作用都不清楚。從腺樣體所處的位置來講，它位於鼻咽部上壁與後壁的交界處，屬於淋巴組織，表面呈桔瓣樣。腺樣體和扁桃體一樣，也是人體抵禦「外敵」的重要防線之一，它在人出生後隨著年齡的增長而逐漸長大，2～6歲時為增殖旺盛期，10歲以後逐漸萎縮。

如果肺部有熱，熱邪向上薰蒸，就會使腺樣體紅腫，久而久之，出現增生、肥大現象。腺樣體肥大增生的機理與扁桃體腫大的機理基本一致，都為肺熱薰蒸所致。因此，腺樣體肥大的患者多伴有扁桃體肥大。

腺樣體肥大的患兒最明顯的特點就是入睡後打鼾明顯，嚴重的還會憋氣、睡臥不安，甚至平躺時都會呼吸困難。我知道很多媽媽為了讓孩子呼吸順暢點，是一晚一晚地坐在床上抱著孩子睡的，真是辛苦極了。

針對腺樣體肥大的推拿手法：

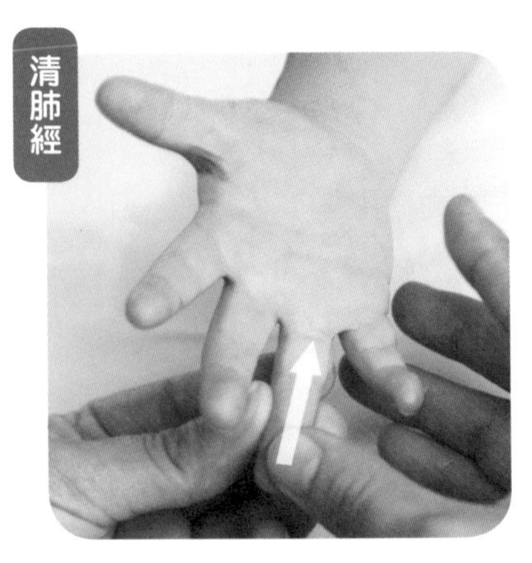

1.清肺經300次。
沿無名指從指尖向指根方向直推。

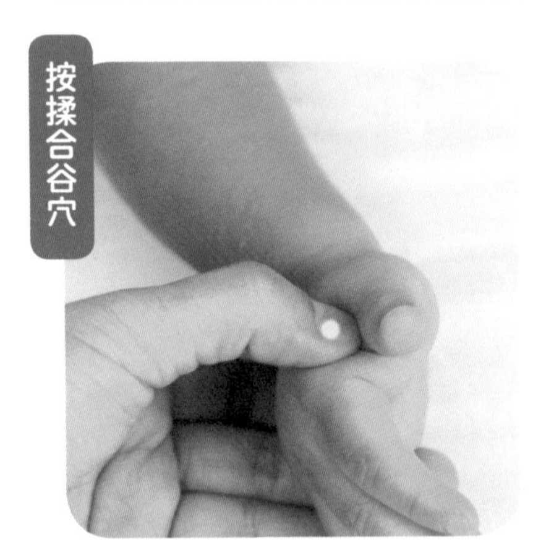

2.按揉合谷穴1～3分鐘。
用大拇指按揉位於手背大拇指和食指的虎口處。

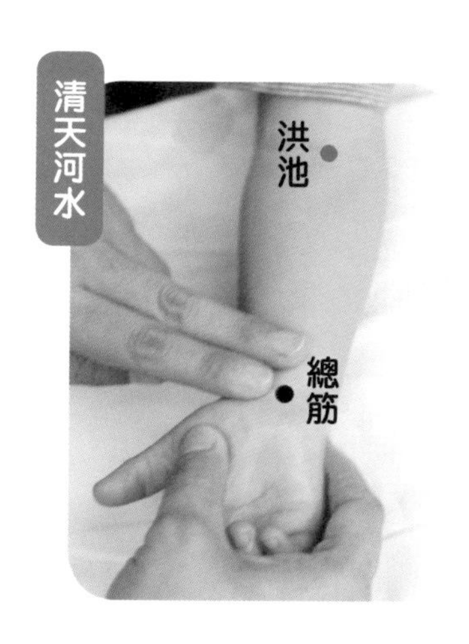

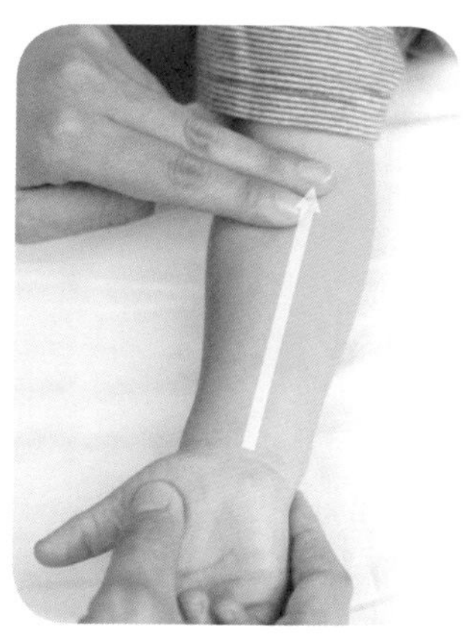

以上手法每天一次，一周堅持推拿五天。

3.清天河水200次。
用食指和中指兩個手指，沿手臂內側從手腕推向手肘。

體內有了熱邪，就要使熱邪釋放出去。如果寶寶很容易便秘，大便黑、硬，除了飲食清淡，多吃蔬菜、多喝水外，手法上需要增加：

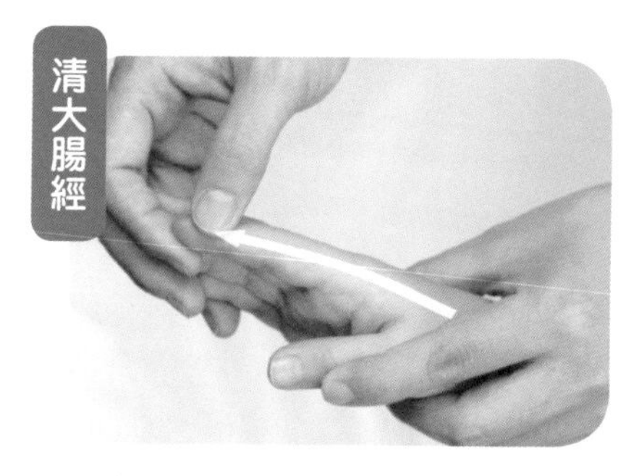

1.清大腸經300次。
大腸經位於食指指側，從虎口直推向食指尖為清大腸經。

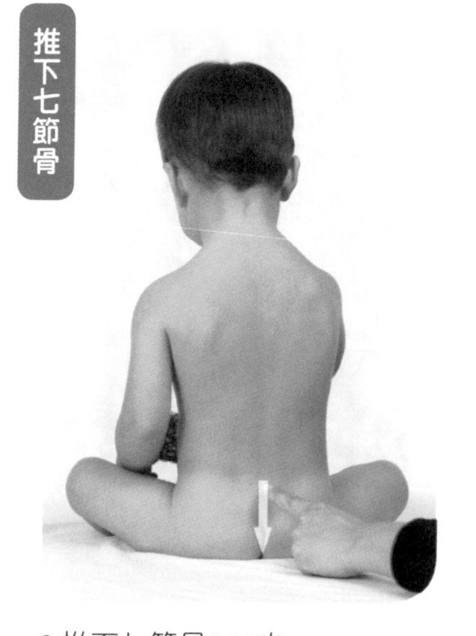

2.推下七節骨300次。
用拇指或食、中二指面自上向下從寶寶腰部最凹點推至尾椎骨。

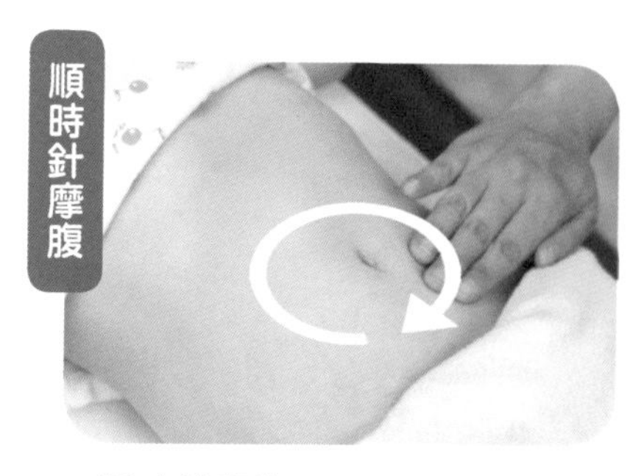

3.順時針摩腹3～5分鐘。
以肚臍為圓心，用手掌或者食指、中指指端順時針方向在寶寶的肚子上緩緩轉圈。

以上手法每日一次，讓肺熱及時從大便瀉出。

腺樣體肥大屬於慢性病，治療週期長，多多推拿補腎滋陰的穴位，鞏固治療雙管齊下。下面是一些補腎滋陰的手法，最好配合上面的治療手法一起使用。

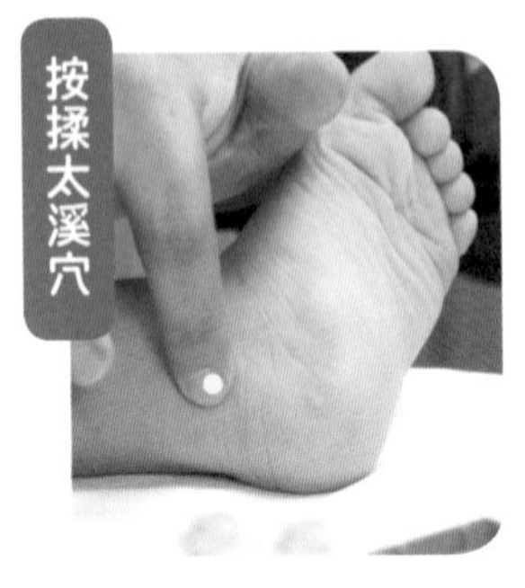

1.按揉太溪穴1分鐘。
用大拇指指腹按揉內踝骨後凹陷中。

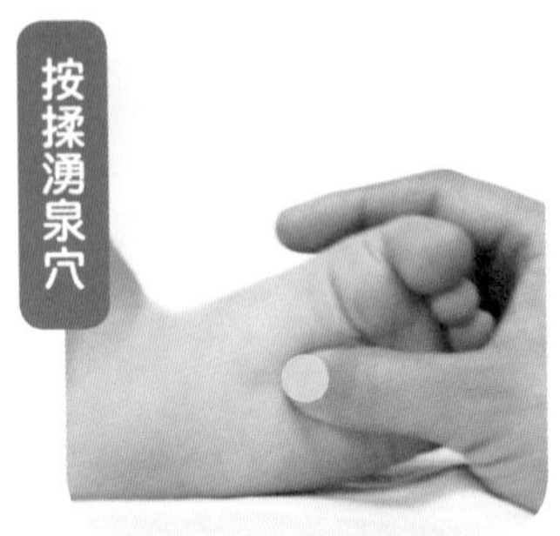

2.推湧泉200～300次。
用大拇指指腹從湧泉穴推向腳跟。

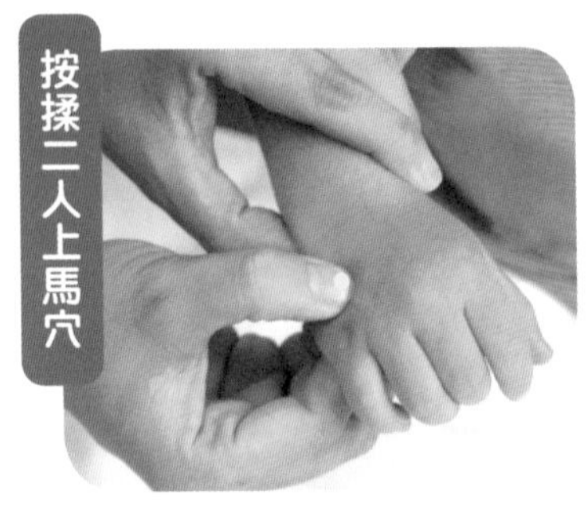

3.按揉二人上馬穴1～2分鐘。
用拇指或中指指端揉位於手背無名指及小指關節凹陷處的二人上馬穴。

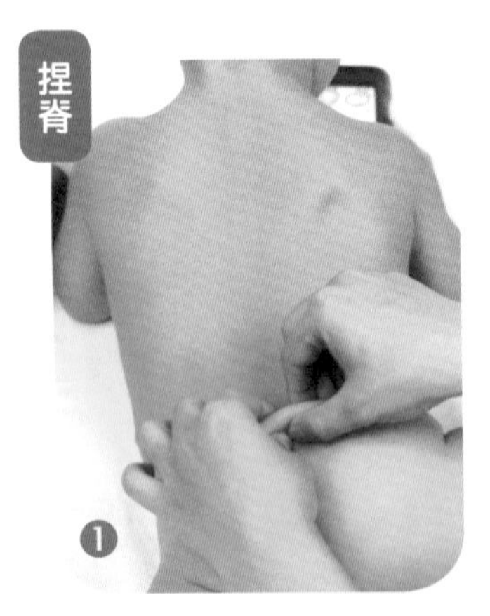

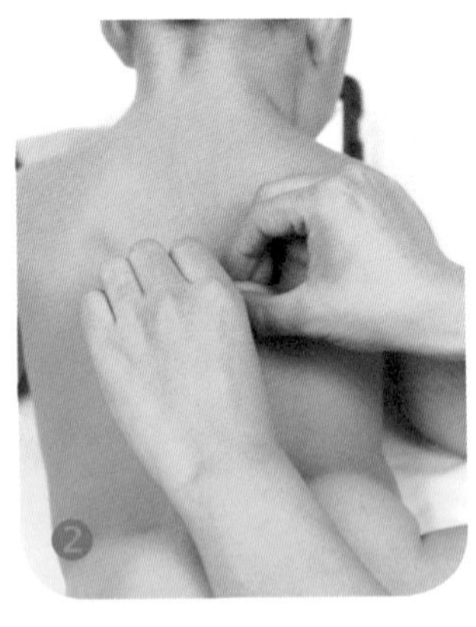

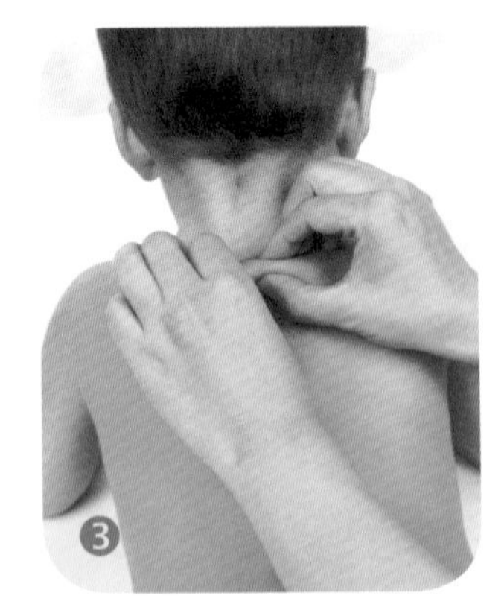

4.配合捏脊5～10遍，三捏一提2遍。
雙手搓熱，然後溫熱腎俞。

孩子飲食不節制，經常會出現吃多了撐著的情況，中醫上稱為積食。積食容易化火，胃熱誘發肺熱，形成肺熱蓄積，從而薰蒸腺樣體。因此，要控制孩子的飲食，一定不要讓他積食。

如此這般，腺樣體就能恢復到正常狀態，腺樣體肥大引發的各種症狀也就迎刃而解了。

當寶寶腺樣體肥大時，媽媽一定要牢記治療這個病的關鍵：養大於治。

有些孩子體質弱，動不動就感冒，一感冒，腺樣體肥大也跟著復發。很多媽媽問為什麼孩子的病總治不好，其實孩子反覆感冒也是引起腺樣體肥大的一個重要原因。下列是預防感冒的手法，可以作為預防腺樣體肥大的日常保健手法。

開天門

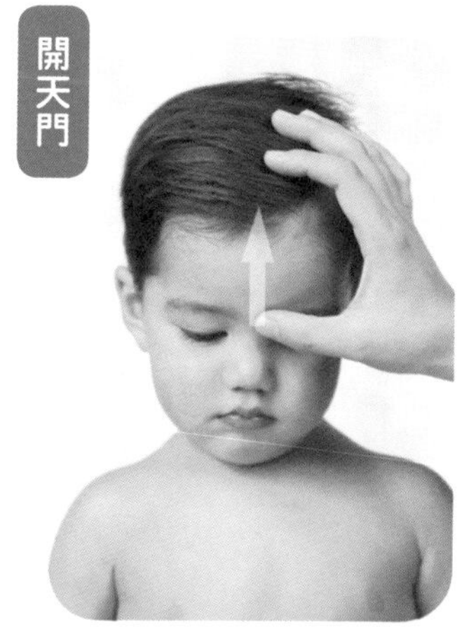

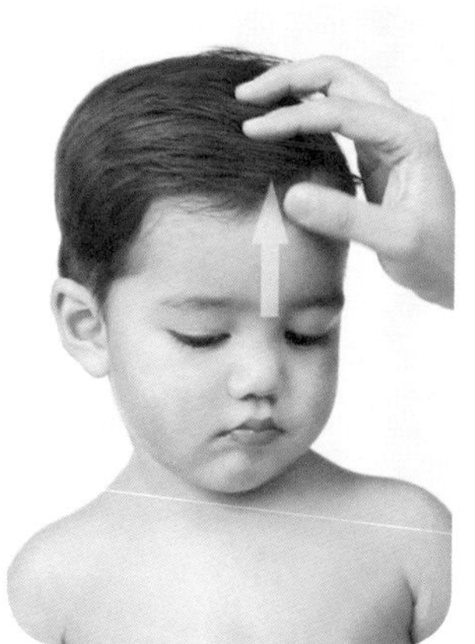

1.開天門100～150次。

揉太陽穴

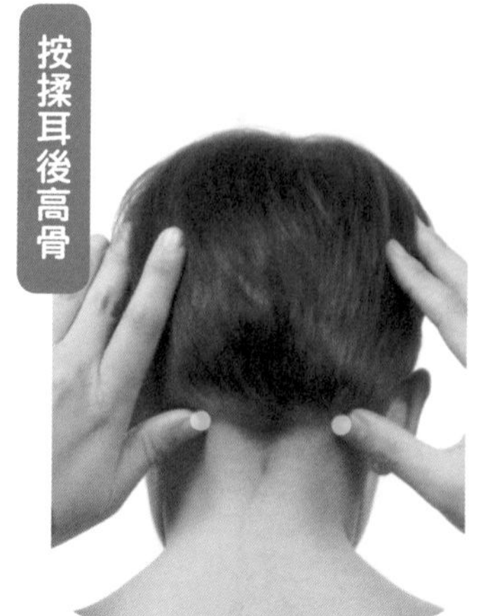

2.揉太陽穴1～2分鐘。

推坎宮

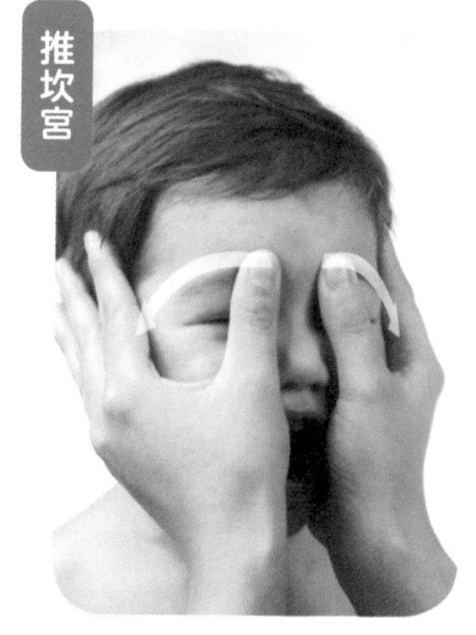

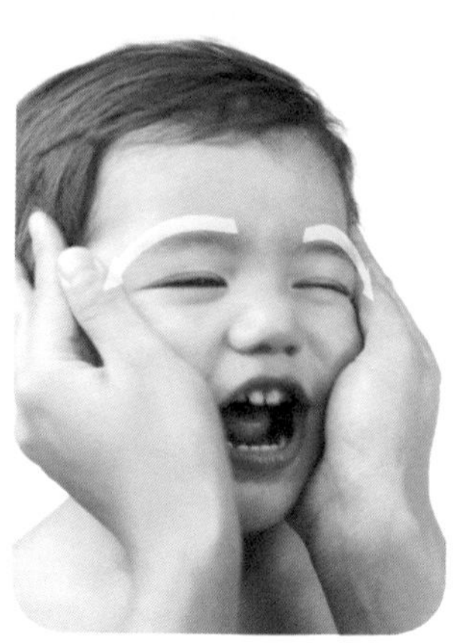

3.推坎宮100～150次。

按揉耳後高骨

4.按揉耳後高骨1～2分鐘。

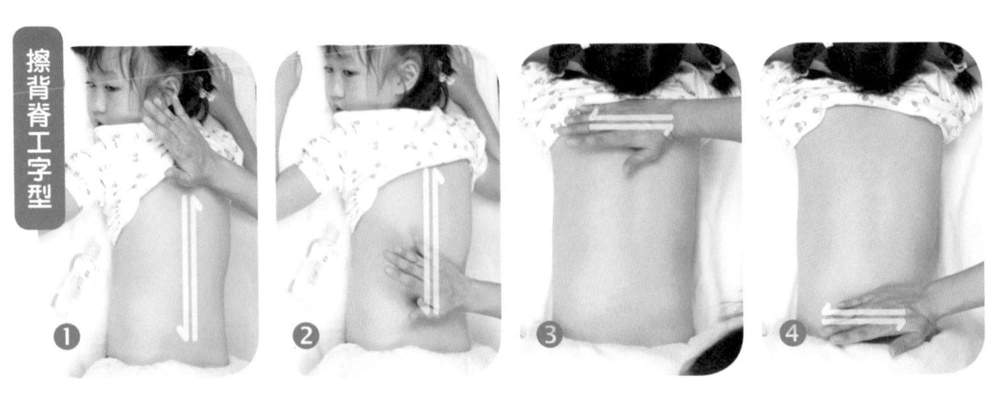

5.擦脊背工字型，以熱透為度。

以上手法一天1～2次。

這樣做可以提高孩子免疫力。避免交叉感染。

手足口病

手足口病是一種由腸道病毒引起的好發於小兒身上的傳染病，近些年來廣為流行。當媽媽的沒有幾個是沒聽過這個病的，而且基本也都是聞之色變。手足口病臨床表現為口腔內、手、足等部位發生皰疹，故而得此病名。手足口病多發於5歲以下兒童，是患兒感染腸道病毒後引發的。

這個病的最初症狀通常是咳嗽、流鼻涕和流口水等類似上呼吸道感染的症狀，體溫一般為38℃左右。有的孩子可能有噁心、嘔吐等反應。發熱1～2天後口腔黏膜出現分散狀皰疹，米粒大小，疼痛明顯，有時候手掌或腳掌也會出現米粒大小的皰疹，有時候皰疹還會出現在寶寶的臀部。

很多學生都曾問過我，手足口病有沒有預防的方法。其實，預防手足口病，最主要的是注意兩點：一方面可以用預防感冒的手法，比如堅持給孩子做外感四大手法，這樣能提高孩子的免疫力。另一方面就是交叉使用脾胃保健的手法。脾胃為後天之本，是抵抗力的源頭，把脾胃保健做好了，等於堅固了大本營，即便真的不小心被傳染上疾病，也有抵抗的資本。

中醫古籍對治療手足口病的方法沒有專門的記載，但根據其症狀和特徵，類似於中醫的「溫病」、「濕溫」、「時疫」等範疇，是實證、熱證，治療方法有疏風清熱、清心瀉火、清暑化濕、滋陰降火等。在臨床上，這個病除了手、足、口皮疹外，多兼發熱、口臭、流涎、拒食、煩躁、大便秘結或不暢、舌紅、苔黃等表現。

這種病發病急，常常伴隨高熱不退，因此在治療手法上，多用清熱解毒、清心瀉火的手法。

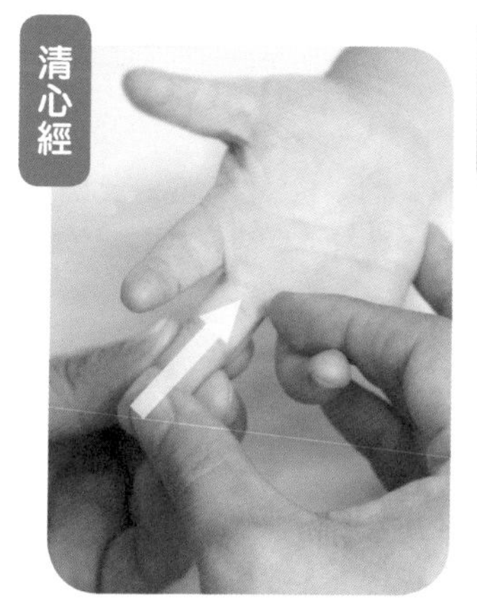

1.清心經300次。
從指尖向指根方向直推中指內側。

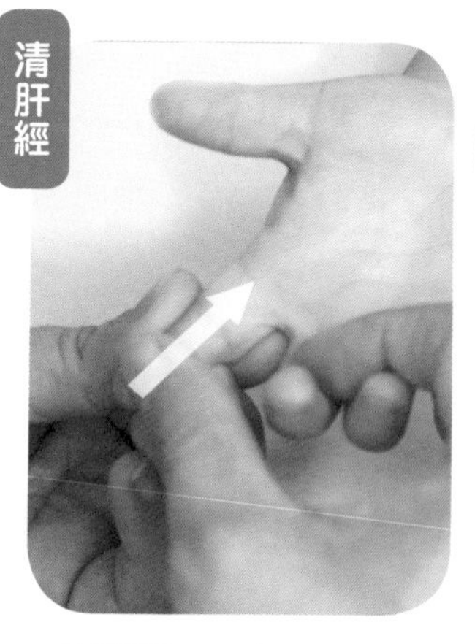

2.清肝經300次。
從指尖向指根方向直推食指內側。

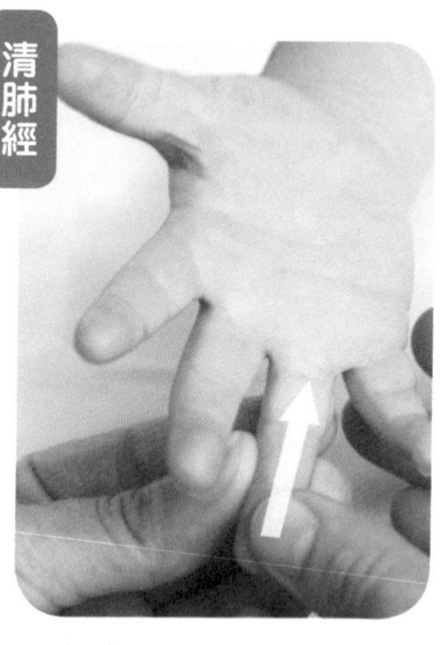

3.清肺經300次。
沿無名指從指尖向指根方向直推。

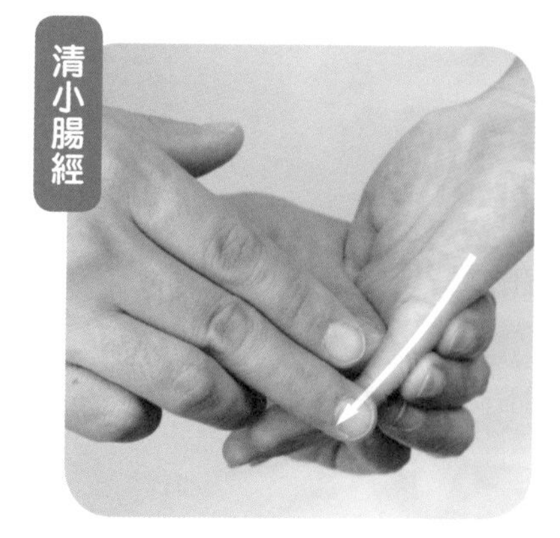

4.清小腸經300次。
沿小拇指側面邊緣，從指根推向指尖。

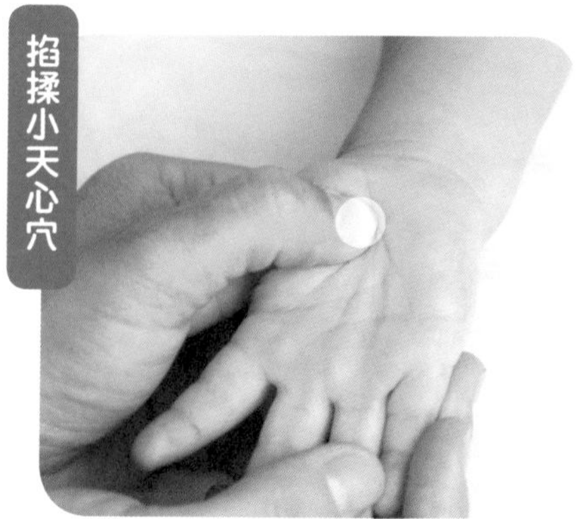

5.掐揉小天心100次。
先用大拇指指甲掐位於手掌根部、大魚際與小魚際相接凹陷處的小天心，再用大拇指指腹揉。

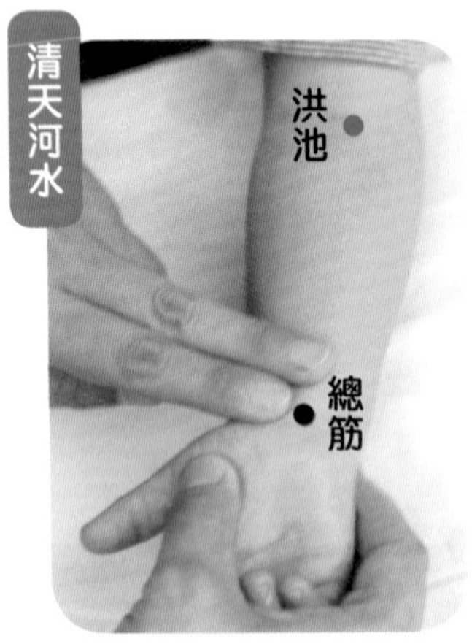

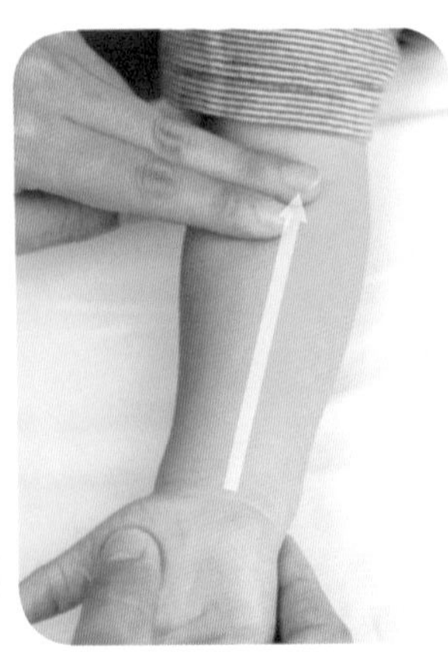

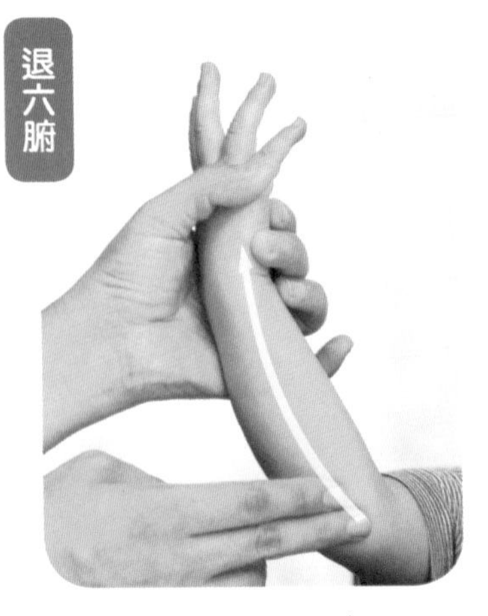

6.清天河水300～500次。
用食指和中指兩個手指，沿手臂內側由手腕推向手肘。

7.退六腑300～500次。
用大拇指或食指、中指推前臂靠小拇指那一側的直線，自肘推向腕。

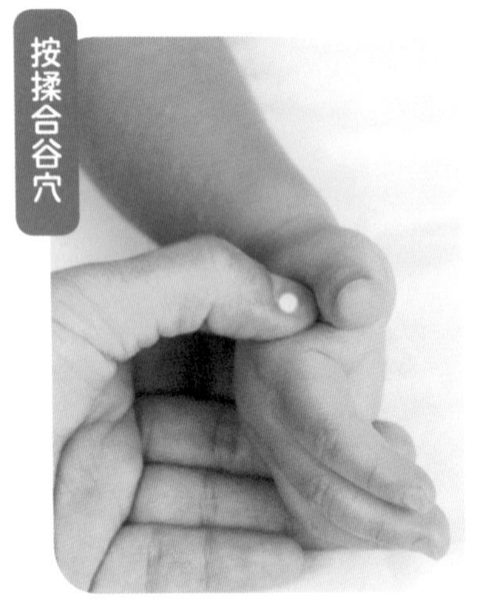

8.按揉合谷穴1～2分鐘。
往食指方向按揉拇指和食指指骨交接的地方。

這套手法有清熱解毒、涼血透疹之功。

當寶寶的體溫下降之後，退六腑的手法可以逐步撤去，其他手法繼續堅持，清天河水的次數也可以逐步減少。

如果寶寶發病期間伴隨咳嗽、有痰、舌苔白厚的情況，則需要加上健脾化痰、宣肺止咳的手法，比如併發症是支氣管炎，這時的手法就應該是：

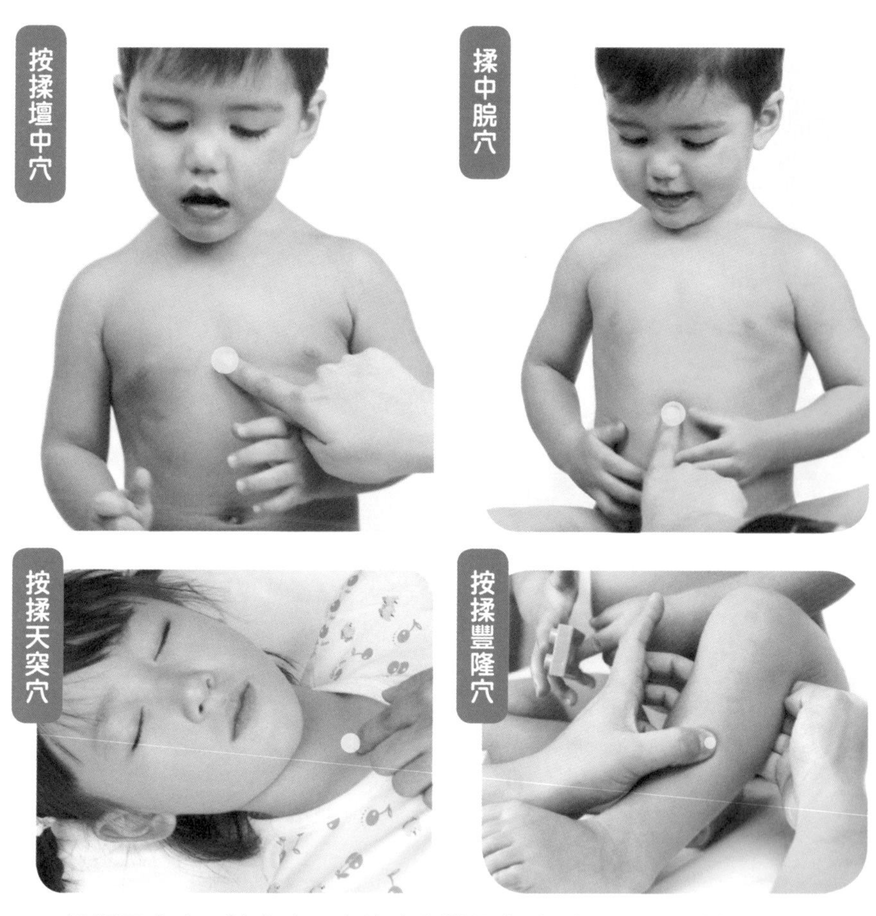

1.按揉天突穴、膻中穴、中脘穴和豐隆穴4個穴各3～5分鐘。

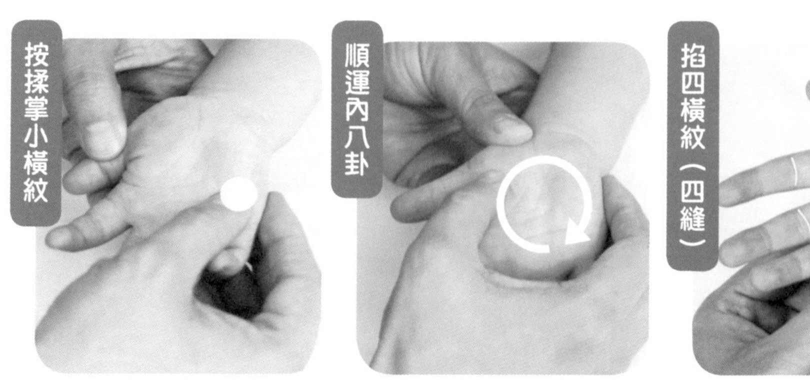

2.按揉掌小橫紋3分鐘，運內八卦300次。

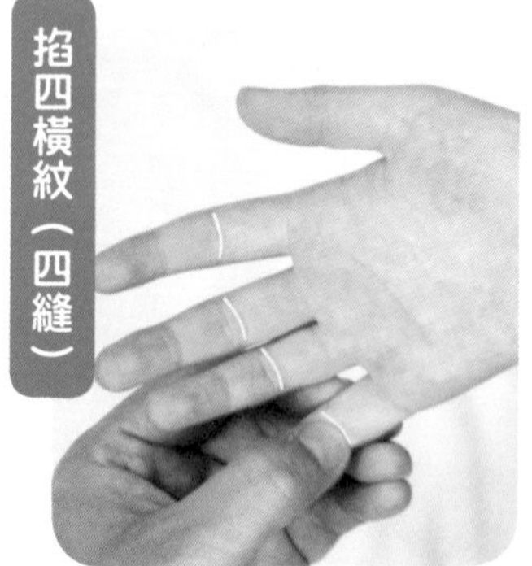

3.如果舌苔厚，掐兩隻手四縫穴10～20次。

在高熱漸退、皮疹縮小，其他兼症緩解時，改用健脾和胃、燥濕除煩的手法，以提高正氣、增強抵抗力：

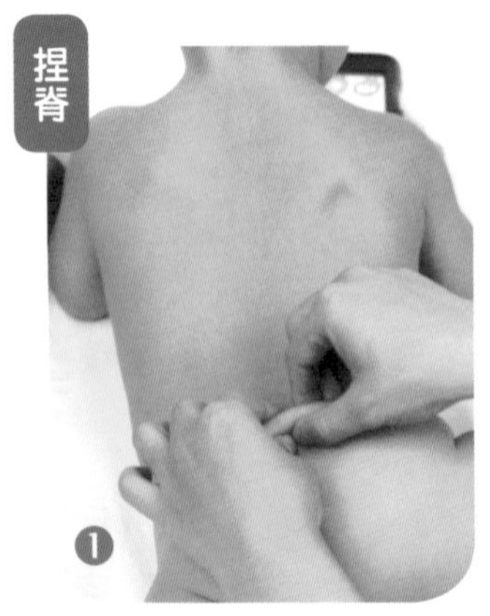

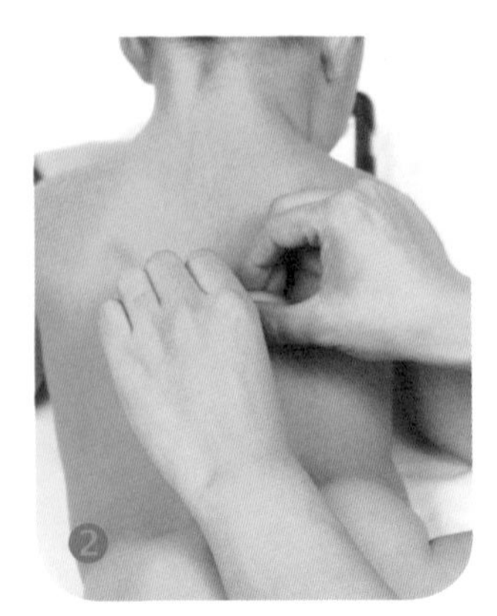

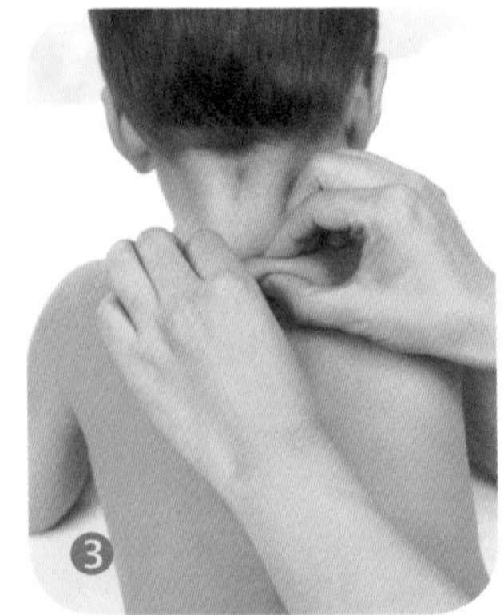

1.捏脊10遍。

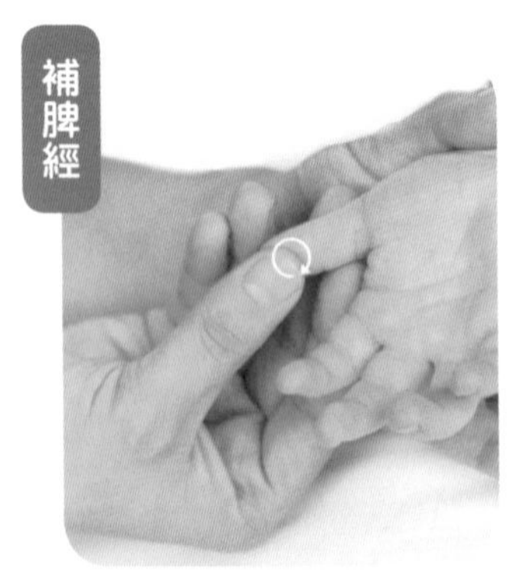

2.補脾經300次。
順時針方向旋推拇指指腹。

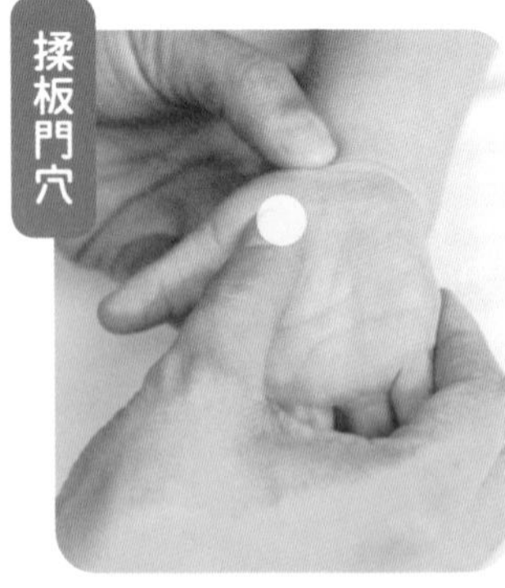

3.揉板門2分鐘。
用大拇指的指端揉手掌的大魚際。

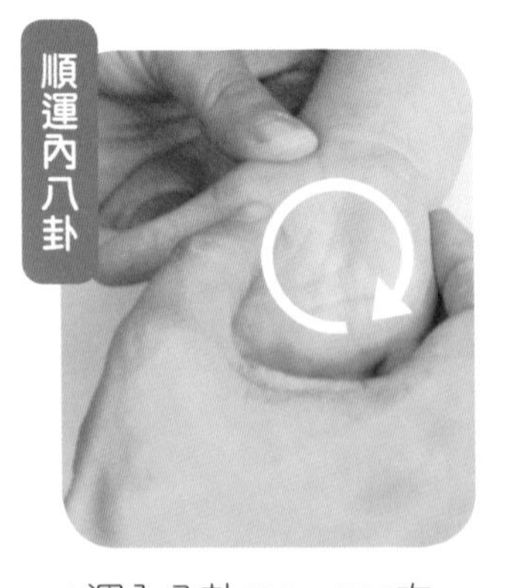

4.運內八卦200～300次。
用大拇指或食指、中指指尖輕輕地在手掌內側沿大、小魚際及指關節末端畫圈。

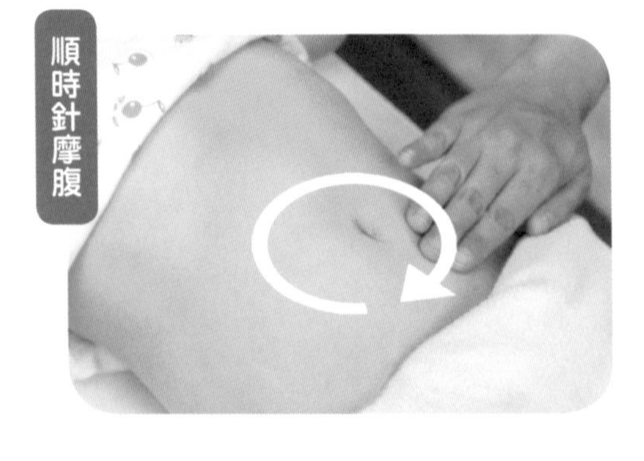

5.順時針摩腹3～5分鐘。
以肚臍為圓心，用手掌或者食指、中指指端順時針方向在寶寶的肚子上緩緩轉圈。

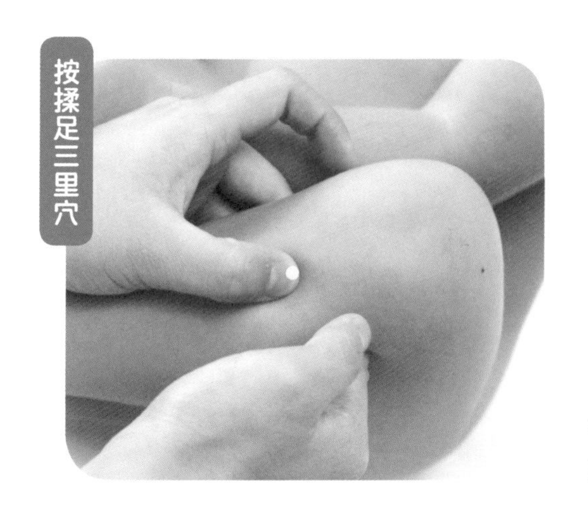

6.按揉足三里2分鐘。
用大拇指指腹按揉足三里。

皰疹性咽峽炎

皰疹性咽峽炎是由腸道病毒引起的以急性發熱和咽峽部皰疹潰瘍為特徵的自限性疾病。這種病以呼吸道為主要傳播途徑，傳播快，感染性較強，易散發或流行，夏秋季為高發季節，主要侵襲1～7歲兒童。一般病程4～6日，重者可達2周。

在我們呼吸道的表面有一種帶無數纖毛的細胞，這些纖毛好像一把大掃除的刷子一樣，不斷將吸入並黏附在呼吸道上的小顆粒，如粉塵、病菌等向外清掃，直到排到喉頭咳出。但小兒呼吸道上的這種纖毛活動比較微弱，因此「自潔」功能也就相對較差。而且小孩的鼻毛也沒有發育完全，就特別容易被空氣中的病毒侵襲。

皰疹性咽峽炎一旦發作，在扁桃體前部、軟齶、懸雍垂等部位會出現灰白色皰疹。常常會出現高熱，並伴有咽喉痛、頭痛、厭食、口臭等症狀，有時還會頭痛、腹痛或肌痛。皰疹性咽峽炎和手足口病常常容易混淆，二者都伴有發燒及口腔皰疹的狀況，但最大的區別是皰疹有沒有發展。皰疹性咽峽炎的皰疹僅僅出現在口腔中，發病快，起病急，往往還伴有高燒不退、拒絕進食的症狀。而患手足口病的孩子皰疹會不斷增加，先是嗓子裡有皰疹，隨後會發展到手心腳心都有皰疹。手足口病出的疹子一般如小米粒或綠豆大小，周圍有發紅的灰白色小皰疹或紅色丘疹，不痛、不癢、不結痂。

當寶寶患有皰疹性咽峽炎後，媽媽可以用這套手法給寶寶推拿：

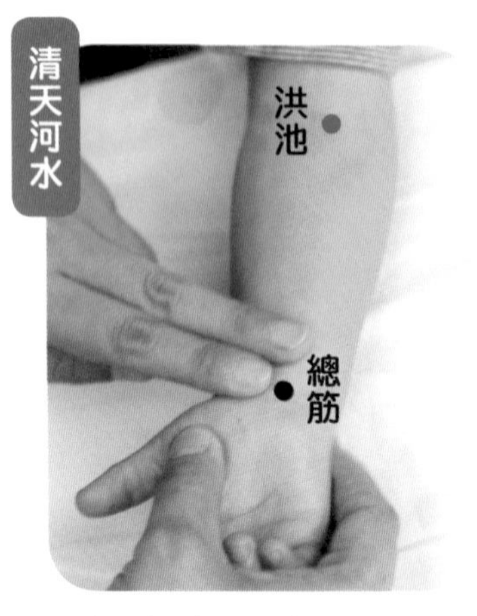

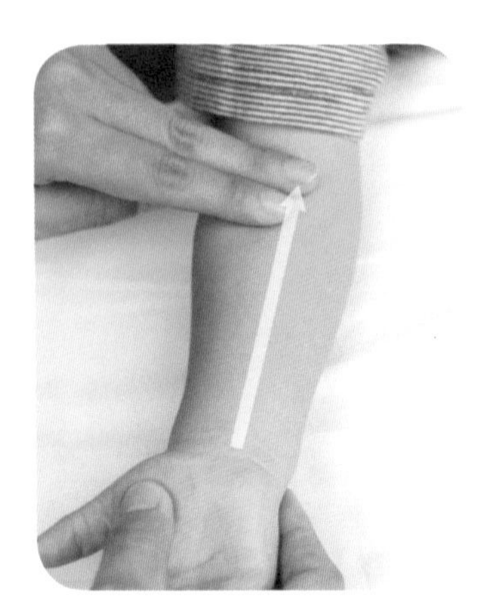

1.清天河水300次。

用食指和中指兩個手指，沿手臂內側由手腕推向手肘。

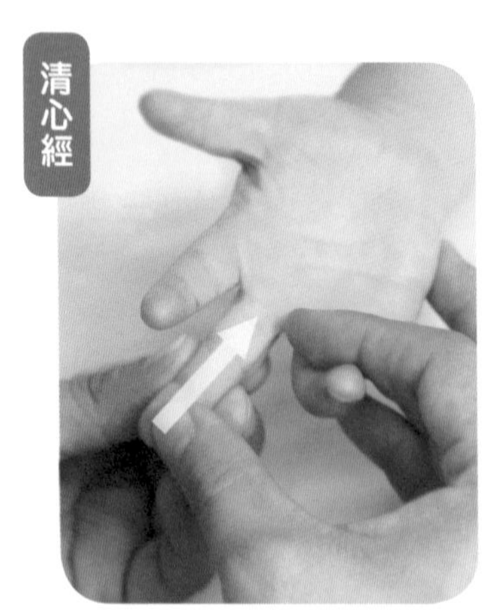

2.清心經300次。

從指尖向指根方向直推中指內側。

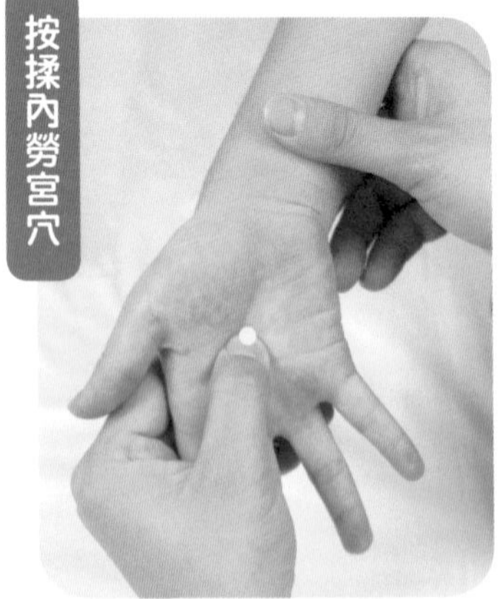

3.按揉內勞宮2分鐘。

用大拇指指端一邊按一邊揉位於手心中指和食指掌骨的中間靠近中指的內勞宮穴。

高燒時增加以下手法：

退六腑

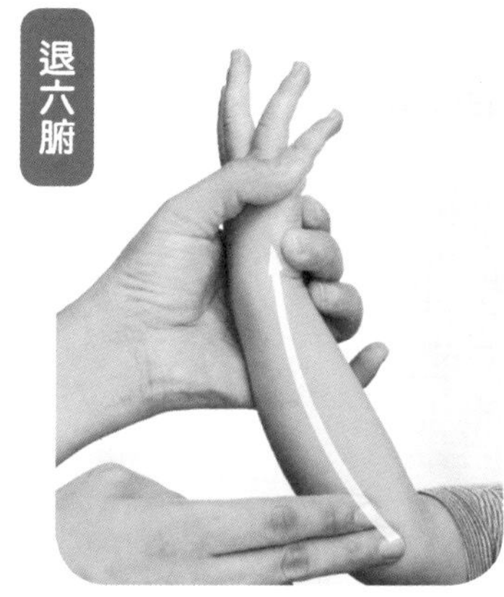

1.退六腑300～500次。

打馬過天河

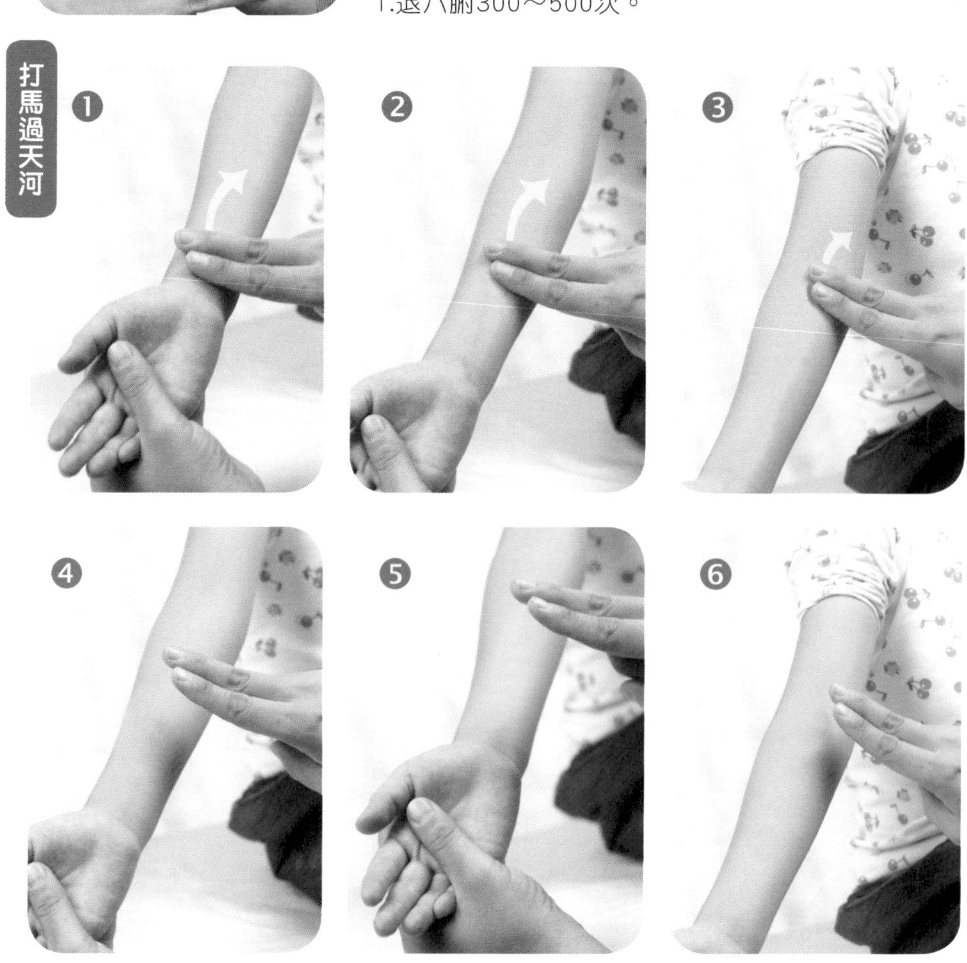

2.打馬過天河20～30次。

咽喉疼痛時增配下面的手法：

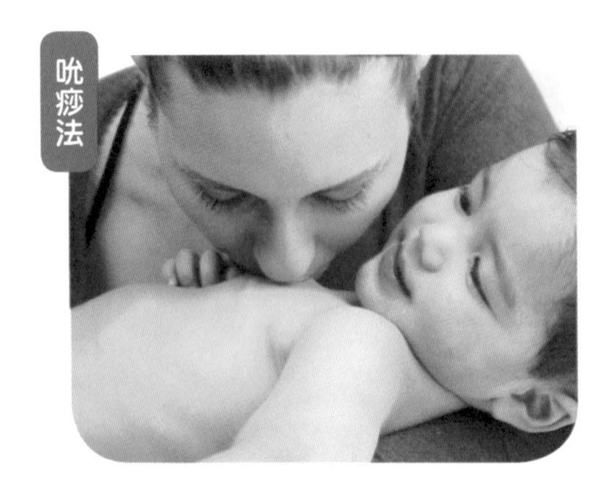

吮痧大椎穴、天柱骨、扁桃體外方和天突穴。在寶寶脖子的前前後後都吮上痧，出痧有助於排病邪。

寶寶患有皰疹性咽峽炎時，媽媽最好對孩子進行適當隔離，因為這種疾病具有一定的傳染性。對於寶寶的餐具，一定要進行沸水消毒處理，防止交叉感染。

治療期間要讓寶寶多注意休息，不要劇烈活動，要讓寶寶保持充足的睡眠，多喝水。飲食上要注意保持清淡，多給孩子吃一些富含維生素的青菜、水果等，忌吃煎炸類的油膩食品，另外海鮮也一定要杜絕。不要讓孩子吃刺激性食物，無論是過熱還是過冷的食物，都容易刺激口腔破潰部位，從而引起疼痛。

當寶寶生病時，媽媽的內心一定要強大，要對自己的推拿手法有信心，同時要密切關注寶寶的病情變化。如果媽媽沒有經驗，無法確診寶寶的病情，一定要及時去醫院，確診寶寶是什麼疾病後，再用相應的推拿手法進行處理。

腹瀉

我們通常根據寶寶大便的顏色和次數來判斷寶寶是不是拉肚子了。對於1歲以內的寶寶來說，特別是吃母乳的寶寶，每天即便大便3～4次，只要性狀、氣味無異常就可以放心。如果寶寶每天大便5～8次，糞便呈黃綠色，帶黏液或呈蛋花湯樣，氣味酸臭，這就說明寶寶拉肚子了。

一旦寶寶拉肚子，不論是什麼原因引起的，控制好寶寶的飲食是首先要做的。曾經有媽媽告訴我，她的寶寶腹瀉一個多月都沒好，我一問才發現是她家寶寶在飲食上控制不當。

有時，腹瀉的原因我們不一定能一下子判斷準確，不管是什麼原因引起的腹瀉，媽媽都可以先用後面推拿手法幫助寶寶緩解症狀。

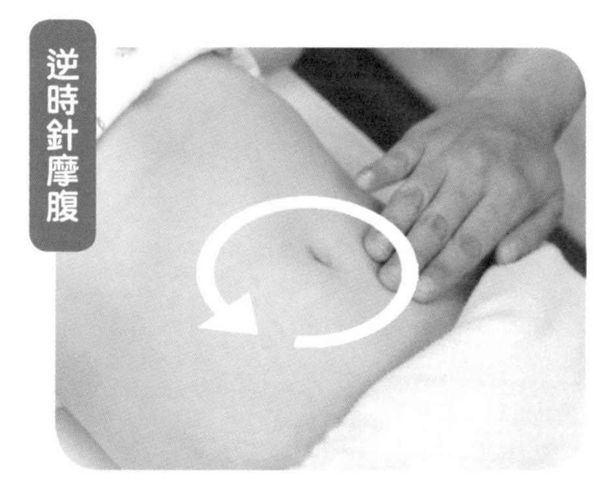

1.逆時針摩腹3～5分鐘。

用食指和中指或者全手掌在肚臍四周週邊做逆時針方向的推動，力度輕柔。如果天氣冷，可以隔著一層衣服給寶寶摩腹，此時力道要稍微重一些。即便如此，這個手法整體來說也是非常輕柔的。如果媽媽掌握不好力道，就儘量輕輕地按，時間長一些，也能以量取勝。

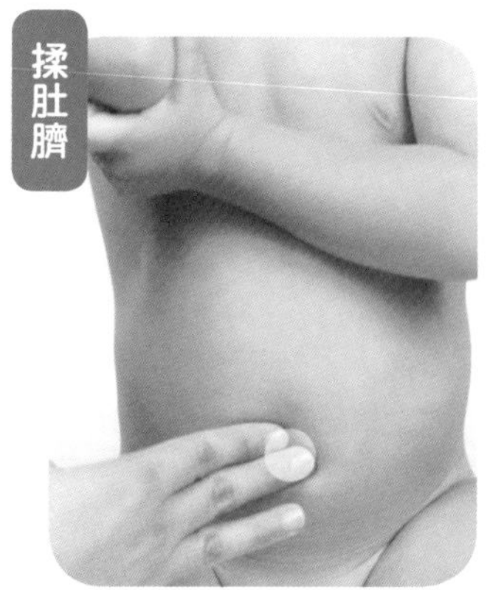

2.揉肚臍200～300次。

用食指和中指壓在寶寶肚臍上揉，揉的時候可以不分順逆時針，用揉動肚臍來帶動肚臍周圍的肌肉運動。

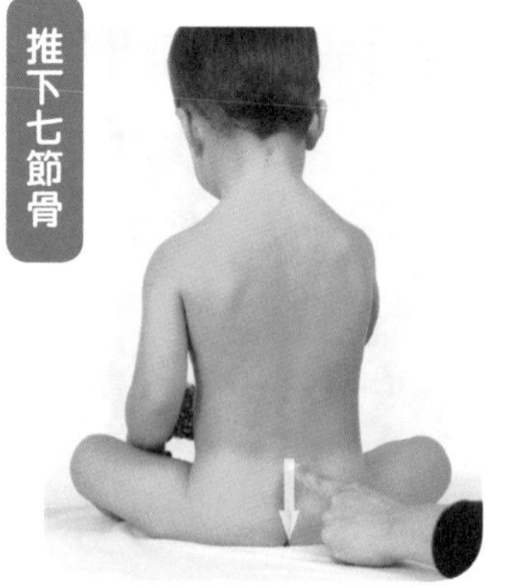

3.推上七節骨300～500次。

用拇指或食指和中指指面自下向上從尾椎骨開始推至腰部最凹處。

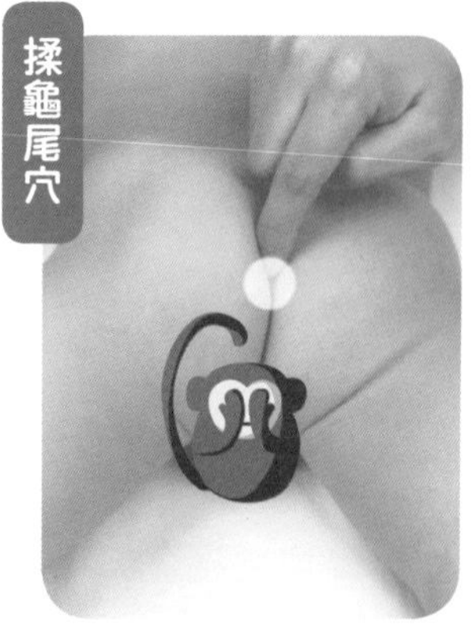

4.按揉龜尾穴2分鐘。

用手頂住寶寶尾骨最下端，往上方按揉，力度適中，不要太輕，但也不要太重。

我記得雨欣2歲半時有一次腹瀉，當時是夏天，我們在外面吃晚飯，飯後又一起去逛了超市。晚上八點左右我剛給她洗好澡，還沒穿上衣服，小傢伙說肚子痛，我就想簡單幫她揉揉肚臍，但我馬上聞到了她的臭屁，我還跟寶寶笑著說怎麼給媽媽聞臭屁呀。後來她沒有控制住，直接拉在了床上，我才意識到不妙，小傢伙拉肚子了。我一時有點判斷不出小傢伙是沒吃好、消化不良才拉肚子的，還是逛超市時冷氣太足了才拉肚子。所以除了後面的四個手法，我還加了擦脊背工字型以激發她的陽氣。

還好干預得及時，雨欣當天晚上拉過之後就恢復了。

如果孩子拉得比較嚴重，最好配合艾灸肚臍30分鐘。如果家裡沒有艾灸也可以使用黃豆灸。這兩種方法都能溫熱寶寶的肚子，扶正陽氣，幫助寶寶儘快恢復。

寶寶恢復期間，媽媽也要注意讓寶寶清淡飲食。很多家長覺得寶寶拉肚子把營養全拉掉了，很可憐。因此腹瀉止住後馬上就讓他進補很多高蛋白的食物，這樣的做法是不可取的。這個時候寶寶的脾胃還非常虛弱，因為脾胃功能差，補充的營養不僅無法消化吸收，還可能會導致腹瀉症狀的反覆，也可能會引發積食，嚴重的還可能導致厭食。總之，媽媽一定要放輕鬆。現在營養物質極其豐盛，寶寶餓幾天也不會營養不良。等寶寶腸胃完全恢復後再補也不遲。如果寶寶的腹瀉是受涼引起，媽媽就要做好寶寶腹部的保暖。

便秘

寶寶便秘對於媽媽們來說也非常常見。孩子們正處在快速的成長發育期，他們的腸蠕動能力差，加上餵養過於精細，或者用藥後導致腸功能紊亂，這些都會引起便秘。其實不規律的飲食和作息習慣也可能導致便秘。

便秘不只是看幾天拉一次，更重要的是看大便性狀是否乾硬，顏色是否發深發暗。有時每天大便的孩子也有便秘的情況，怎麼區分呢？如果大便顏色深，嚴重時呈一粒粒的「羊屎蛋狀」，即使每天都有大便，我們也要著手推拿了。以下是推薦手法：

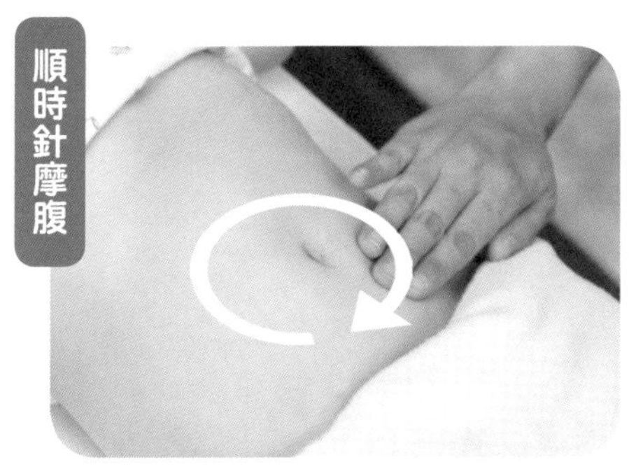

1.順時針摩腹5分鐘。

以肚臍為圓心，用手掌或者食指和中指指端順時針方向在寶寶的肚子上緩緩轉圈。如果可以一邊給孩子講故事，一邊摩腹，你會發現孩子更容易配合，媽媽也不累。

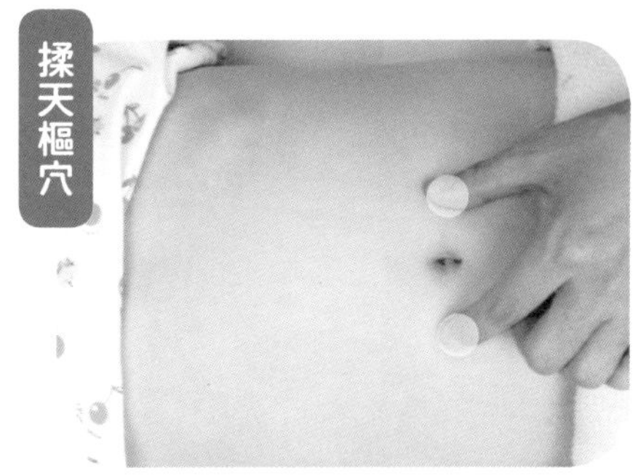

2.揉天樞100～150次。

用大拇指指腹揉腹中部、肚臍旁開2寸的天樞。

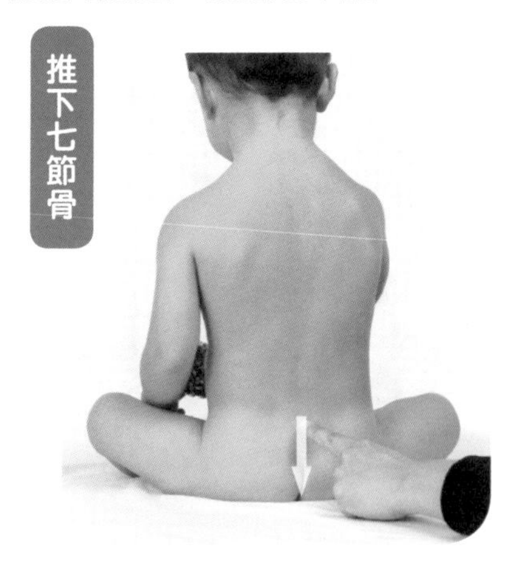

3.推下七節骨100～300次。

用拇指或食指和中指面自上向下從寶寶腰部最低點的凹陷處推至尾椎骨。

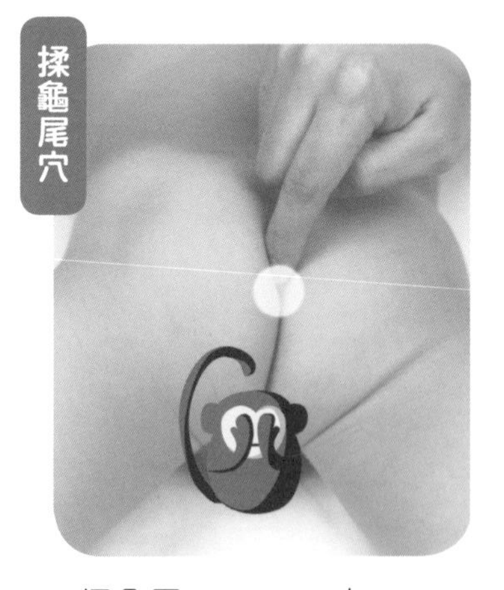

4.揉龜尾100～300次。

用手頂住寶寶尾骨最下端，往上方向按揉，力度適中，不要太輕，但也無需太重。

另外，當寶寶出現便秘症狀時，家長首先還是要從飲食上找原因。

純奶粉餵養的寶寶，如果寶寶便秘得厲害，除了考慮換奶粉外，要讓寶寶多喝水。這裡我要特別強調，奶粉再好，都不及媽媽的母乳，母乳裡的營養成分是任何奶粉都不可比擬的。除非真的是萬不得已，強烈建議媽媽至少母乳餵養寶寶到1歲。

如果寶寶已經能夠吃飯了，飲食的搭配就要豐富一點，想方設法讓寶寶吃一些粗纖維的蔬菜或水果。這裡特別推薦火龍果，火龍果是清涼的水果，它的黑籽能夠加速腸道的蠕動，對於治療便秘也是非常有效的。

對於大便成「羊屎蛋」的寶寶，我會建議大家加上更多泄熱通便、平衡陰陽的手法：退六腑300次，推三關100次。

如果便秘時間超過3個月，這便是長期的便秘，需要補水。可以想像一下，周而復始的便秘，導致便便在腸內都乾結了，這種情況是無水行舟。這時，光用上面的穴位是不夠的，我推薦加上按揉二人上馬穴3～5分鐘。這一手法是專門滋補腎陰、補水的良方。下面這兩個手法很多媽媽都應用過，效果非常好。

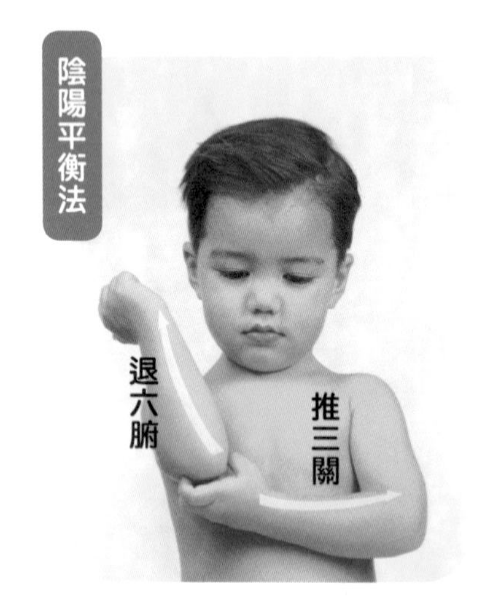

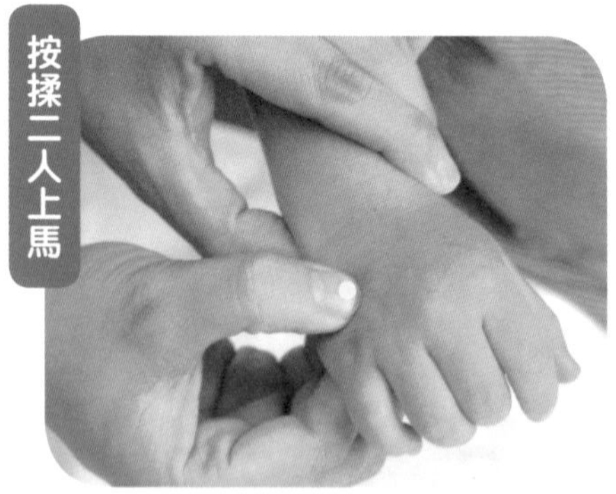

腹脹

新生兒尤其是早產兒在餵奶後腹部常常會有輕微或較明顯的隆起，這就是通常所說的「生理性腹脹」。一般來說，小寶寶的肚子看起來鼓鼓脹脹的，那是因為寶寶的腹壁肌肉尚未發育成熟。在腹肌沒有足夠力量支撐的情況下，腹部還要容納各種內臟器官，因此腹部會顯得比較突出，特別是寶寶被抱著的時候，腹部會顯得有些下垂。此外，寶寶的身體前後是呈圓形的，不像大人那樣略呈扁平狀，這也是讓寶寶肚子看起來比較突出的原因之一。只要寶寶安靜，腹部柔軟，摸不到腫塊，排便正常，生長發育良好就沒有任何問題。

但是常常也會有這樣的狀況：寶寶肚子比平時大，腹部敲起來就像打鼓一樣，不想吃東西，還時不時打嗝甚至嘔吐，沒有精神，這就可能是脹氣引起的腹脹。這種狀況在新生寶寶中特別常見。寶寶進食、吸吮時太急促而使腹中吸入了空氣，奶瓶的奶嘴孔大小不合適造成空氣通過奶嘴的縫隙而進入寶寶體內；也可能是寶寶過度哭鬧時吸入奶水或其他食物，在消化道內通過腸內菌和其他消化酶作用而發酵，產生大量的氣體而導致腹脹。對於這樣的腹脹，可以用下面的方法推拿：

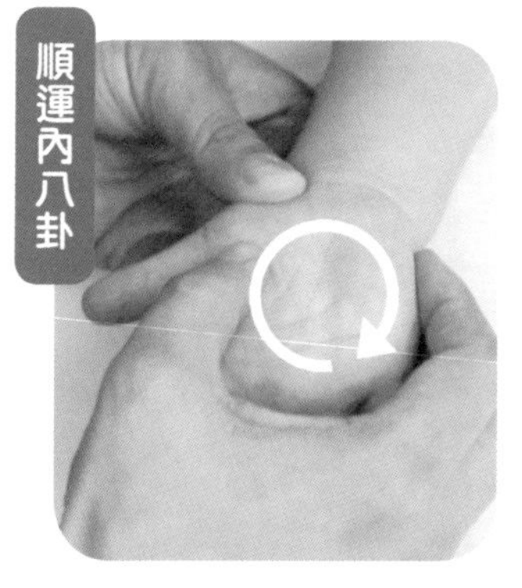

1.運內八卦200～300次。
用大拇指或食指和中指指尖輕輕地在手掌內側沿大、小魚際及指關節末端畫圈。

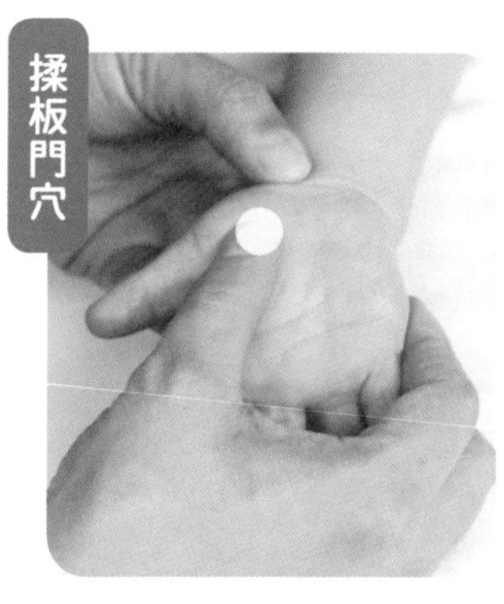

2.揉板門200次。
用大拇指的指端揉手掌的大魚際。

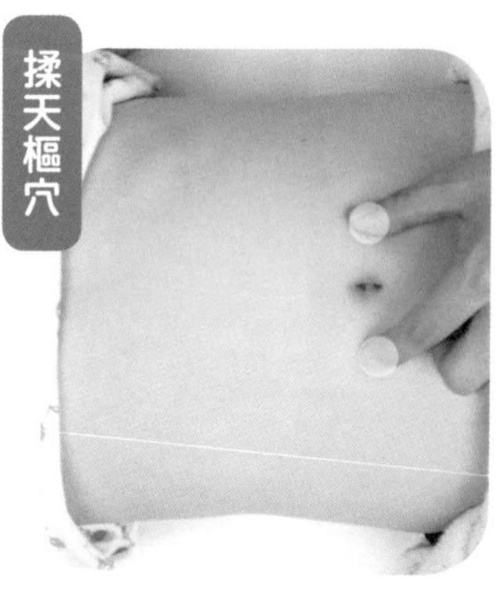

3.揉天樞1～2分鐘。
用大拇指指腹揉肚臍兩側的天樞。

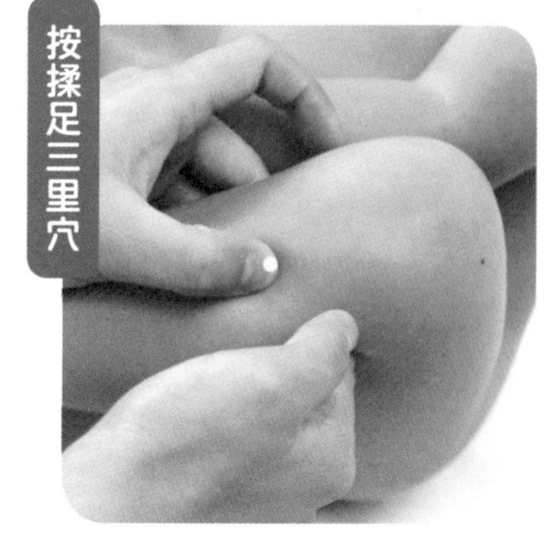

4.按揉足三里穴1分鐘。
用大拇指指腹揉膝蓋兩側的足三里。

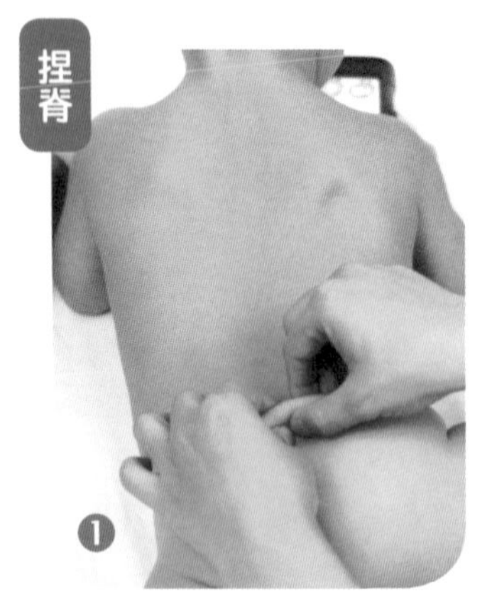

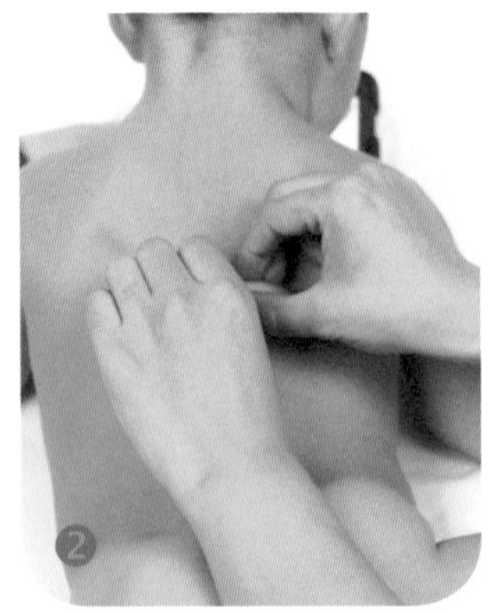

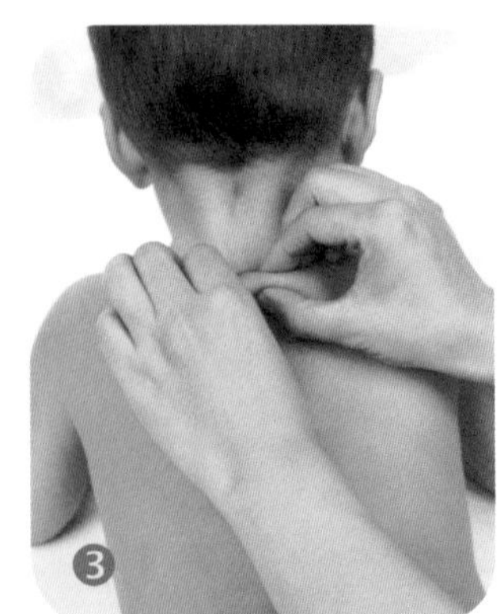

5.捏脊5～10遍。

這套手法不但腹脹時可以使用，也可以用作保健手法，預防消化不良導致的腹脹氣。餵奶時，應當注意讓奶水充滿奶瓶嘴的前端，不要有斜面，以免寶寶吸入多餘的空氣。

餵完奶後，把寶寶豎起來推天柱骨100～200下，幫寶寶排嗝。如果寶寶消化功能不完善，就要少吃容易在消化道內發酵並產生氣體的食物，例如甘薯、栗子、豆子等。

積食

寶寶「臟腑嬌嫩，形氣未充」，尤其是寶寶的五臟六腑各方面的功能還都不完善。在消化方面就突出表現為脾胃嬌嫩、消化功能弱。

古訓有云：「欲得小兒安，常要三分饑與寒。」這是祖先留給我們育兒的寶貴經驗。這裡面講的「三分饑」，其原則就是要使寶寶吃到七分飽，留三分餘地。保持七分飽，臟腑就不容易損傷，不易患上腹脹、腹痛、腹瀉等腸胃病。

在我接觸的很多案例中，讓媽媽特別發愁的一點就是寶寶不愛吃飯，看到飯碗就直搖頭。有的媽媽甚至一想到餵寶寶吃飯，就感覺壓力很大。還有一些誇張的例子，比如媽媽餵寶寶吃飯餵到崩潰，寶寶一邊吃一邊哭，媽媽著急得也是邊餵邊流淚。其實大多時候，寶寶不愛吃飯是因為積食了。

道理其實很簡單。如果我們把孩子的腸胃比做童工，那麼讓寶寶吃得過多、過飽，就像是讓一個童工完成一個成年人的工作量，那麼長期超負荷的工作就會使它病倒、罷工了。我記得有一個媽媽把她給11個月大的孩子的一日食譜給我看，非常詳細。但我看了嚇一跳，從早到晚，正餐和加餐，加上每天吃2～3種水果，一共十幾餐，當然量都不是很多。但這樣孩子的脾胃可是受了苦了，沒有休息的時候。雖然我們常說少食多餐，但也不能這樣來餵。

現在很多雙職工家庭的寶寶在入園前大部分是由家裡長輩幫忙照料。孩子的祖輩大都經歷過六十年代的饑荒和物質匱乏，所以，那種吃不飽的記憶一直在潛意識中揮之不去。這會讓她們特別在意孩子是否吃飽了、吃夠了、吃營養了，天天琢磨各種花樣給寶寶吃。蛋、奶粉、水果和一日三餐，有時再搞點進口零食，這完全違背了古訓的教導。還有很多老人也怕寶寶摔了、碰了、累了，去哪玩都是把寶寶抱在懷裡，或者讓他坐推車。這就導致很多寶寶運動量不足，體內食物消化不掉，自然胃口差。

這種情況下寶寶的脾胃已經受傷，從小兒推拿的角度我們怎麼處理呢？

給各位推薦一些改善寶寶胃口的推拿手法：

捏脊

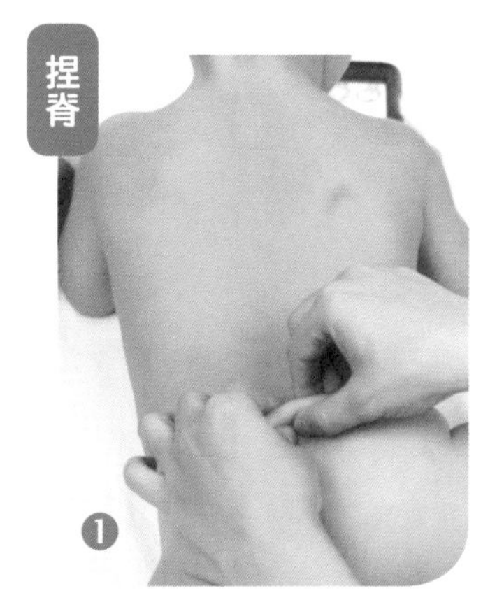

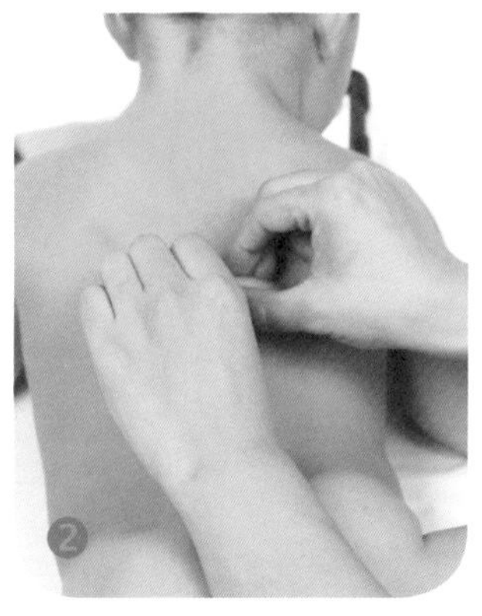

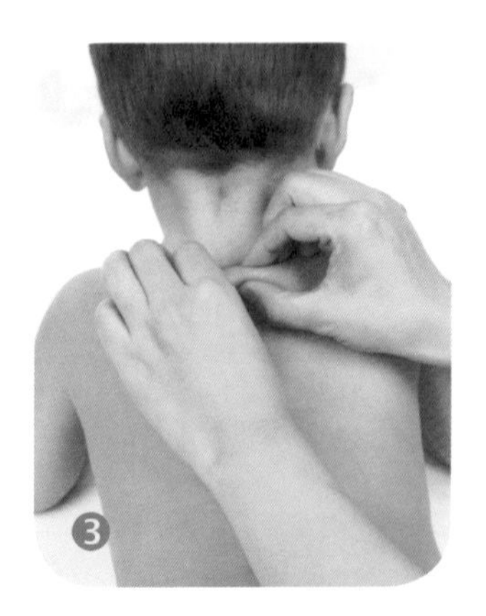

1.捏脊5～10遍。

捏脊除了有調陰陽、理氣血、和臟腑、通經絡、強身健體的作用外，還可以在日常保健過程中與摩腹、按揉足三里、補脾經等合用，無論是對先天不足還是後天脾胃失和的寶寶都可以使用。單獨使用捏脊對小兒疳積也有很好的調理作用。

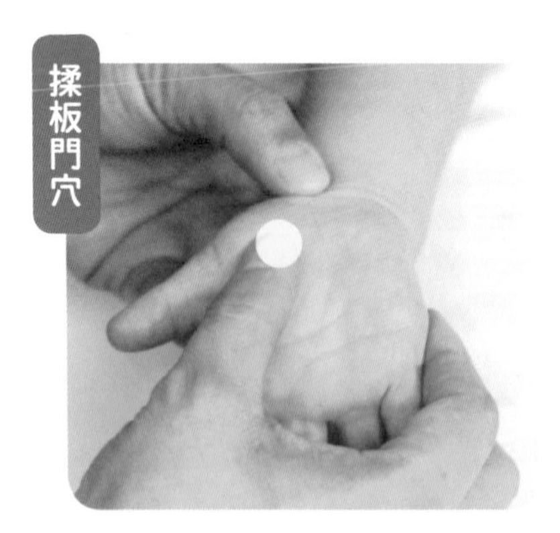

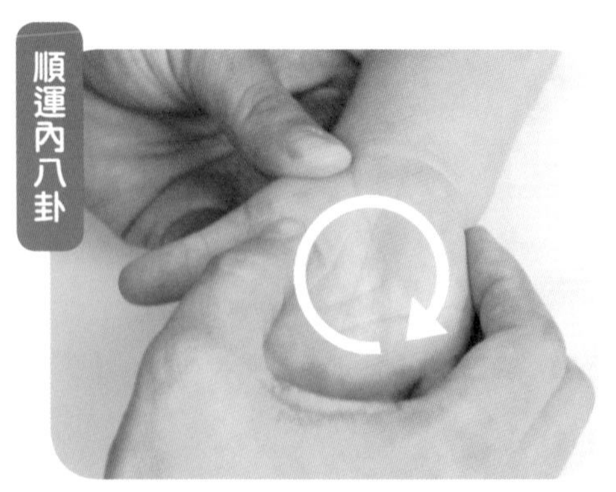

2.揉板門2～3分鐘。

在寶寶手掌大魚際的位置做揉法，力度適中，平時保健揉2～3分鐘，如果生病則揉3～5分鐘。揉板門可以健脾和胃、消食導滯，可以解決寶寶脾胃蠕動慢、吸收功能差、胃動力不足的問題。

3.運內八卦300次。

在寶寶掌面上的掌心週邊區域做順時針方向運轉，力度要非常輕柔，劃過掌面後有一種癢癢的感覺。如果寶寶月齡大，建議每次運300～500次。運內八卦的作用和揉板門很像，也是具有健脾和胃、消食導滯的作用。

很多時候我都是在雨欣吃撐了，或者剛剛吃飽就睡下時，把揉板門和運內八卦一起用，幫助她的脾胃來運化。

當寶寶嘔逆的時候，可以逆時針運內八卦300～500次。這個手法對於容易暈車的小寶寶效果也特別好。

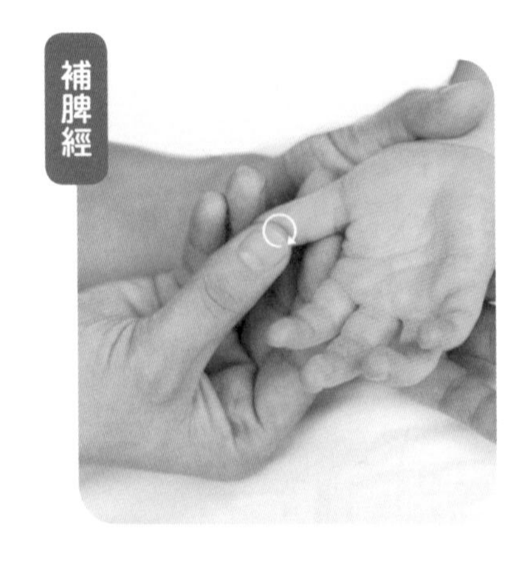

4.補脾經300次。

在寶寶大拇指螺紋面做順時針旋推，頻率要高，300次最好在2分鐘之內完成。使用這個手法時最好使用潤膚露、爽身粉等按摩介質，這樣會使按摩更加順暢。

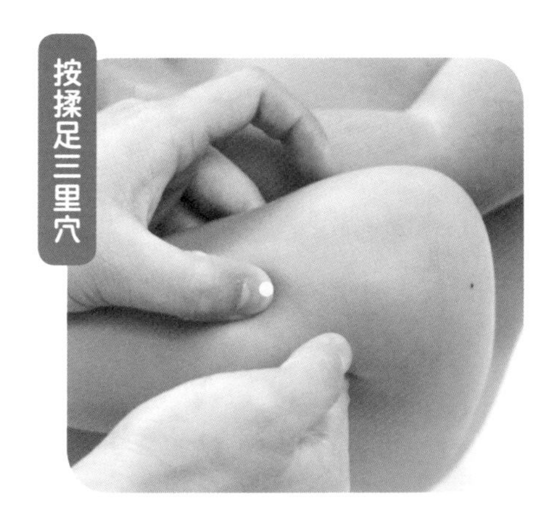

5.按揉足三里2～3分鐘。

此穴位有兩個取穴方法：從寶寶外膝眼開始向下，寶寶四橫指下方，脛骨外側面。給寶寶找這個穴位我更推薦另一個取穴法，推脛骨外側面，從小腿下方往膝蓋方向推，推進過程中遇到很明顯的阻力，推不上去的位置就是足三里。可以再用外膝眼下量四橫指反證一下是否一致。日常保健可以常按揉足三里100～150次。足三里這個穴位在我們人體中絕對是一個大穴，屬於四大長壽穴之一，對於氣血虛弱的孩子都可以使用。

如果寶寶脾胃比較弱，飯吃得不好，媽媽們都可以試試上面的方法。當然，給寶寶的腸胃留出空間也很重要，媽媽只要配合飲食控制做好按摩，寶寶的脾胃功能就會越來越強大。

最後，需要特別提醒各位媽媽的是，吃飯是一件自由的事，孩子想吃就吃，不想吃的時候，媽媽不要逼迫。要放下對孩子不吃飯的焦慮，媽媽越焦慮，孩子越容易吃得不好。同時，要注意培養孩子良好的飲食習慣，讓孩子少吃零食。因為擔心孩子錯過正餐餓肚子而為他準備很多零食，有百害而無一利。

嘔吐

對於年幼的寶寶來說，嘔吐也是經常出現的症狀之一。因為孩子的胃比成年人淺，所以我們經常看到寶寶吃多了會吐，感冒發燒也會吐，腸胃不適也會吐，如果只吐一次也就算了，但有時候寶寶會反覆嘔吐，這個時候不僅寶寶難受，父母也會感到心疼。

推天柱骨治療小寶寶吐奶效果最明顯。可以在寶寶吃完奶之後推，然後再拍嗝。雨欣剛剛出生時吐奶很嚴重。後來我每天餵奶後，堅持推雨欣天柱骨200次，沒過多久，雨欣就完全不吐奶了。

雨欣小時候不配合按揉天突穴，我通常趁雨欣入睡之後才按摩，否則很難在時間上做到位。有時為了效果好一點，這個穴位我會按摩3～5分鐘，這對於治療寶寶乾嘔、痰多和吐奶效果都特別好。

急性嘔吐的止嘔手法有：

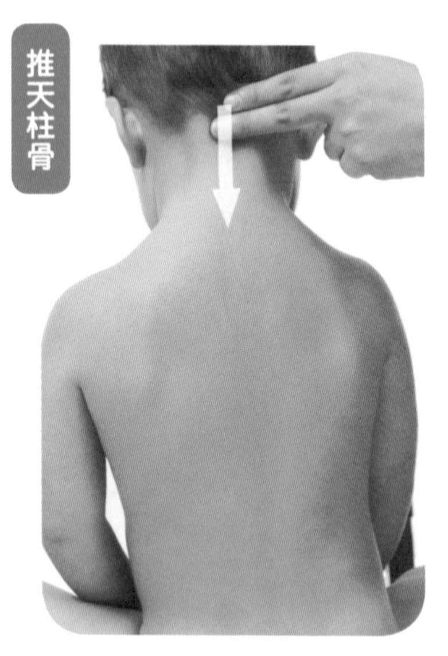

1推天柱骨200～300次。
從頭後髮際線從上往下推200～300次，也可以多推一會兒，完全沒有壞處。

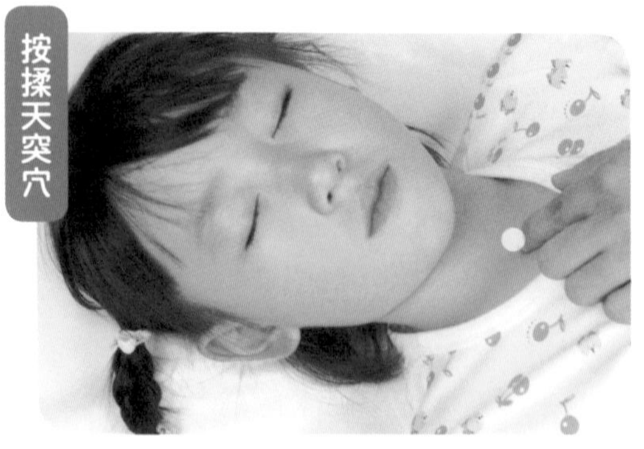

2.按揉天突穴2～3分鐘。
在按揉這個穴位的時候，不要往鎖骨窩深處用力，而是把著力點放在鎖骨窩的骨緣上。對於嘔吐嚴重的寶寶還可以艾灸中脘穴30～40分鐘，反覆嘔吐的寶寶在2～4個小時內要禁水禁食。

在嘔吐間歇期間的推拿手法：

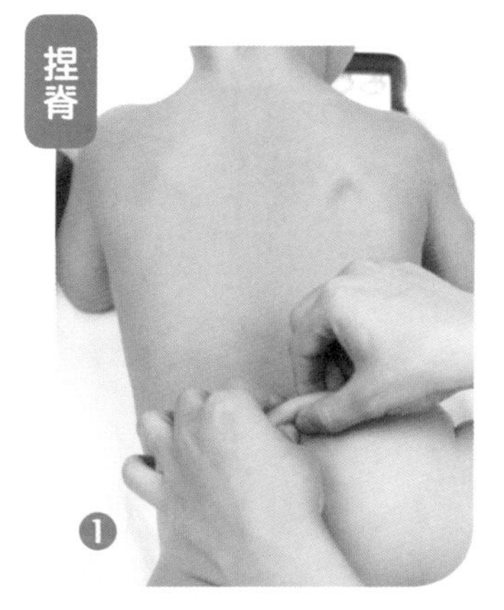

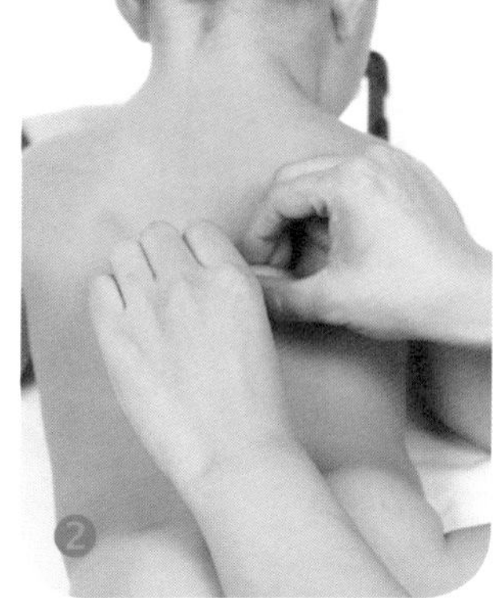

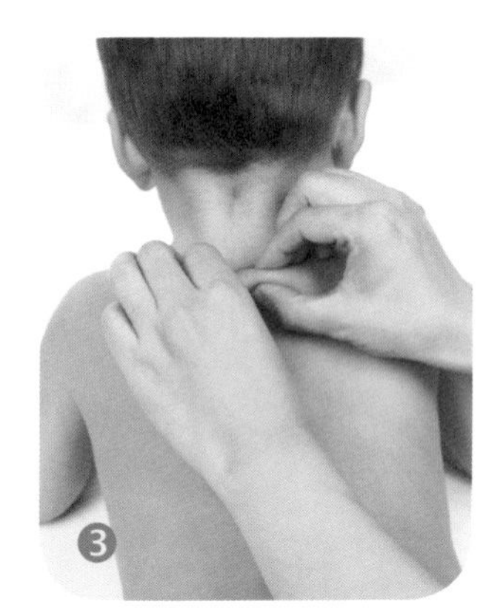

1.捏脊20遍。

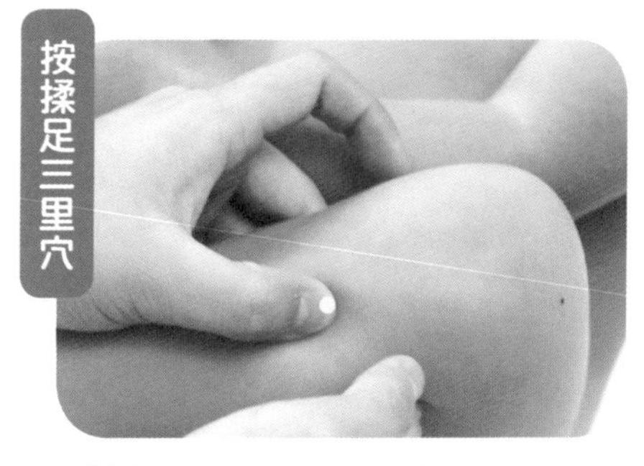

2.按揉足三里2～3分鐘。

嘔吐時按摩這個穴位能調和臟腑、理氣血，避免因為嘔吐造成的腸胃功能紊亂。

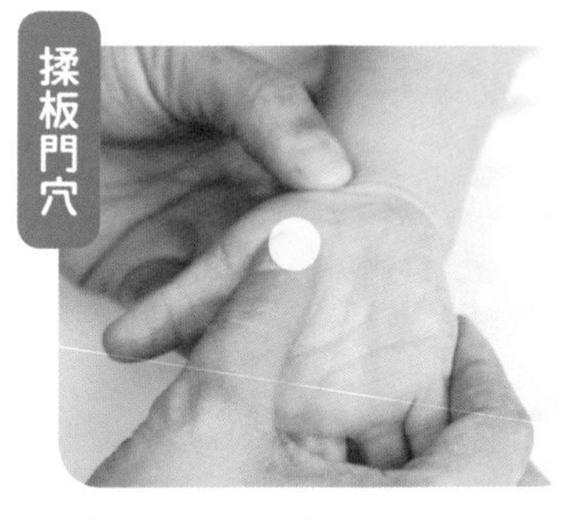

3.揉板門300次。

用大拇指的指端揉手掌的大魚際。

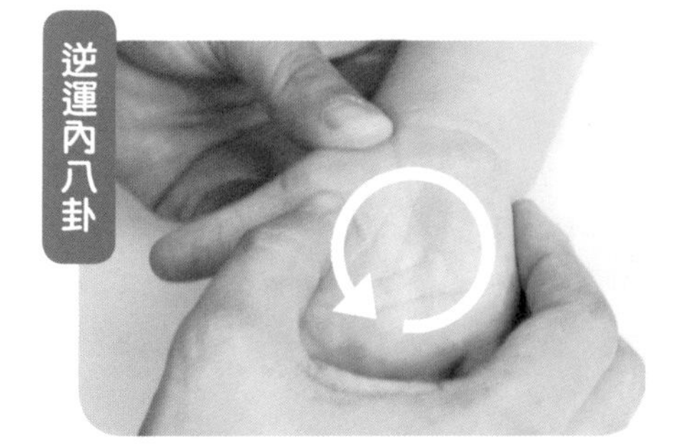

4.逆時針運內八卦300次。

用大拇指或食指、中指指尖輕輕地在手掌內側沿大、小魚際及指關節末端逆時針畫圈。

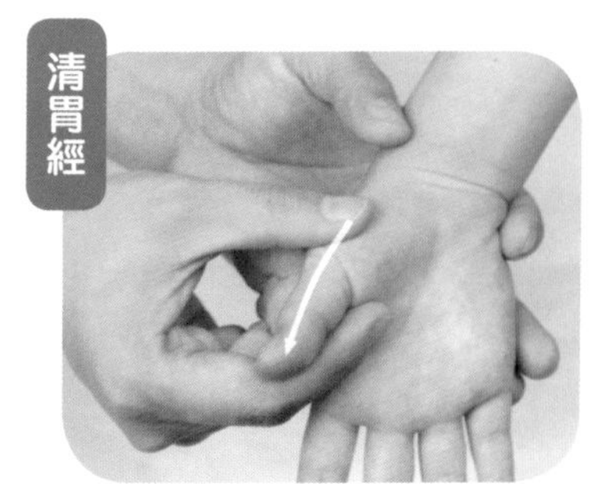

5.清胃經300次。

從拇指外側面指根推向指尖。

以上這幾個手法都能降逆止嘔，其他配合手法還可以加上：

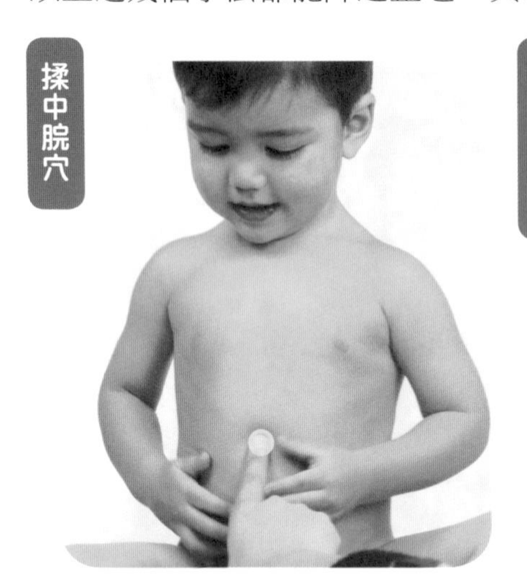

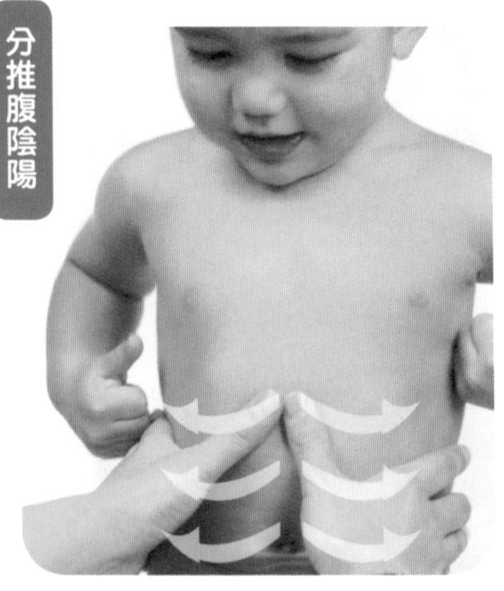

1.揉中脘穴2～3分鐘。
用指端或掌根揉肋骨末端至肚臍連線的中心。

2.分推腹陰陽200～300次。
從中脘往兩邊有弧度地推，或自中脘至臍平推。

上面兩個手法對於急慢性腸胃炎都有非常好的治療效果。

寶寶恢復時間需要2～3天，在此期間儘量別讓寶寶喝奶粉，以白粥、小米粥為主食，先安穩後再慢慢恢復正常飲食。這期間，寧可讓寶寶餓著，讓脾胃休息，也不能過早進補，使病邪戀戰。

另外，推薦幾個日常保健的手法：

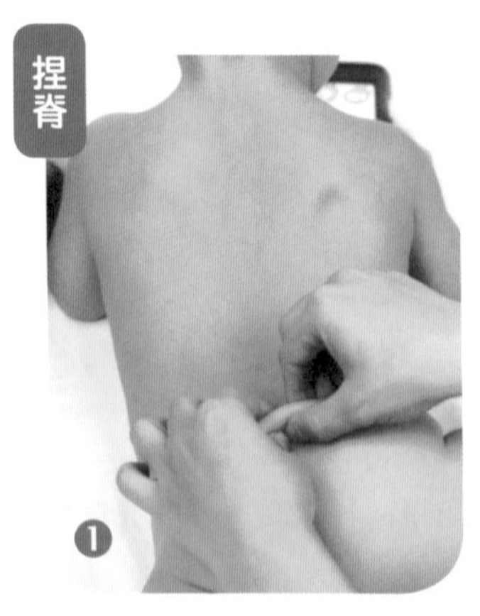

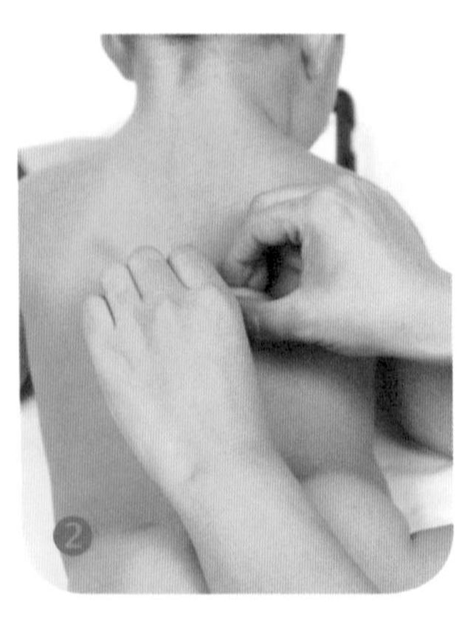

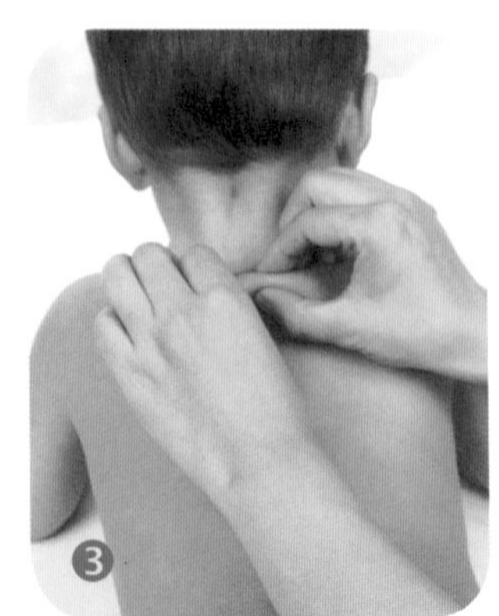

1.捏脊5～10遍。
沿脊椎從下往上捏。

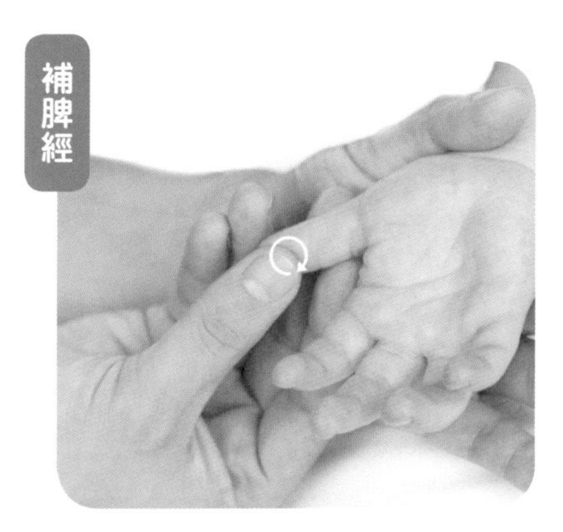

2.補脾經300次。
在大拇指指腹處順時針畫圈。

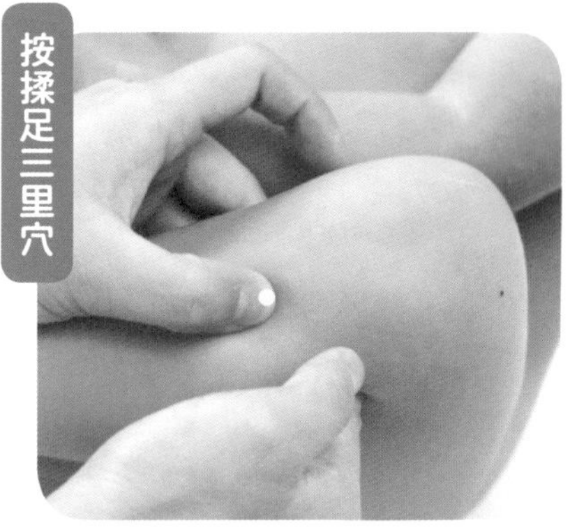

3.按揉足三里1～2分鐘。
用大拇指指腹按壓膝蓋外側的足三里。

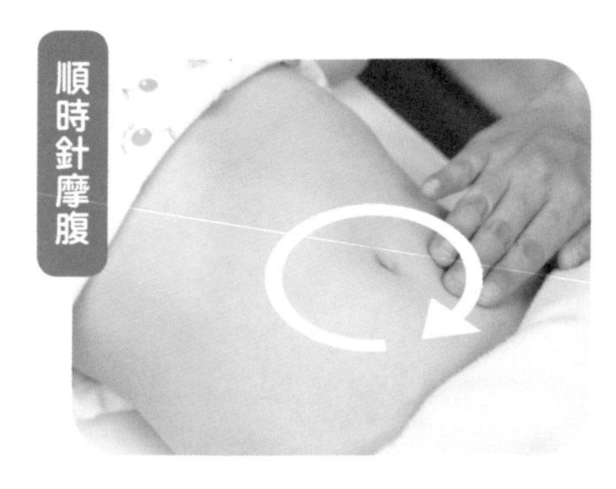

3.順時針摩腹3～5分 。
以肚臍為圓心，用手掌或者食指、中指指端順時針方向在寶寶的肚子上緩緩轉圈。

輪狀病毒性腹瀉

進入秋冬季節，寶寶就特別容易感染輪狀病毒，從而引發腹瀉。這種腹瀉與一般的腹瀉不一樣，它並非是由細菌群紊亂或腹部受涼引起的，而是由輪狀病毒引起的。這種腹瀉大多發生在兩歲以下的嬰幼兒身上。前期主要表現是發熱，因此也常常被家長誤以為是感冒，從而耽誤病情。在病程中期，寶寶開始嘔吐，在第3～5天時開始腹瀉，拉蛋花湯樣的稀水便，嚴重時一天要拉10多次。很多家長會把輪狀病毒引起的腹瀉當作普通腹瀉，從而採用給孩子補充益生菌或服用抗生素的方法來治療。

這個病是具有自癒性的，腹瀉持續7～10天後會自行恢復。國外醫生處理輪狀病毒引起的腹瀉時是不讓寶寶吃藥的，就是多喝水，飲食清淡，多休息。有的媽媽問我，小兒推拿對輪狀病毒腹瀉有效嗎？我的答案是，小兒推拿能夠提升寶寶體內的正氣，也就是增強體質，體質增強後，同樣的問題，寶寶恢復時間更短，病好得更快。

輪狀病毒性腹瀉的典型症狀是上吐下瀉，因此輪狀病毒性腹瀉的推拿重點應該是健脾和胃，通常來說需要採用止嘔止瀉的手法。

急性嘔吐期間，要讓寶寶在2個小時內禁水、禁食，否則喝下去也會吐出來。當孩子沒有吐瀉時，可以逐步恢復飲食。

如果寶寶有發燒症狀，還要加上退燒的手法：

清天河水300～500次。如果寶寶體溫在38.5℃以上，用食指和中指兩個手指，沿手臂內側由手腕推向手肘。

生病期間，一定要幫助寶寶調整飲食，以米湯和稀粥為主。

具體的止嘔手法有：

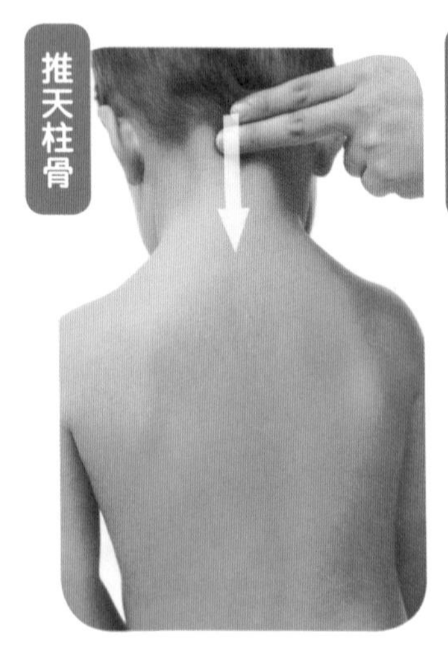

1.推天柱骨300次。
用拇指或食指和中指自上而下直推頸後髮際正中至大椎穴成一條直線處。

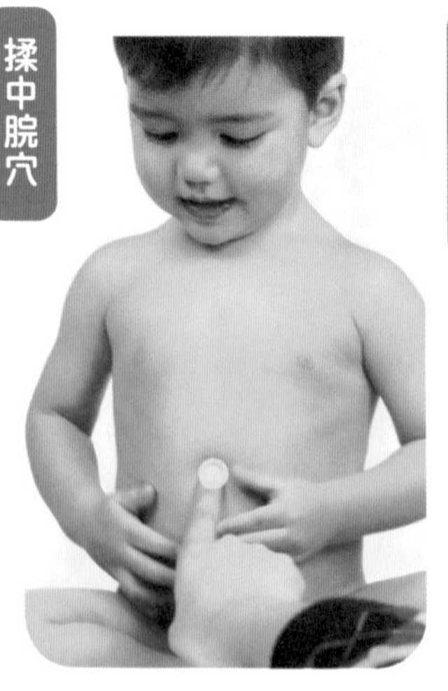

2.揉中脘2～3分鐘。
用指端或掌根揉肋骨末端至肚臍連線的中心。

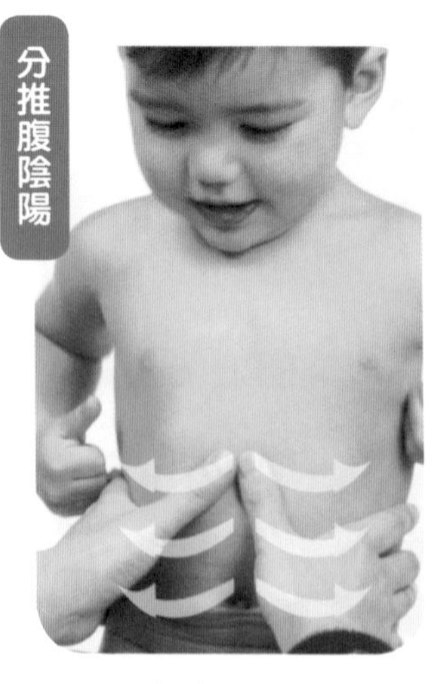

3.分推腹陰陽200～400次。
從中脘往兩邊有弧度地推，或自中脘至臍平推。

如果寶寶腹瀉嚴重，大便有黏液，我建議配合艾灸中脘、肚臍、關元、腎俞（肚臍背面），各20～30分鐘為宜。一般配合艾灸，一般3天起效。如果是用隨身灸艾灸，艾灸的時間需要翻倍。

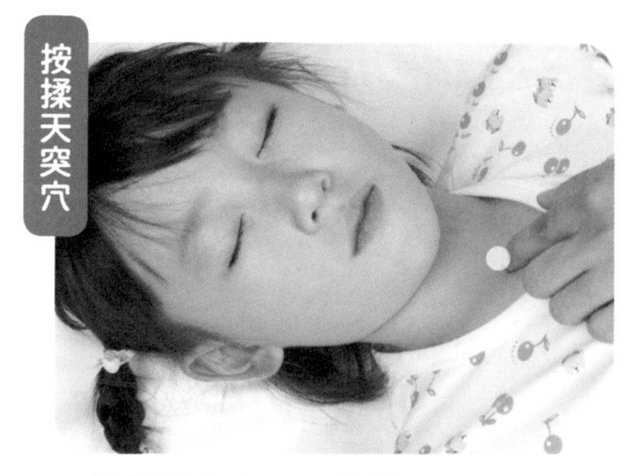

4.按揉天突穴1～2分鐘。
用中指指端按揉鎖骨的中心。

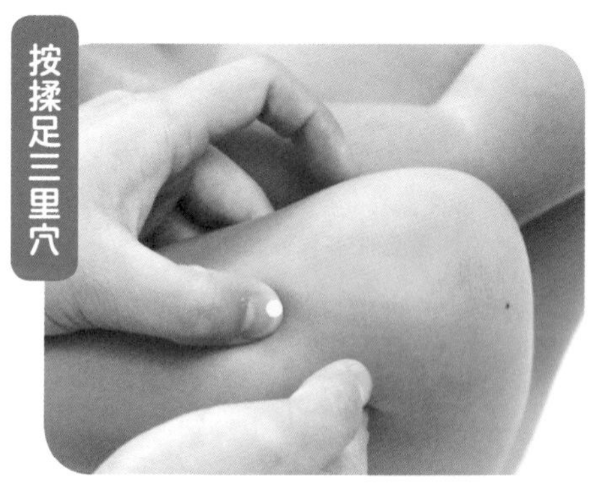

5.按揉足三里1～2分鐘。
用大拇指指腹按揉腿部兩側的足三里。

具體的止瀉手法有：

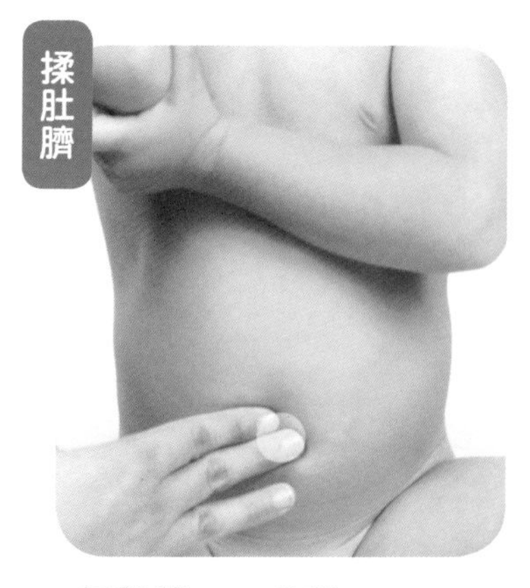

1.揉肚臍2～3分鐘。
用食指和中指壓在寶寶肚臍上揉，力度要適中，儘量帶動肚臍周圍的肌肉運動。

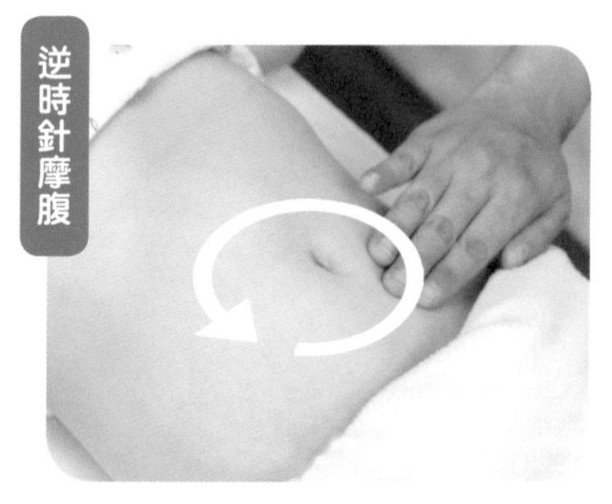

2.逆時針摩腹3～5分鐘。
用食指和中指或者全手掌在肚臍四周週邊做逆時針方向的推動。

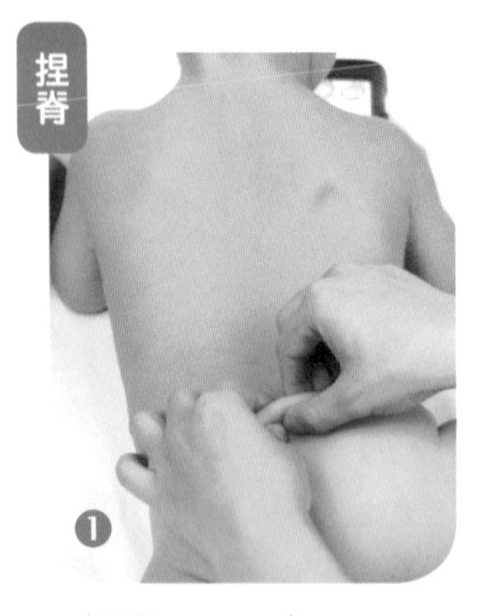

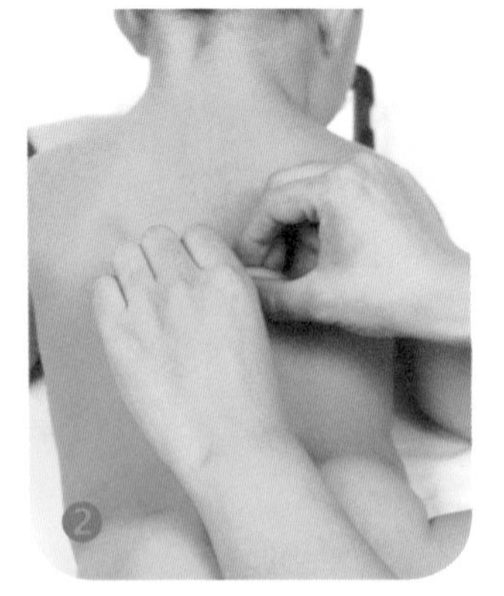

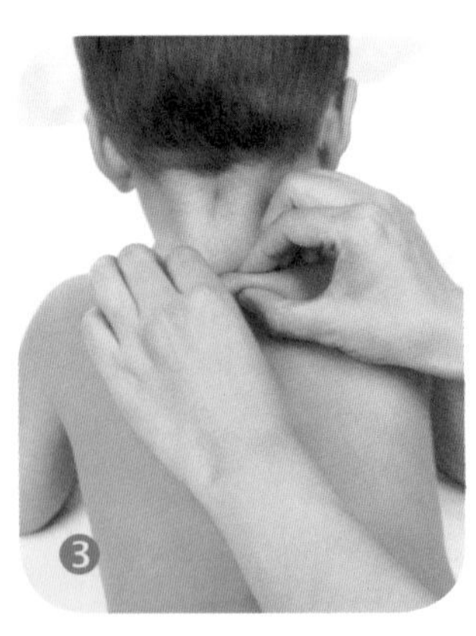

3.捏脊10～20次。

每天至少做1～2次。

寶寶痊癒後的鞏固手法：

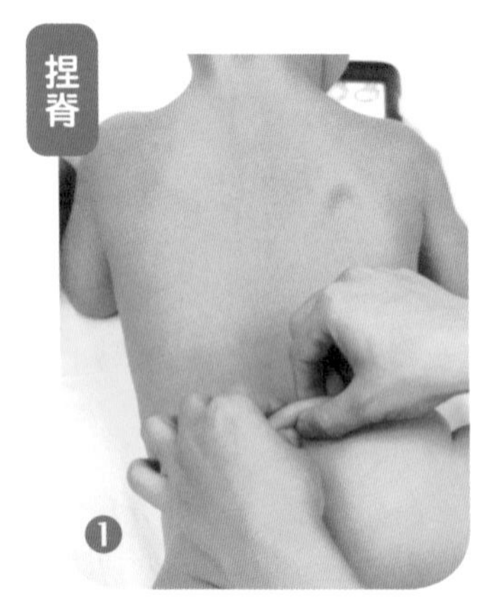

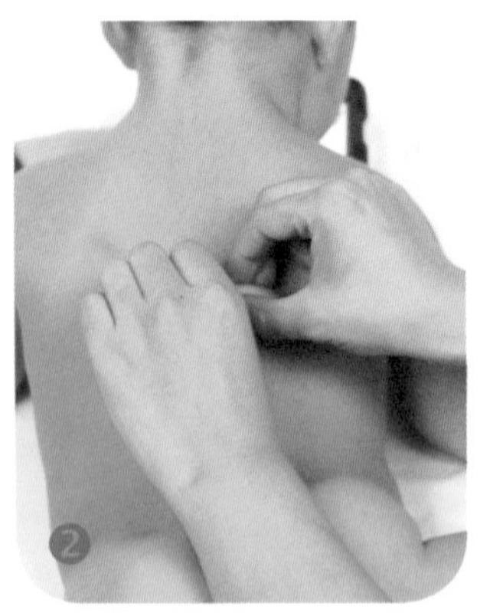

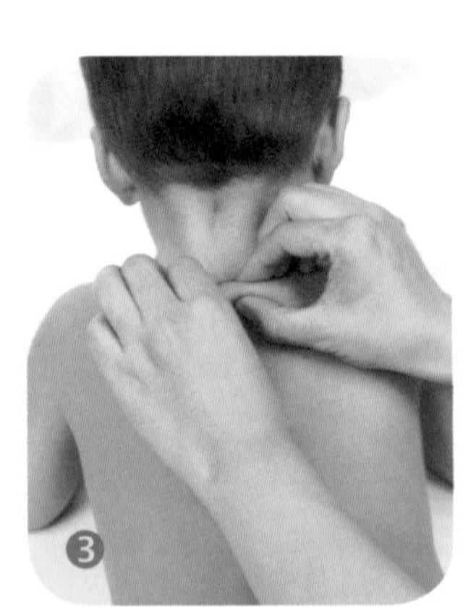

1.捏脊5～10遍。

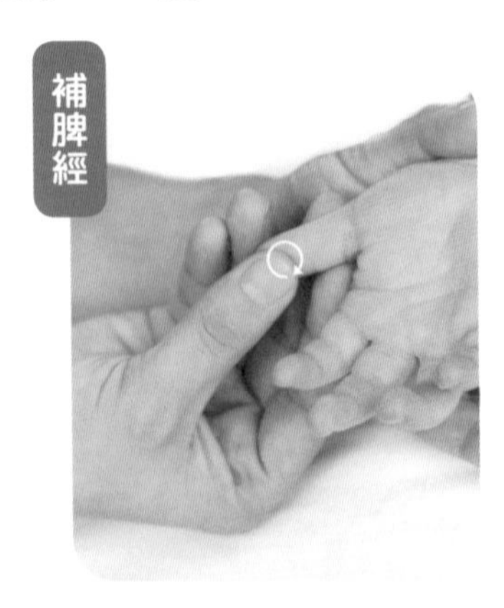

2.補脾經300次。
順時針方向旋推拇指指腹。

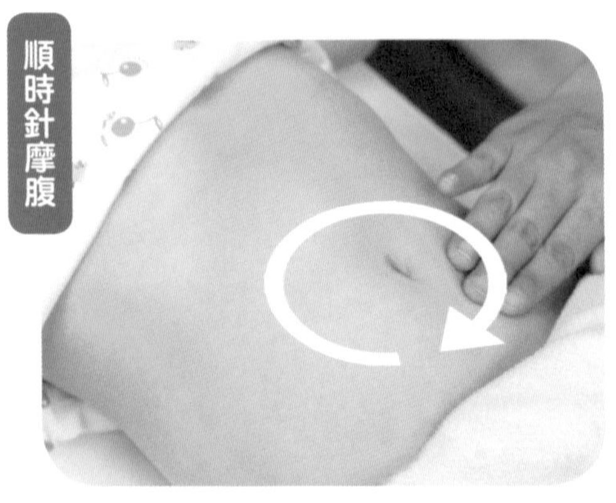

3.順時針摩腹3～5分鐘。
如果沒有拉肚子，順時針摩腹就可以。

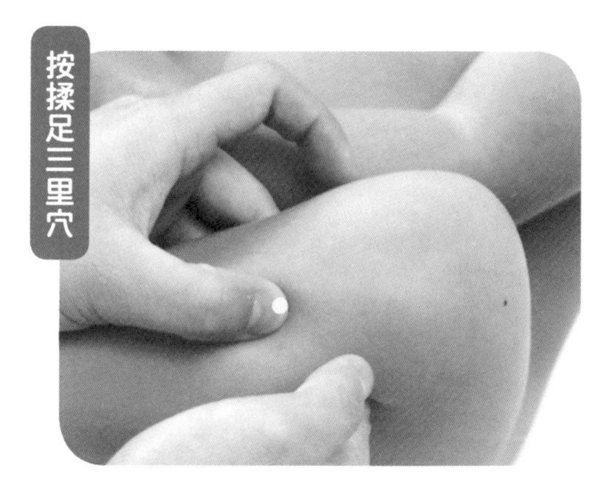

堅持做3～5天。

4.按揉足三里1～2分鐘。

痢疾

腹瀉和痢疾是兩種不同的疾病。痢疾是痢疾桿菌感染引起的，臨床表現為腹痛、腹瀉、黏液膿血便等。痢疾與腹瀉的原因不同，使用的手法也不相同。

因為痢疾對正氣消耗特別厲害，所以要用艾灸灸寶寶肚臍、天樞、關元和與肚臍相對的腎俞、命門及肚子前後各30分鐘，飲食上多給寶寶喝一些濃米湯。

也曾有媽媽問我，因為中醫會把痢疾分為寒濕型、疫毒型、濕熱型、虛寒型等多種，對於這些不同類型的痢疾，使用的手法是否需要進行適當的改變。在我看來，沒有專門學過中醫的媽媽要辨別是哪種類型很難。

對於痢疾這種細菌性感染引發的疾病，我建議一定要使用艾灸。艾灸對於提升陽氣有著絕佳的效果。在痢疾的發病過程中，寶寶的陽氣被大量消耗，按摩雖然能促使寶寶自我調整，但寶寶身體能量已經被大量消耗，沒有力量進行調整，而艾灸就能達到補充力量的效果。兩者配合起來能達到很好的效果。

如果媽媽沒有進行過專業的學習和培訓，我建議可以將小兒推拿作為一種輔助的治療手段。畢竟痢疾發病快、病情急，如果媽媽沒有學習過專業的手法，效果可能會打折扣。在這樣的情況下，媽媽最好在醫生的指導下用藥，同時使用小兒推拿進行輔助治療，這樣也能更快地幫助寶寶恢復健康。

痢疾的推拿手法：

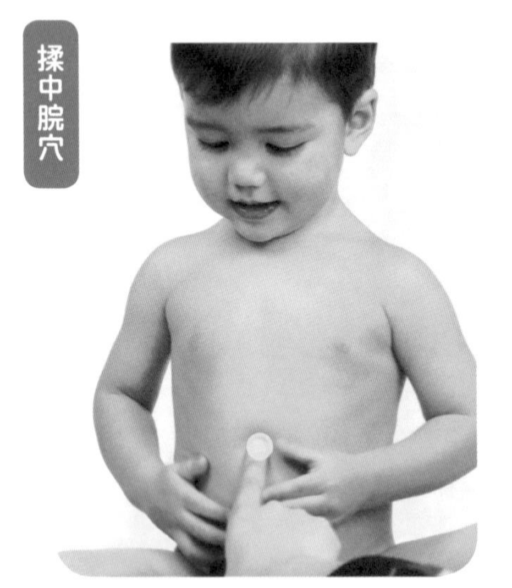

1.揉中脘2～3分鐘。

用指端或掌根揉肋骨末端至肚臍的1/2處。

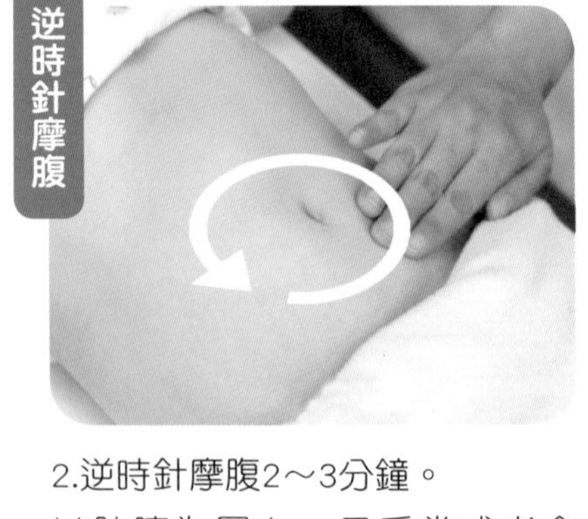

2.逆時針摩腹2～3分鐘。

以肚臍為圓心，用手掌或者食指、中指指端沿逆時針方向在寶寶的肚子上緩緩畫圈。

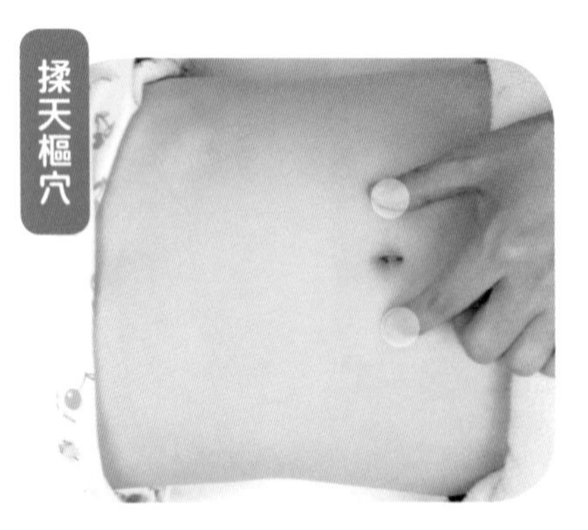

3.揉天樞2～3分鐘。

用大拇指指腹揉腹中部、肚臍旁開2寸的天樞。

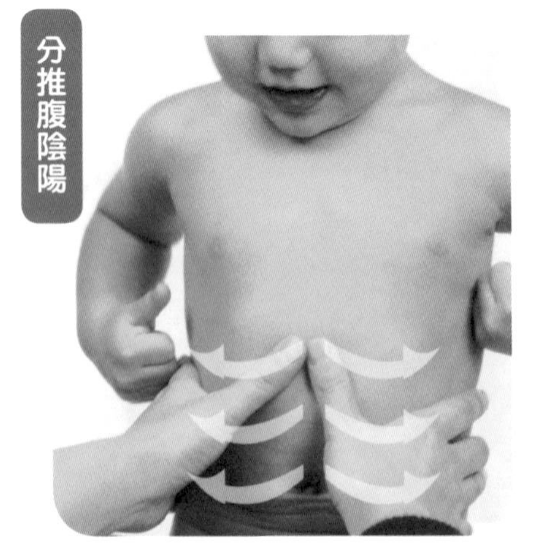

4.分推腹陰陽200～400次。

從中脘往兩邊有弧度地推，或自中脘至臍平推。

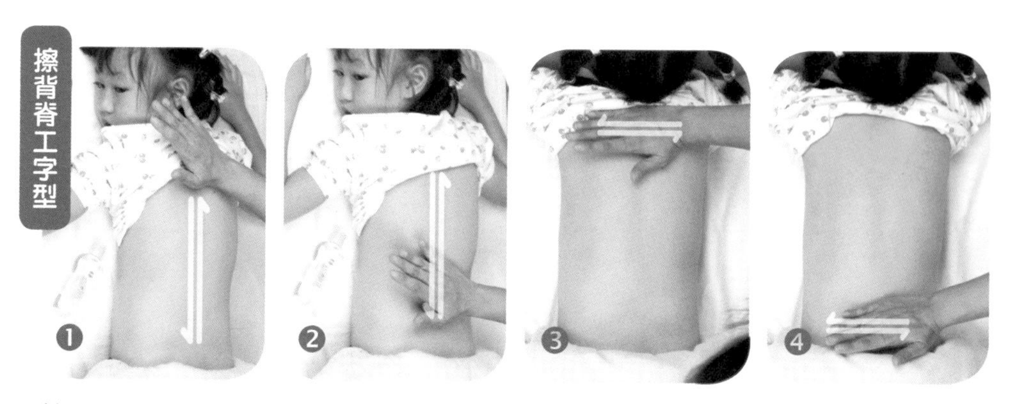

5.擦脊背工字型。

擦熱脊柱、督脈及兩側膀胱經，其中對應前方脾胃和大腸處的脊背位置要作為重點，需要增加推拿時間。

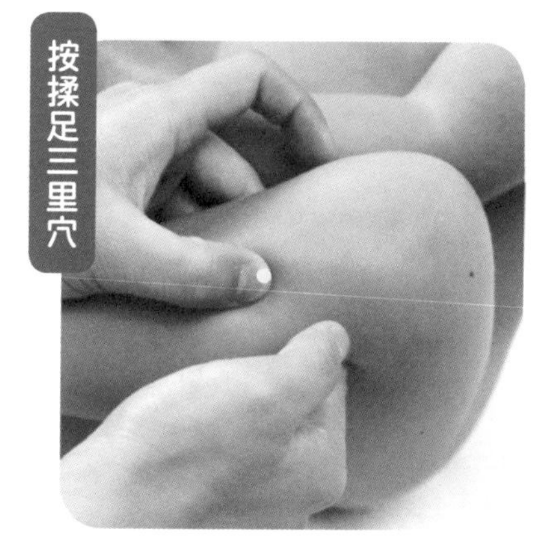

6.按揉足三里2～3分鐘。

用大拇指指腹按揉腿部兩側的足三里。

腸系膜淋巴結腫大

腸系膜淋巴結腫大，是近幾年來在臨床中的常見病及多發病，發病群體以2～6歲的孩子為主。腸系膜淋巴結腫大最主要的症狀是臍周及小腹痛，疼痛時間約為2～5分鐘，寶寶活動後、晨起、飯後或飲食失節時特別容易發生。這種疼痛與其他的肚子痛不一樣，是一種銳痛，很難忍受。當寶寶反覆發熱或痰熱較重時就特別容易發作，尤其是那些愛吃冷飲、油炸食品和肉食的寶寶特別容易發生腸系膜淋巴結腫大。

淋巴結是免疫系統的組成部分，一旦周圍有感染，炎症就會啟動淋巴結去工作，這時淋巴結會有所增大。當孩子感冒時，我們通常能在他們的耳朵、頭頸等部位摸到腫大的淋巴結，這是淋巴系統受到刺激而作戰的信號。多數情況下，小兒腸系膜淋巴結腫大主要是由於呼吸道反覆感染、多次使用抗生素破壞了腸道免疫功能所致。

針對寶寶腸系膜淋巴結腫大的推拿手法是：

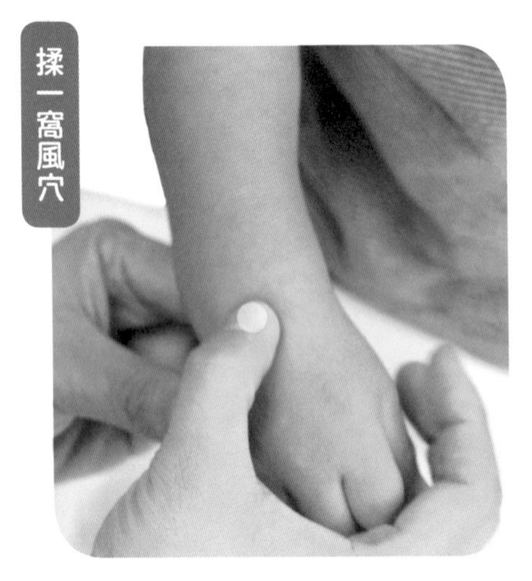

1.揉一窩風1～2分鐘。

一窩風是止腹痛的要穴。用中指或拇指端重揉位於手背腕橫紋的正中凹陷處。

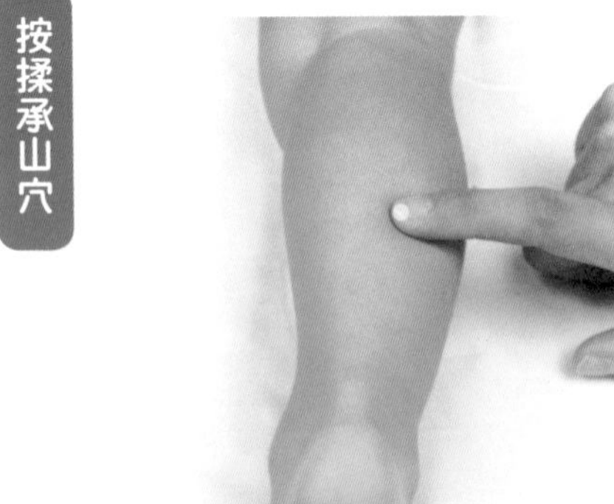

2.按揉承山穴50次。

當稍微施力踮起腳尖時，小腿後側肌肉浮起的尾端就是承山穴。用拇指指腹按揉承山穴。

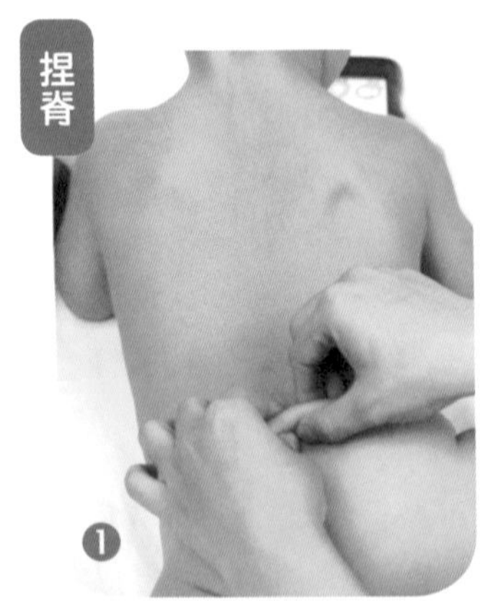

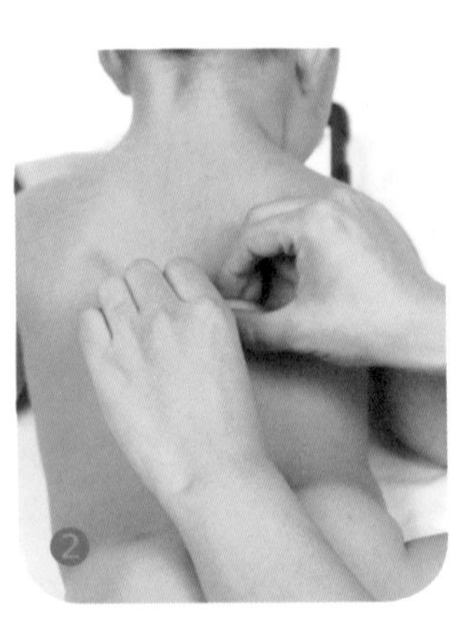

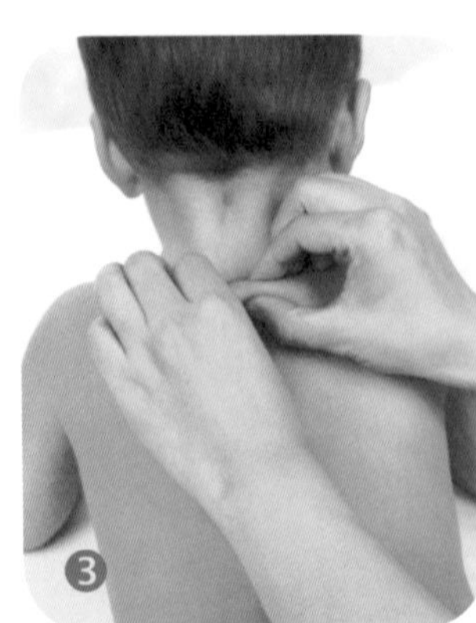

1.捏脊5～10遍。

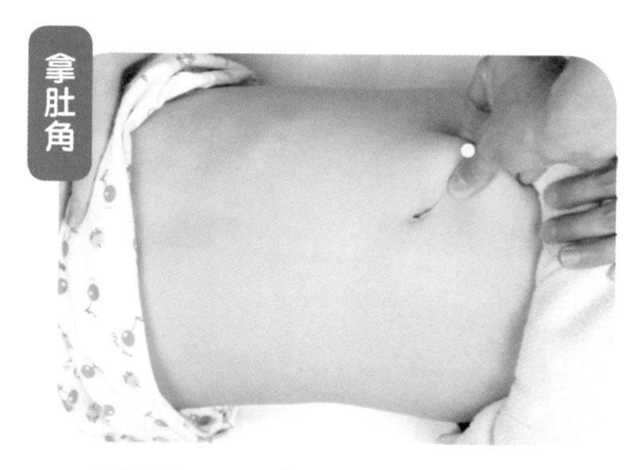

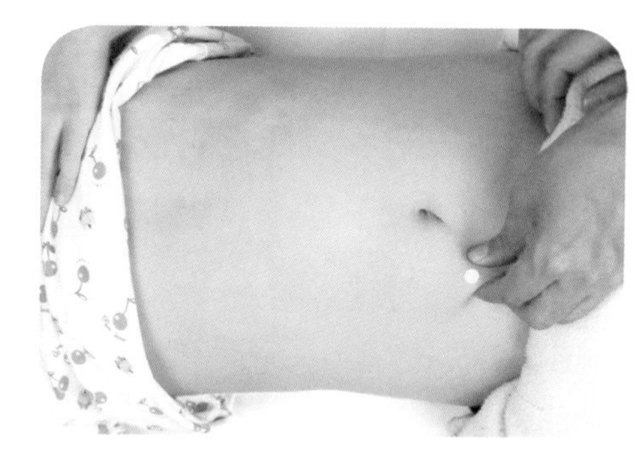

4.拿肚角5～10次。

當寶寶有腹部疾病時，肚角會變得特別敏感。一般寶寶都不太會讓碰這個部位，因此在推拿手法中，常常把這個穴位放在最後。用拇指和食指、中指相對用力拿捏位於臍下2寸、旁開2寸的大筋處。

對於腸系膜淋巴結腫大的推拿方法主要是按揉足三里3～5分鐘。足三里是臨床當中最常用的一個治療點。一般孩子肚子痛時多拒絕按腹部，所以建議從遠端取穴，足三里是其中最好用的一個穴。

我曾在從上海到北京的高鐵上遇到隔壁車廂一位男性。他出現了急性左下腹劇烈疼痛，乘務員通過廣播緊急尋醫。聽到廣播後我便過去看看能否幫忙，我發現他面色蒼白，肢體因緊張而僵硬。後來我就通過按揉足三里這個穴位成功幫助了他。當時雖然沒有醫療設備的檢查，無法知道他的真實病因和病名，但我仍然通過簡單地辨證取穴幫他緩解了疼痛。

如果寶寶胃口好、喜食肉、嘴唇紅，表示寶寶肺胃實熱。這時還可以用以下手法：

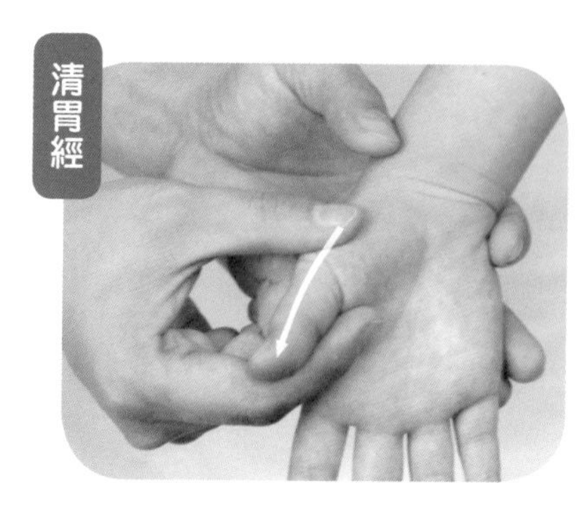

1.清胃經300次。
從拇指外側面由指根推向指尖。

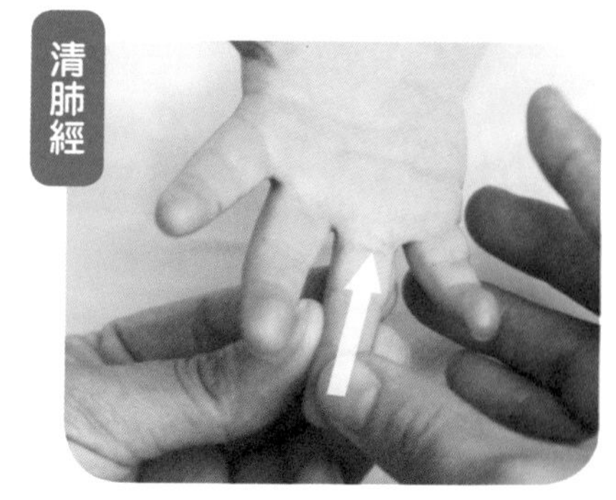

2.清肺經300次。
沿無名指從指尖向指根方向直推。

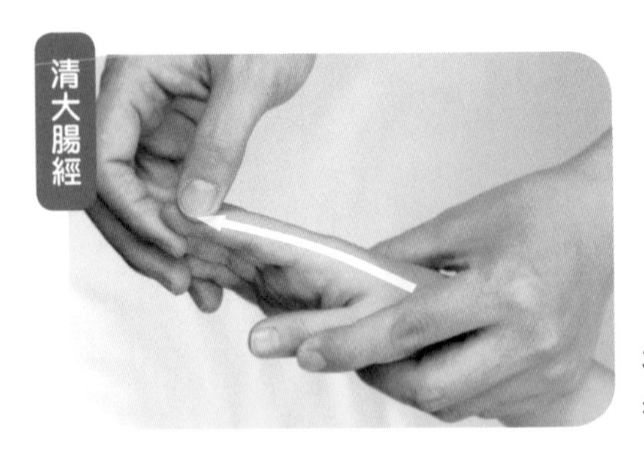

3.清大腸經300次。
從虎口直推向食指尖。

如果是剛好飽餐後，還可以加一些健脾和胃的手法：

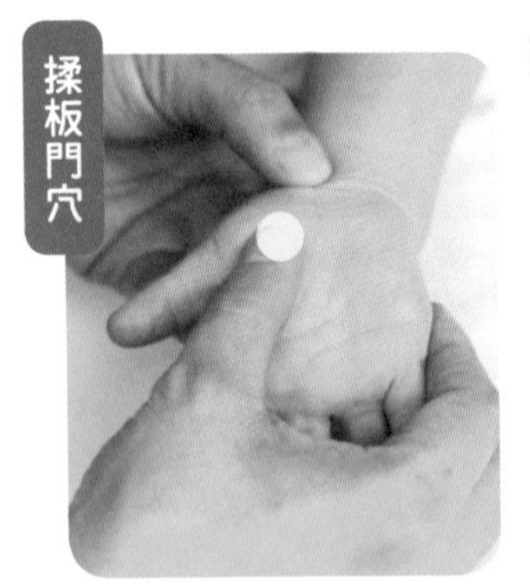

1.揉板門1～2分鐘。

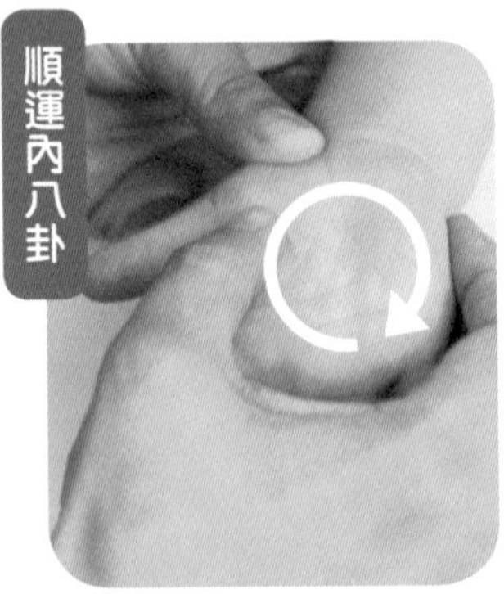

2.運內八卦300次。

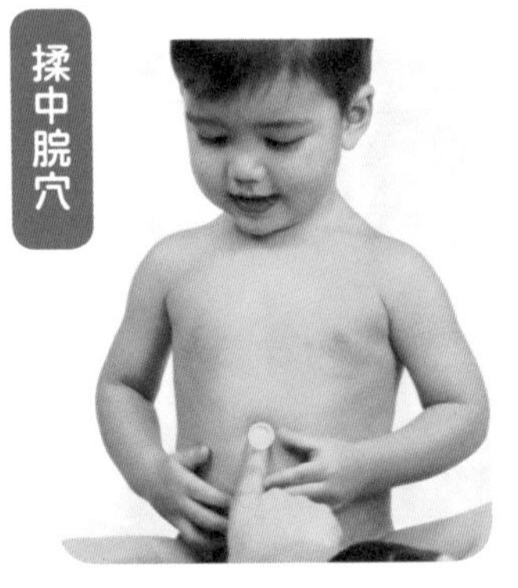

3.揉中脘2～3分鐘。

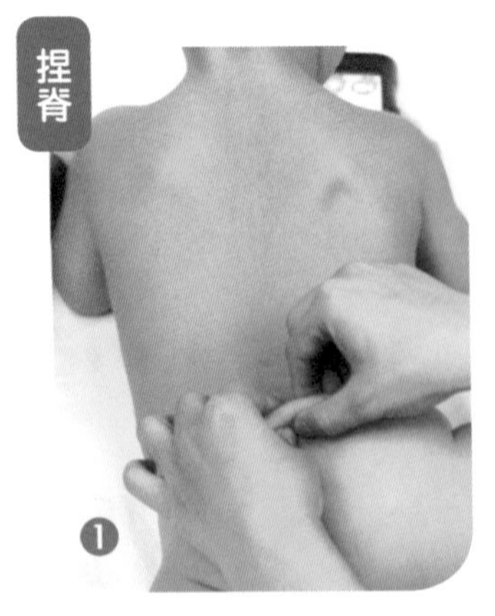

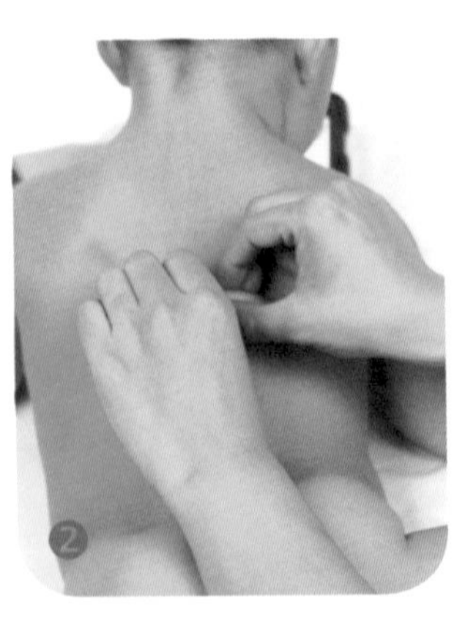

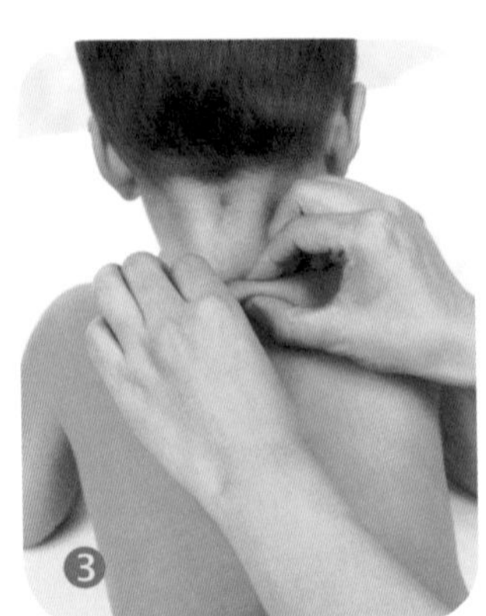

4.捏脊10～20遍。

如果此時還有發熱，可以用我前面介紹過的退熱手法：

清天河水300～500次。用食指和中指兩個手指，沿手臂內側由手腕推向手肘。

打馬過天河20遍。用食指和中指兩指沾清水，然後從腕到肘方向在皮膚上輕輕拍打。

如果寶寶體溫超過了39.5℃，要加退六腑300～500次。用大拇指或食指和中指推前臂靠小拇指那一側的直線，自肘推向腕。便秘嚴重者還要加上通便四大手法（詳見便秘一節）。

如果舌苔厚膩、不思飲食，可以掐四縫10遍。

如果沒有便秘，反而有拉肚子的現象，上面那些治療便秘及清熱的手法要慎用。這時可以艾灸神闕穴20～30分鐘。

我一位朋友的女兒，3歲左右時得過腸系膜淋巴結腫大。她當時的症狀是夜裡高燒，伴隨急性腹痛。父母以為是急性闌尾炎，半夜沖進醫院掛了急診，做超音波檢查後發現並非闌尾炎，就做了一般的腹痛處理——打點滴。打完點滴，孩子安靜了沒幾天，一天半夜又突發狀況，這樣折騰了三次，才發現是腸系膜淋巴結腫大，朋友一家被折騰得筋疲力盡。當媽媽把寶寶的情況告訴我後，我用上面介紹的手法指導她給寶寶按摩。兩周後，她的寶寶就恢復了健康。直到現在，她的寶寶已經7歲了，腸系膜淋巴結腫大的狀況再也沒有復發。

嬰兒腸絞痛

媽媽要警惕寶寶腸絞痛。研究顯示約有10%～20%的嬰兒曾有腸絞痛的現象。它一般開始於嬰兒2～4周大時，4～6周時會達到高峰，通常最晚到6個月左右會自動改善。有些小嬰兒會突然出現大聲哭叫，可能持續幾小時，也可能陣發性發作。哭的時候嬰兒面部漸紅，口周蒼白，腹部脹而緊張，雙腿向上蜷起，雙足發涼，雙手緊握。抱哄、餵奶都不能緩解，最終以嬰兒哭得力竭、排氣或排便而停止，這種現象稱為嬰兒腸絞痛。這是由於嬰兒腸壁平滑肌陣陣強烈收縮或腸脹氣引起的疼痛，是小兒急性腹痛中最常見的一種。

腸絞痛一旦發作，寶寶常會有反覆的腹痛及哭鬧，在白天會比較好，但到傍晚或晚上時，寶寶就會間隔不定地突然號啕大哭，而且會連續哭鬧幾個鐘頭，不論做什麼努力，都很難讓他安靜下來。

是不是寶寶在半夜哭泣就一定是腸絞痛呢？要確定寶寶是否為腸絞痛，必須先觀察寶寶是否是因為有其他需求而哭泣，如肚子餓了、尿布濕了、鼻塞、環境溫度太冷或太熱、做夢等，也有的寶寶是睡醒後想要有人抱或找人玩所以才哭鬧。如果都不是，才要考慮是否為腸絞痛所引起的肚子痛了。另外，如果寶寶患了中耳炎、腸套疊、疝氣等疾病也會哭鬧不安。尤其以腸套疊最常見，這是指腸子的前段套入後段的腸腔內，從而產生腸黏膜腫脹及腸道阻塞。

如何來改善或治療嬰兒腸絞痛？雖然大部分孩子到了6個月後會自行緩解，不過如何熬過這非常時期，如何對付這難纏的「夜啼郎」呢？

我有一個學生叫華瑾，她的好朋友生了一對雙胞胎，本來是很開心的，但雙胞胎哥哥從出生不久開始，每天到了晚上七點鐘就開始號啕大哭，直到快4個月時都沒有緩解。七點鐘幾乎成了魔咒，而且他每次都是劇烈地哭到嘔吐，去醫院檢查，也沒有特別好的治癒辦法，醫生說這孩子是高危嬰兒，全家人都很無助。華瑾問我能不能給她一個推拿方案來幫助這個寶寶。

我懷疑這個孩子患了嬰兒腸絞痛，所以我教她用雙手搓熱後空掌扣壓在寶寶的肚臍上做震顫，另外配合推揉華佗夾脊穴。華瑾當天就給孩子使用了這些方法。小傢伙剛好喝完奶，她先用了推天柱骨的手法，這個寶寶馬上就開始排嗝氣，然後她又用了推揉華佗夾脊穴的方法，奇妙的是一邊推拿，這個寶寶一邊噗噗地排氣。當天晚上就打破了7點鐘的魔咒，晚上8點寶寶就沉沉地睡著了。一家人都感嘆小兒推拿太神奇了，他們經歷了太多個痛苦難熬的夜晚。無數家醫院都無力治癒的頑症，居然簡單的幾個手法就能改善。

所以如果無法判斷小嬰兒是否是腸絞痛，你也可以先用以上幾個手法處理一下，如果能順利緩解，那麼也不需要去醫院了。

針對寶寶腸絞痛的推拿方案：

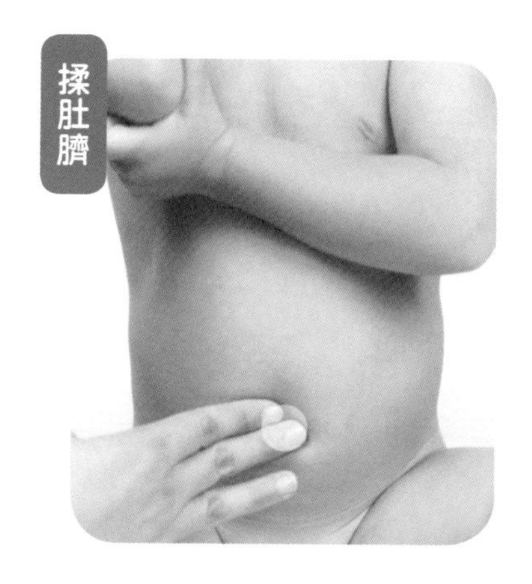

1.雙手搓熱，以掌心內勞宮穴對準孩子的肚臍，空掌輕輕下壓肚臍的同時做震顫，直至手掌溫度降低。再次搓熱手掌，輕壓肚臍震顫，反覆操作5～10次。配圖為揉臍，大家可根據以上描述的方法操作。

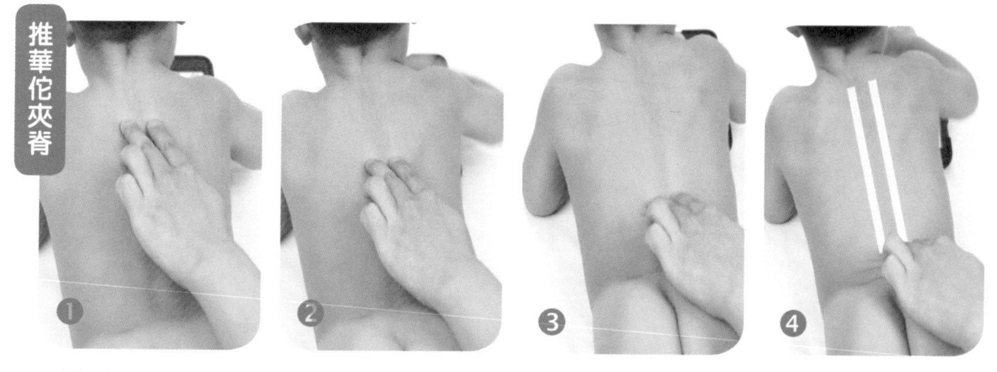

2.另外，推揉華佗夾脊穴是全方位改善孩子神經緊張、傳導異常造成的間歇式疼痛的方法，包括對於改善孩子睡眠都有非常棒的效果。建議可以在白天寶寶趴著玩的時候推10～20分鐘，堅持一周。

另外，小月齡寶寶特別容易吐奶，對於這種情況，簡單的一個手法就能搞定：推天柱骨100～200次。從寶寶的頸後頭部髮際線往下推至大椎穴。寶寶小，脖子短，即便只能推短短的一點距離也不要輕視。每次寶寶吃好奶就推，比拍嗝還有效，堅持一周後能完全擺脫寶寶吐奶的問題。

濕疹

常有父母因為小寶寶濕疹發作得很厲害來諮詢我。濕疹是一種常見的過敏性、炎症性皮膚病，以嬰兒濕疹為多見，沒有明顯的季節性，在身體的任何部位均可發生。濕疹最初是幾個小紅點，成片狀，乾燥後像結痂似的，會起皮，一旦遇熱，顏色就會加重，紅點突出明顯，如果不積極治療，就會越長越大。

我曾經見過一個朋友的孩子，才3個多月，因為媽媽處理不當，濕疹越發越多，最後佈滿全臉。濕疹的病因目前尚不清楚，但過敏體質以及精神受刺激、神經高度緊張較容易誘發濕疹。氣候和環境的變化、生活中大量使用化學製品、精神緊張、生活節奏加快、飲食結構改變等因素使濕疹的發病率呈上升趨勢。

當孩子長到兩歲後，濕疹的發病率會大大降低。但在寶寶兩歲以前，濕疹的發病率都特別高。

西醫大多使用激素類藥物治療濕疹，雖然症狀有時可以得到緩解和控制，但非常容易復發，而且反覆使用激素藥物對身體也有很多的副作用。那麼針對濕疹，有沒有綠色安全、沒有毒副作用，又可以從根本上治癒的方法呢？

我們先從中醫的角度看看過敏性疾病是怎樣的一個病吧。過敏性疾病範圍很廣，有哮喘、濕疹等，發病的部位主要有鼻子、氣管、支氣管、大腸、皮膚。說到底，過敏性疾病都是肺系疾病。

中醫理論認為肺與大腸相表裡，開竅於鼻，在體為皮，其華在毛。其實，不論是肺、大腸、皮毛還是鼻子，都有排泄的功能，而且都與外界環境接觸。再看看病徵。鼻敏感會流鼻水打噴嚏，氣管敏感會過敏性咳嗽，哮喘則會咳嗽、氣喘，結腸敏感會泄瀉，皮膚敏感則是出疹、紅癢。人體一旦感受外邪或邪氣由內而生，身體都會試圖將之排出，如果邪氣重，排泄作用便會很亢奮，變成使人不適的各種過敏症狀。因此，當春季萬物復蘇，氣溫變化多端時，肺就特別容易受到外界的影響。所以中醫有「肺為嬌臟」的說法。

所以，中醫主要是用提升陽氣來對抗外邪，小兒推拿就是提升陽氣的，因此小兒推拿對於治療寶寶濕疹非常有效，而且不易復發。

除了按摩手法外，寶寶還需要忌口，容易引發過敏的食物一概不要吃。另外，用艾草煮水，開鍋之後小火煮15～30分鐘，晾至微熱後給寶寶淋浴用。對於局部濕疹部位可以用艾草水泡澡，這個效果也很好，不過不是一次見效，需要連續洗5～7天。

濕疹有時也會季節性地捲土重來，它歸根到底與寶寶的個人體質、母乳或奶粉等餵養方式有關。如果媽媽吃了刺激性、易致過敏的食物，再用母乳餵養寶寶，寶寶就特別容易出現濕疹。如果寶寶喝了容易上火的奶粉，也特別容易患上濕疹。這些狀況隨著寶寶的慢慢長大，接觸的食物越來越多，就會自然改善。如果我們注意寶寶的發病期並及時處理，就能從根本上改善孩子的過敏體質。

針對濕疹，這裡給大家提供一套比較通用的推拿手法：

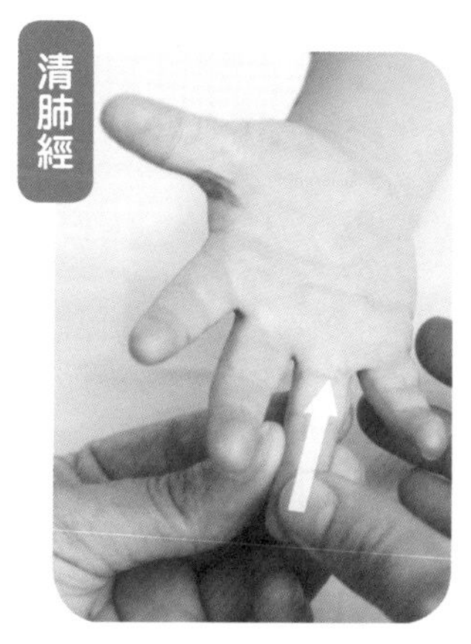

1.清肺經300次。
沿無名指從指尖向指根方向直推。

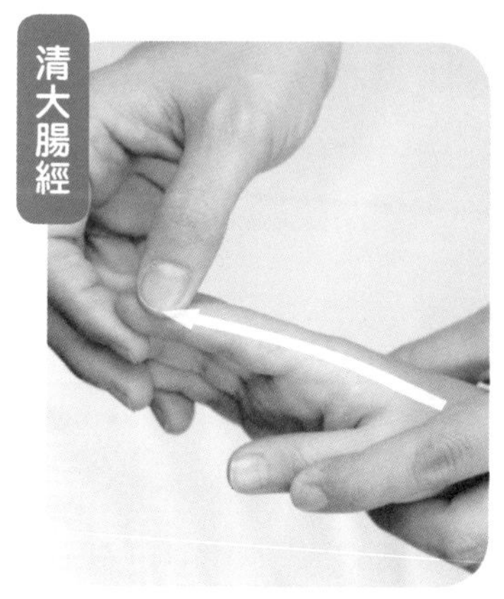

2.清大腸經300次。
從虎口直推向食指尖。

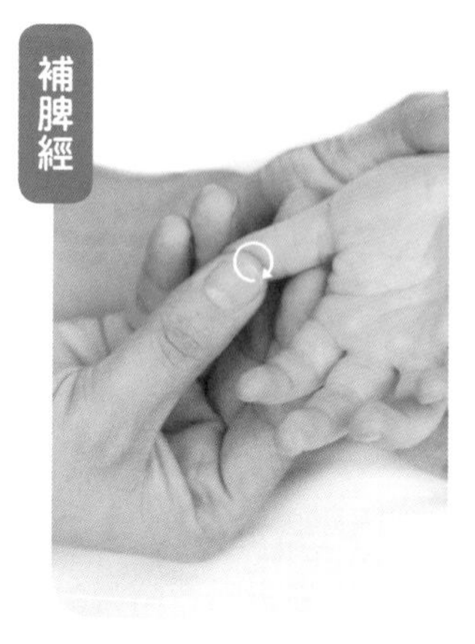

3.補脾經300次。
順時針方向旋推拇指指腹。

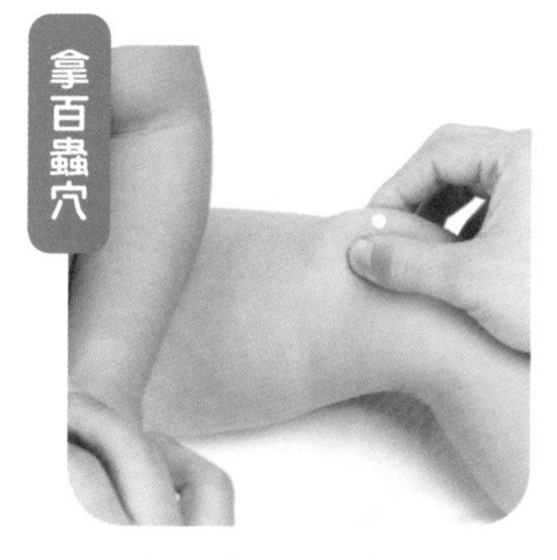

4.拿百蟲穴50次。
以拇指指腹與食指和中指指腹相對用力拿膝上內側肌肉豐厚處。

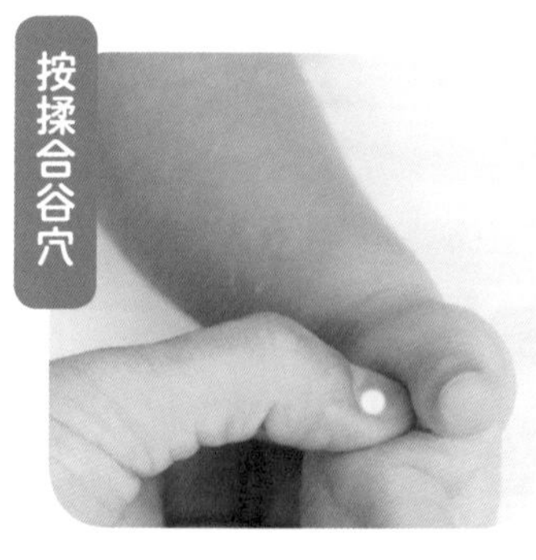

5.按揉合谷穴1～2分鐘。
用大拇指按揉拇指和食指指骨交接的虎口處。

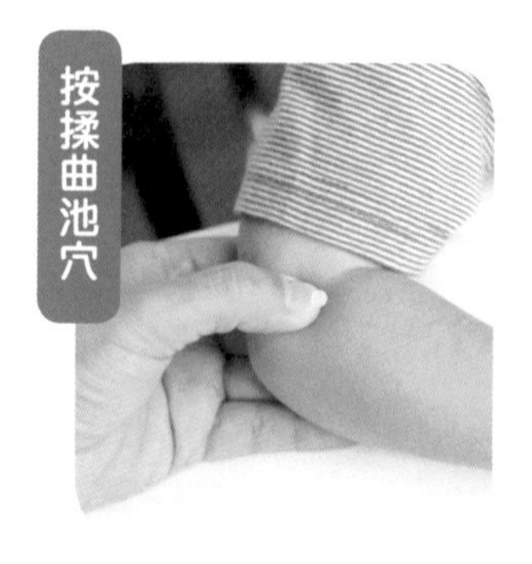

6.按揉曲池穴1～2分鐘。
用大拇指按揉位於肘關節中心的曲池穴。

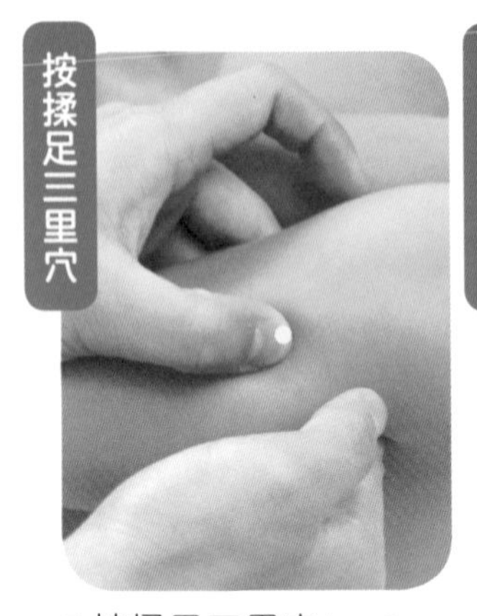

7.按揉足三里穴1～2分鐘。
用大拇指按揉足三里。

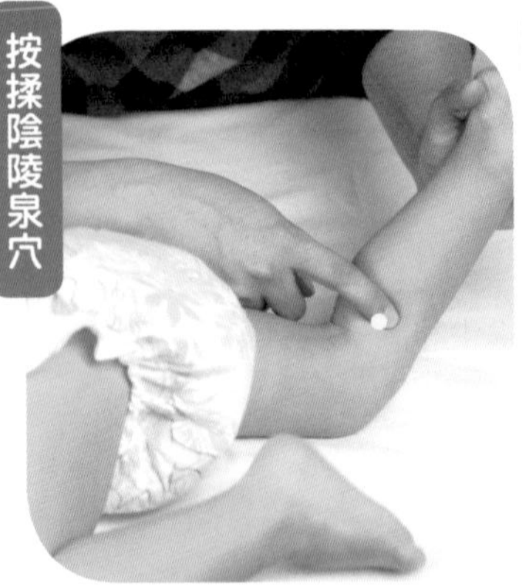

8.按揉陰陵泉穴1～2分鐘。
小腿內側，脛骨內側髁後下方凹陷處。

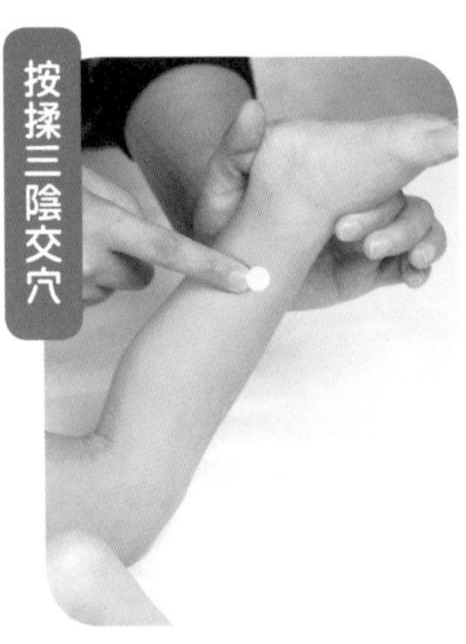

9.按揉三陰交穴1～2分鐘。
用拇指或食指指端按揉內足踝上三寸的三陰交。

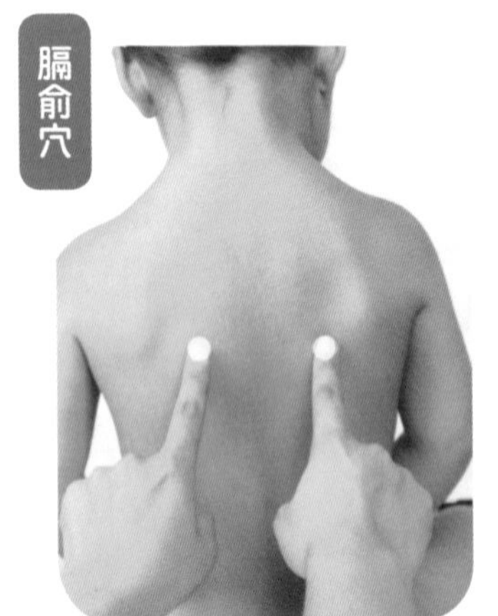

10.推揉膀胱經。
寶寶俯臥，在背部膀胱經上反復推揉，時間約5分鐘，拇指、食指、中指三指捏拿膈俞穴（兩肩肩胛骨下緣連線上，胸椎第七節）處的肌肉10～20次。

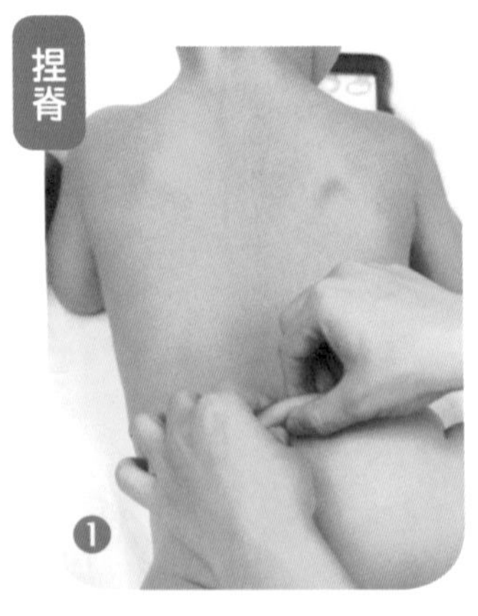

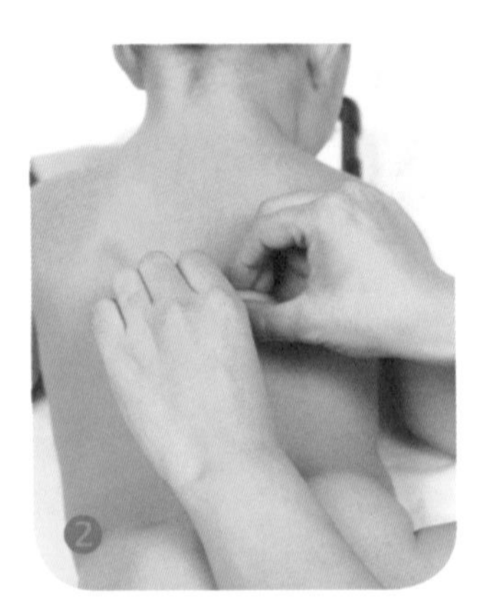

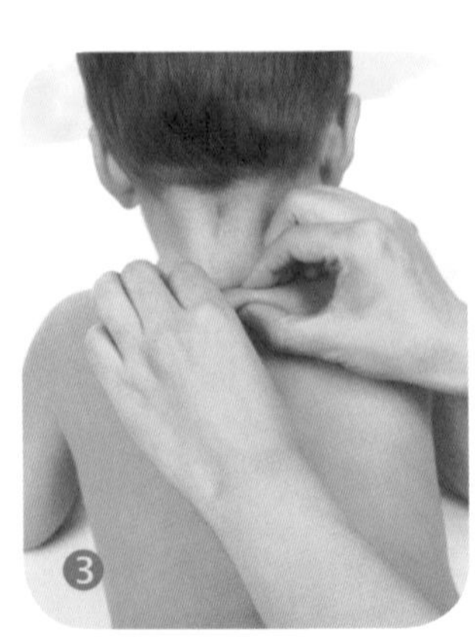

11.每天堅持給寶寶捏脊5～10遍，每次提捏到大椎穴要重點刺激幾次。

蕁麻疹

蕁麻疹俗稱「風疹塊」、「風疙瘩」、「風包」等。基本症狀為全身起紅色或蒼白色風團，發生消退都較快，消退後無任何痕跡，起疹時伴隨瘙癢。它既可能是一種獨立的疾病，又可能是其他疾病的症狀。根據病程，蕁麻疹一般分為急性和慢性兩類。急性蕁麻疹起病急，劇癢，隨後出現大小不等、形態各異的鮮紅色風團。慢性蕁麻疹風團時多時少，此起彼伏，反覆發生，病程持續4周以上。

而風疹是一種由風疹病毒引起的，通過空氣傳播的急性傳染病，以春季發病為主。春夏之交，風疹病毒也在蠢蠢欲動，它會伴隨人的咳嗽和噴嚏而飄浮在空氣中。抵抗力較弱的人吸入風疹病毒後，經過2～3周的潛伏期，便開始出現症狀。先是全身不適，繼而開始發熱，耳後及枕部淋巴結腫大，並有淡紅色細點狀丘疹出現。它在短期內擴展到全身，奇癢難耐或微癢，多在2～3天內消退，不留痕跡。由於風疹的症狀和體徵與感冒及蕁麻疹相似，因而不太能引起人們的重視。這兩種疹子臨床表現比較像，很容易誤判。當時雨欣起疹子時也是短期內擴展至全身，雖然沒有發燒的症狀，但因為有過接觸史，我誤認為是風疹。

後面幾天我發現不對，因為風疹應該在2～3天內消退，而且不會反覆發作。蕁麻疹的風疹團才會反覆發作，反覆發作的疹子的顏色有時是蒼白色的，如果抓癢之後還會變成紅色，後面幾天伴有明顯的眼睛癢等過敏反應，雨欣就是這種典型症狀。蕁麻疹是典型的過敏性疾病，假如家庭成員有過敏史，那麼孩子發病的概率就會非常大，而雨欣爸爸的家族中，幾乎所有直系親屬都有濕疹史和蕁麻疹史。綜合所有的因素，我斷定雨欣患的是蕁麻疹。

考慮到是蕁麻疹，我馬上調整了按摩手法。從中醫的辯證角度看，「風疹團」是有「風」在體內作祟，運用祛風的辦法就能起到奇效。蕁麻疹發疹時，疹子來得快，去得也快，走過不留痕跡，像風一樣四處竄動，沒有規律。這裡的「風」不是指自然界的風，而是指人體內因陰陽不合、氣血運行逆亂而引起的諸症。當寶寶的機體處於一種敏感狀態下時，許多因素可以誘發「風」。

南宋醫學家陳自明曾指出「治風先治血，血行風自滅」，所以我特別加上了祛風、活血的穴位來推拿，即：

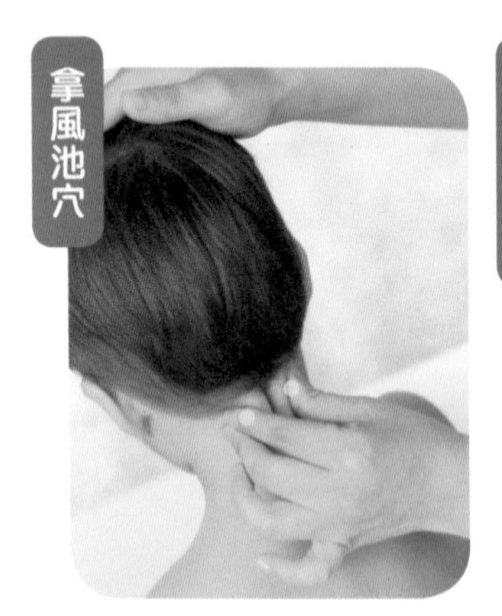

1.拿風池穴1分鐘。
用大拇指和食指拿位於頭顱後面大筋的兩旁與耳垂平行處的風池穴。

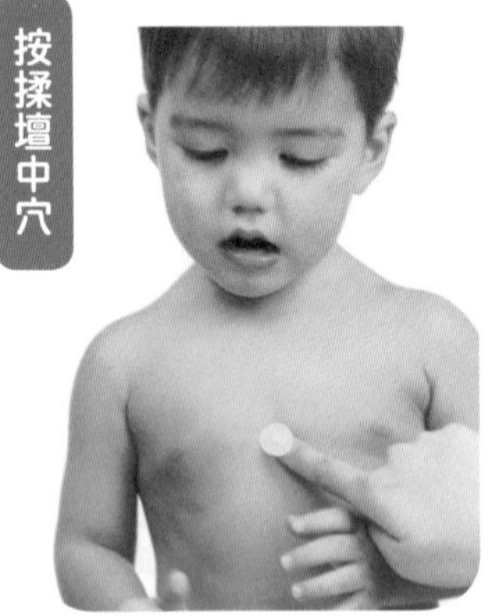

2.按揉膻中穴2分鐘。
風池和膻中都是氣之匯穴，按揉這兩處可以調理經氣，使體內亂竄的「風」調暢。

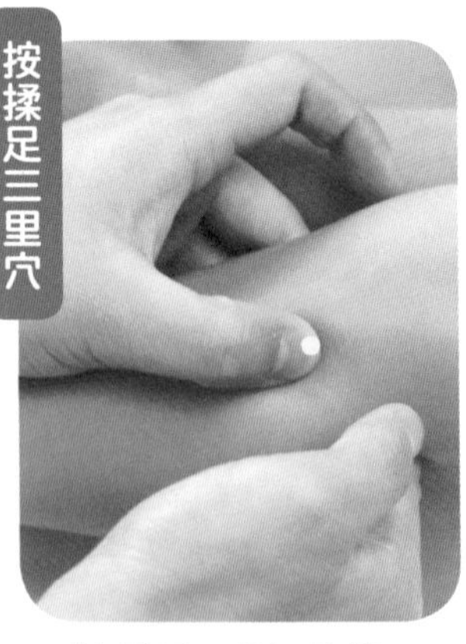

3.按揉足三里2分鐘。
足三里也是人體的一個大穴，按揉這裡能活血治風。

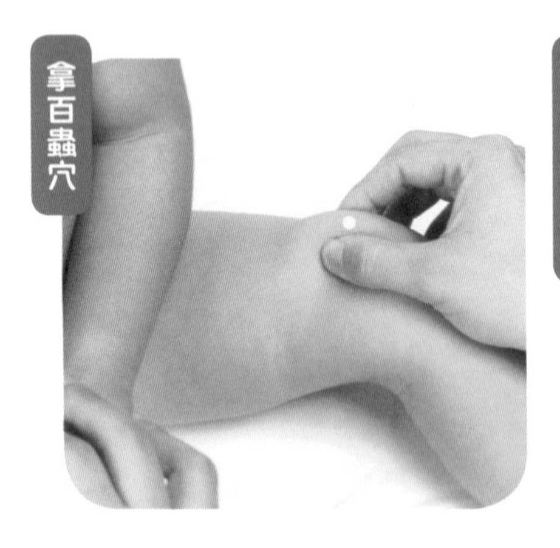

4.拿百蟲穴兩側各1分鐘。
以拇指指腹與食指、中指指腹相對用力，拿膝上內側肌肉豐厚處。

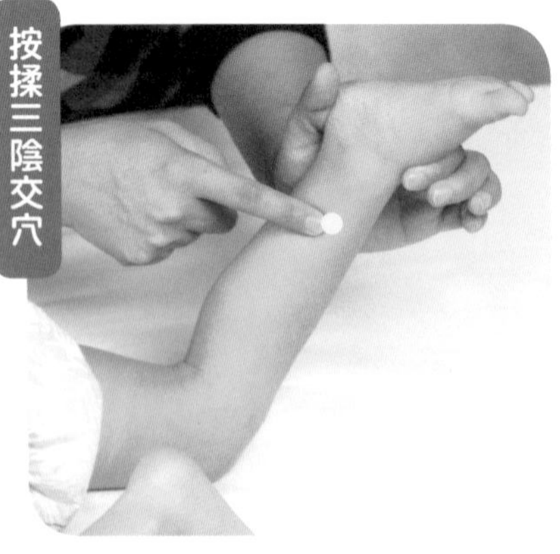

5.按揉三陰交2分鐘。
用拇指或食指指端按揉內足踝上三寸的三陰交，可以活血、調血。

捏脊

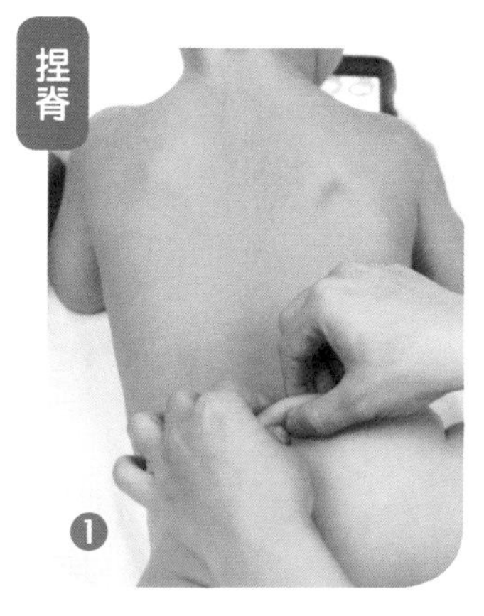
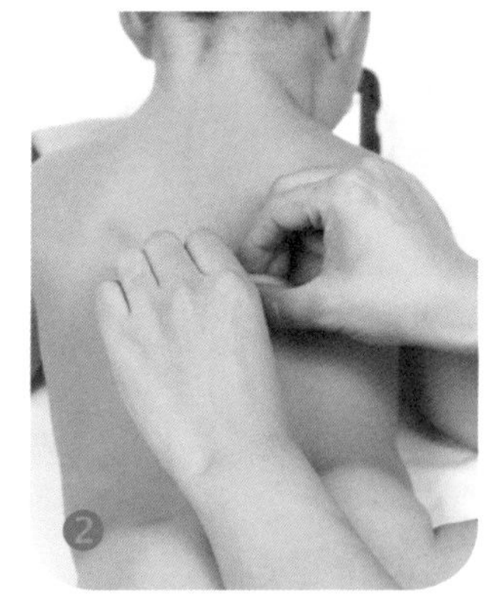
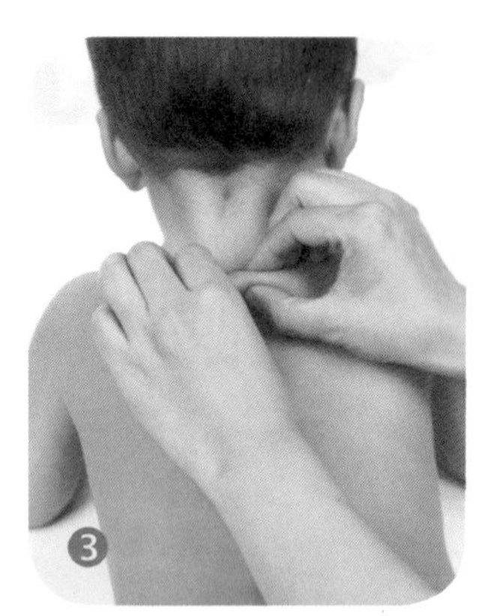

6.捏脊5遍，三捏一提5遍。

按揉膈俞穴

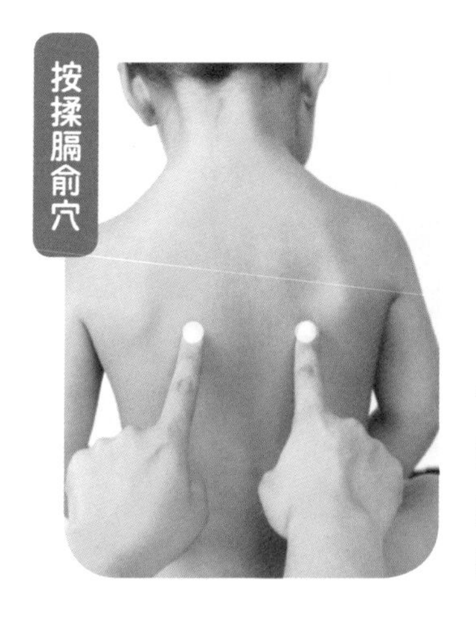

7.按揉膈俞穴1分鐘。
膈俞穴位於肩胛骨最下角與脊椎連線的中心，用大拇指或食指指腹按揉。

預防小兒蕁麻疹，要積極尋找過敏原，並遠離之。同時要讓寶寶少接觸寵物。食物中的魚、蝦、蛋、乳製品和一些少見食品等都是常見的誘因，必要時可先停食。

對於急性蕁麻疹，媽媽們千萬不要大意。我一個好朋友的兒子麥兜就曾因為被毒蚊子咬了，從而引發了急性蕁麻疹。為此他吊了一周多的點滴，吃了好幾種抗過敏的藥物，結果還是控制不住，只能住院治療，幾乎所有能用的藥全部都用上了，但出院以後麥兜還是時常發作。

無論急性還是慢性蕁麻疹，用上面講述的手法給寶寶推拿都非常有效。我有好多學生用這套方法治療寶寶的蕁麻疹，效果都非常好。

幼兒急疹

幼兒急疹又稱嬰兒玫瑰疹，是嬰幼兒常見的急性發熱出疹性疾病，常見於6～24個月大的寶寶。其特點為嬰幼兒在高熱3～5天後，體溫突然下降，同時出現玫瑰紅色的斑丘疹，也就是「熱退疹出」。在疹子沒有出來之前，往往很難確定發燒的原因，這種病只有等到疹子出來後才能判斷出病因。

在幼兒急疹發燒期間，寶寶的精神狀態很好，不耽誤玩耍，除非溫度特別高，孩子才會有些無精打采。這種發燒一般都會持續3天，燒會反覆。也就是說常常燒退下來後，過一會又會燒起來。只有完全退燒後，才會開始出疹子。媽媽可以通過疹子發出來的時間來辨別孩子患的是不是幼兒急疹。幼兒急疹無論是打針、吃藥還是按摩退燒，都會反覆，這種病毒只有燒透了才能消退。所以，如果孩子精神狀態俱佳，別總是著急上藥，我們可以先推拿試試看。

下面的這套退燒手法，是我女兒雨欣4個月發幼兒急疹的時候我配的推拿穴位。因為發燒之初，我們很難判斷是否是幼兒急疹，所以，要用一些既能治療感冒又對退燒有利的手法。

如果溫度超過39℃，也可以用沾水捏脊的方法。這種方法在本書發燒篇裡面有特別的介紹。

燒退後，大約在一兩天內，寶寶會全身出疹。出疹是一種排毒現象，不需要進行任何治療，疹子在一個禮拜左右自然會消退。幼兒急疹幾乎是每個寶寶都會出現的問題，一般寶寶出疹後就會獲得免疫，很少會二次復發。媽媽都需要牢記：幼兒急疹出疹子是一種正常現象，千萬不要盲目用抗生素。曾經有位媽媽告訴我，她的寶寶幼兒急疹發作時去醫院檢查，醫生檢查完告訴她這是免疫力低下引起的，要吃一些提高免疫力的藥，她欣然同意。等她拿到藥仔細一看說明，頓時傻掉了，這個提升免疫力的藥是給進行放射、化療等癌症病人及其他重症病人用的。價錢貴不說，還有可能產生副作用。這位媽媽很理智，堅持只給寶寶多喝水，沒有讓他吃提升免疫力的藥。一個禮拜後，寶寶的疹子就全消了。在這裡提醒各位爸爸媽媽，孩子自身是有免疫力的，發燒有助於完善孩子的免疫系統。運用小兒推拿既安全又有效，大家一定要努力，讓我們一起用自己的雙手給孩子一個健康的身體。

開天門

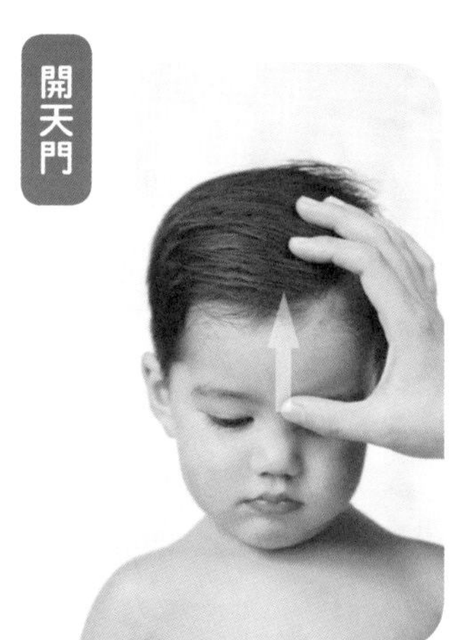

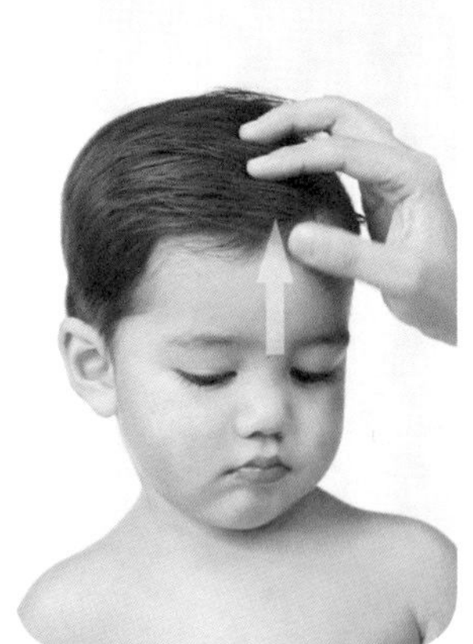

1.開天門200次。

推坎宮

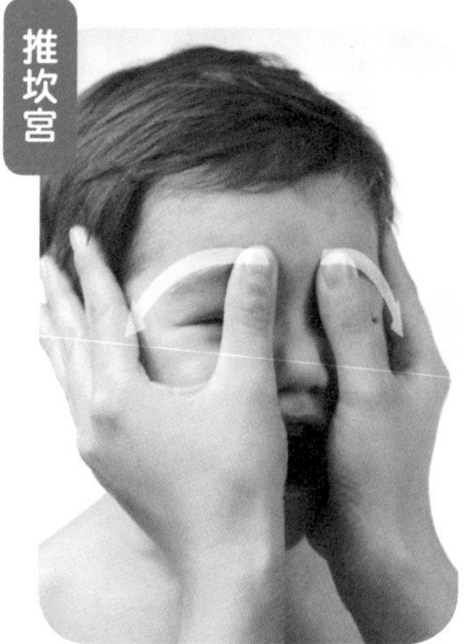

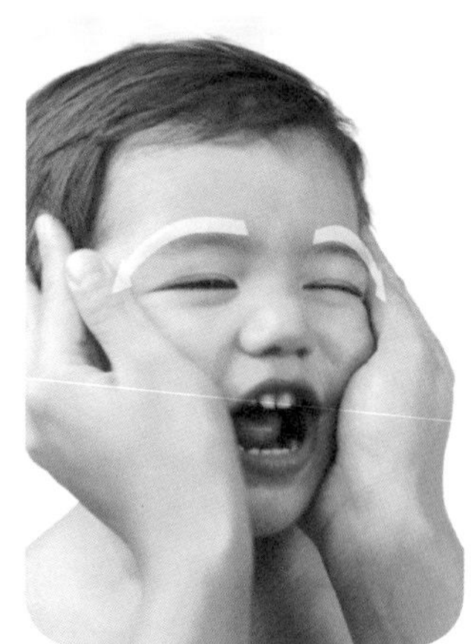

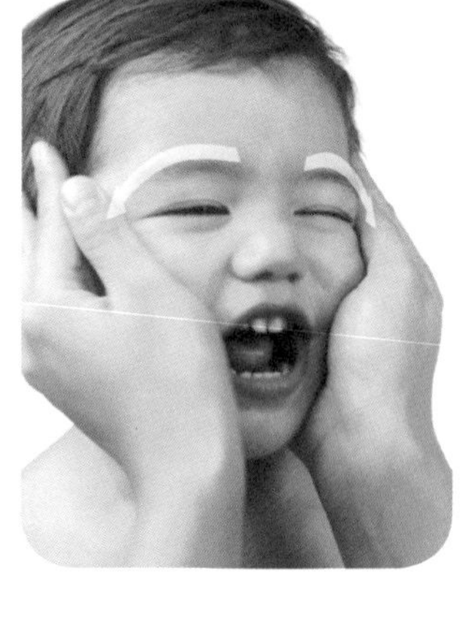

揉太陽穴

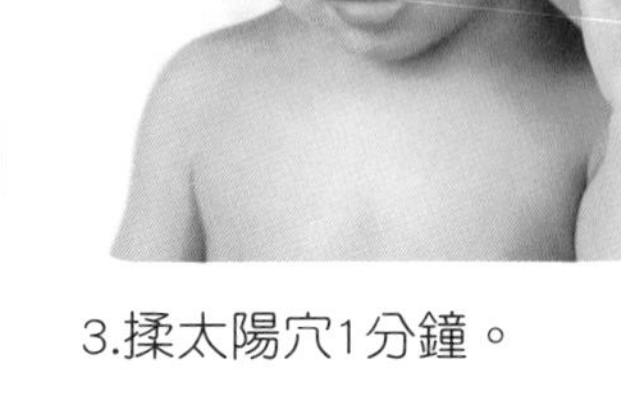

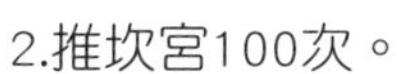

2.推坎宮100次。

3.揉太陽穴1分鐘。

清天河水

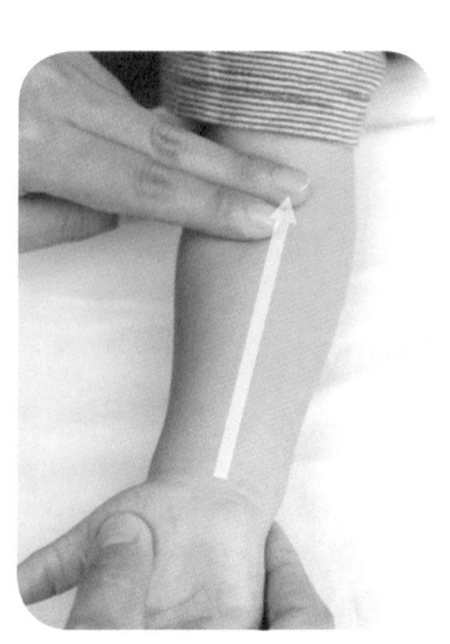

4.清天河水300～500次。

掐揉小天心穴

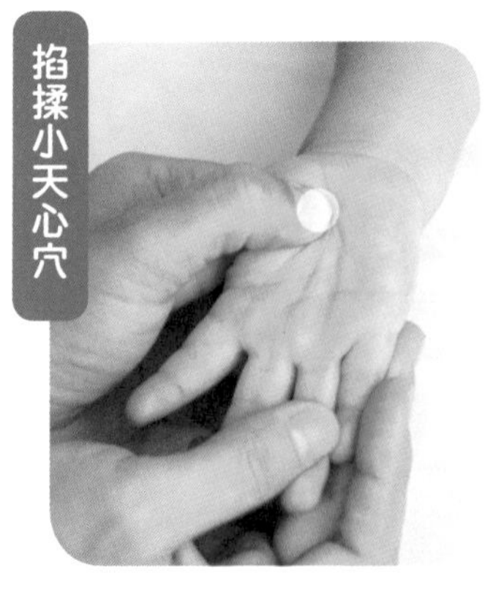

5.掐揉小天心30～50次。掐揉小天心可以清心、安神、利尿、透疹。

痱子

一到夏天，就有很多媽媽問我：「緣緣老師，有沒有什麼按摩手法能夠幫助寶寶預防痱子？」確實，天氣一熱，很多寶寶就特別容易生痱子，這不但嚴重地影響到孩子的睡眠，而且反覆抓撓還會導致寶寶皮膚感染。有些寶寶用些痱子粉可能會好一點，但不能解決根本問題，痱子會反覆發作。

我家雨欣偶爾也會起痱子，但很快就會消下去。雨欣小時候天氣一熱，我就會給她喝點金銀花露，尤其在盛夏的時候，這麼做可以清熱去火。

不過在雨欣一歲半以後，我發現用艾草煮水給她洗澡對緩解痱子也特別有效。在水中加入一把艾草或者一段艾條，大火燒開轉小火煮15～30分鐘後，晾至大約寶寶洗澡水的溫度，再給寶寶沖洗。有些心急的媽媽會往裡面兌涼水，但這個效果就差很多。我的建議是讓艾草水自然冷卻，這樣藥效更好。連續洗3～5天，寶寶的痱子就消了。艾草水還能防蚊，減少蚊蟲叮咬。有些濕疹嚴重的寶寶，用艾草煮過的水來洗澡，堅持一段時間也非常有效。

起痱子時我還會用一些推拿手法來干預：

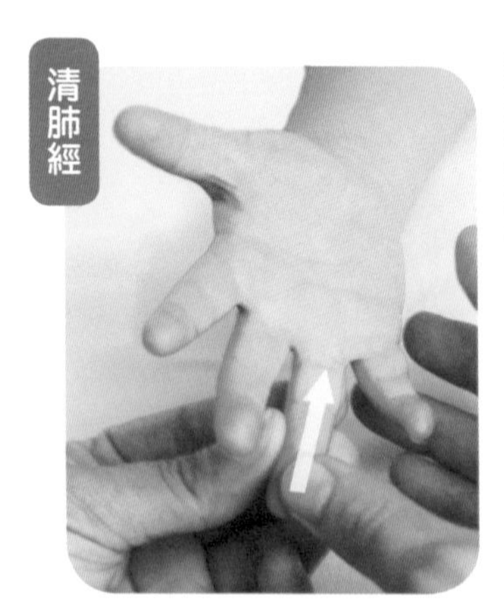

1.清肺經300次。
沿無名指從指尖向指根方向直推。

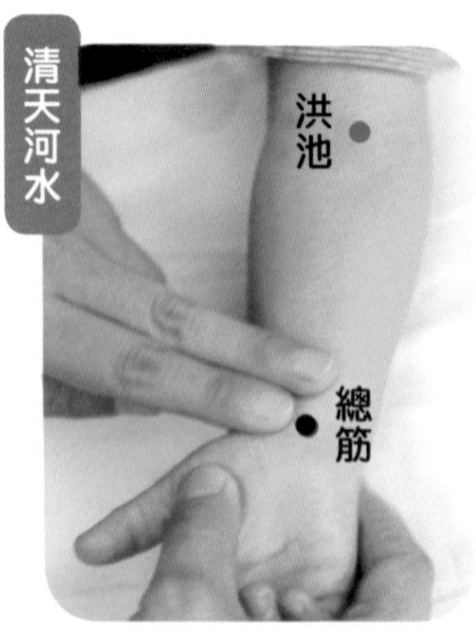

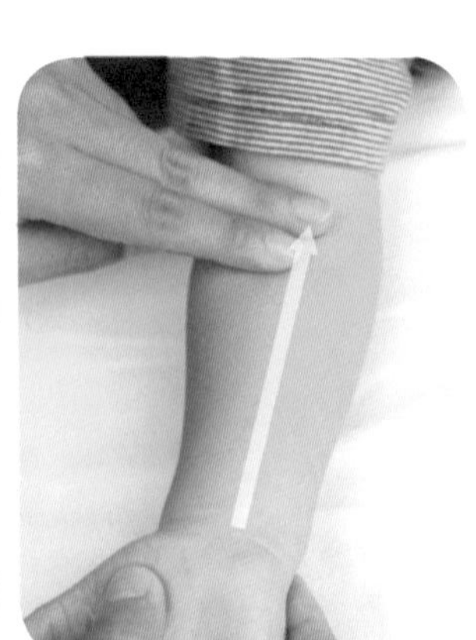

2.清天河水300次。
用食指和中指兩個手指，沿手臂內側由手腕推向手肘 。

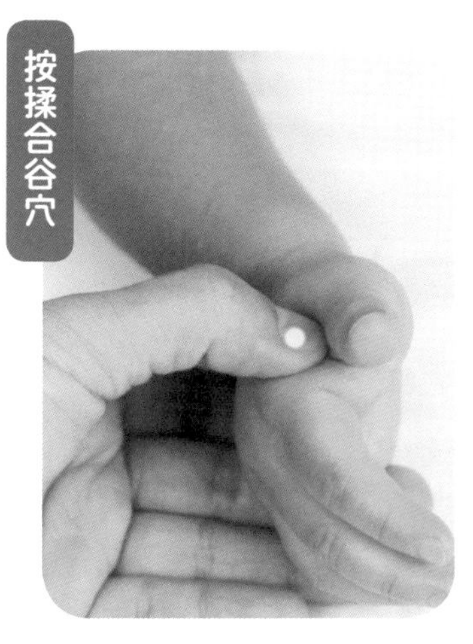

3.按揉合谷穴1～2分鐘。
用大拇指按揉位於手背大拇指和食指的虎口處。

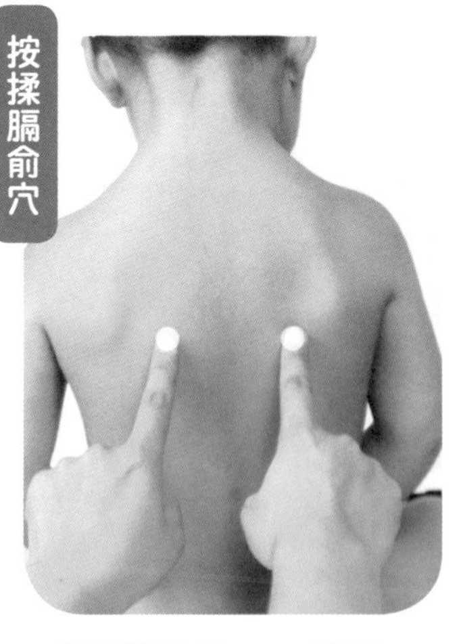

4.按揉膈俞穴1～2分鐘。
膈俞位於肩胛骨最下方與脊椎連線的中心。

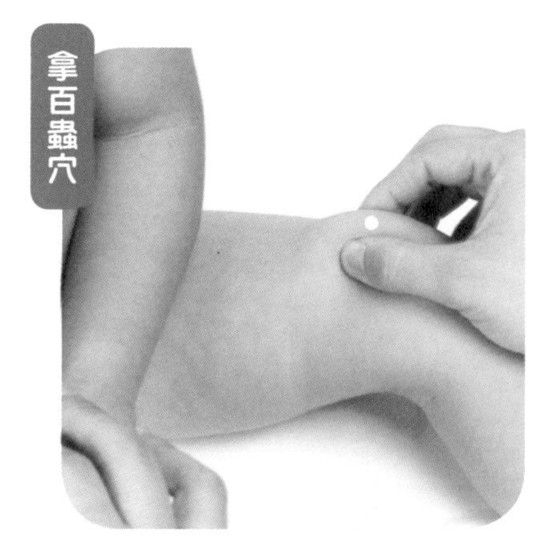

5.拿百蟲穴1～2分鐘。
以拇指指腹與食指、中指指腹相對用力拿膝上內側肌肉豐厚處。

幾天按摩下來，痱子肯定就沒了。

這些年我都是用這些簡單的方法給雨欣按摩，她很少起痱子，即便有，也很快就能解決。

口腔潰瘍

口腔潰瘍是寶寶易患的一種口腔黏膜疾病，口腔潰瘍邊緣色紅，中心是黃白色的潰爛點，輕者只潰爛一兩處，重者可擴展到整個口腔，甚至會引起發燒以及全身不適。由於寶寶機體尚未發育完善，自癒時間較長，極易誘發其他疾病。

由於寶寶年齡比較小，不能像大人一樣表達自己的症狀，這使得很多家長忽略了寶寶疾病的一些先兆。寶寶出現口腔潰瘍時會有比較明顯的表現，會因疼痛而煩躁不安、哭鬧、拒食、流涎。在日常生活中，應該讓寶寶多吃素，少吃肉，少吃高蛋白的食品。

中醫理論認為，由於心開竅於舌，口舌生瘡屬於心火旺的範疇。受孩子「心常有餘」的發育特點影響，也跟飲食結構不合理有關，比如喝水量少，寶寶貪食高熱量、易上火的零食，或者偏愛肉食、不喜蔬菜等，都有可能導致口腔潰瘍。所以，我給的推拿方案多數是以清心火為主的手法。

如果寶寶小便黃、量少、氣味大，要加上清小腸經300～500次，還要記得讓寶寶多喝水，以幫助寶寶清熱利尿。

這套手法可以一天使用1～2次，堅持3～5天。我指導過的學生都會給我非常正面的回饋。不過我記得有一個杭州的學生跟我講，她的小孩剛剛入園的時候經常口腔潰瘍，用這套手法3天肯定能見效，可就是會反覆。之後我說到了忌口的問題，她才恍然大悟，原來那段時間為了增加營養，她天天給孩子吃海魚，難怪孩子的口腔潰瘍反覆不癒。

補充一下，單純的口腔潰瘍與手足口病、皰疹性咽峽炎不一樣。雖然它們都有口腔潰瘍出現，但是另兩種疾病都伴有發燒並更具傳染性。而手足口病和皰疹性咽峽炎的最大區別是皰疹有沒有發展。大家可以參考手足口病和皰疹性咽峽炎的相應章節，辨證施治。

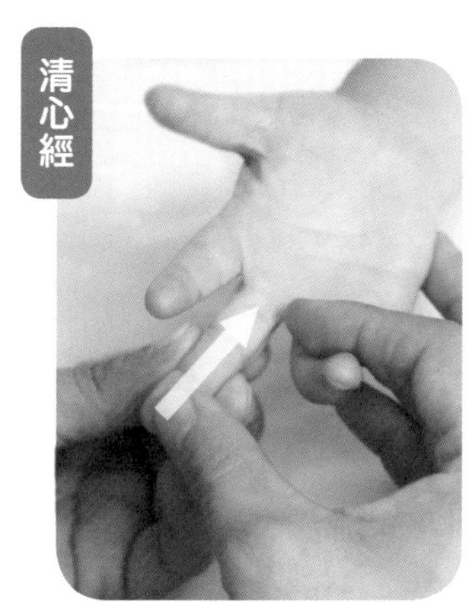

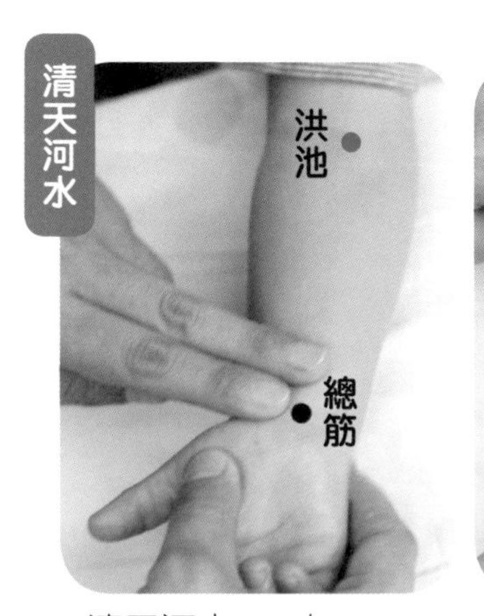

1.清心經300次。
從中指指尖推向指根。

2.清天河水300次。
從腕橫紋中點的總筋穴推向手肘處的洪池穴。

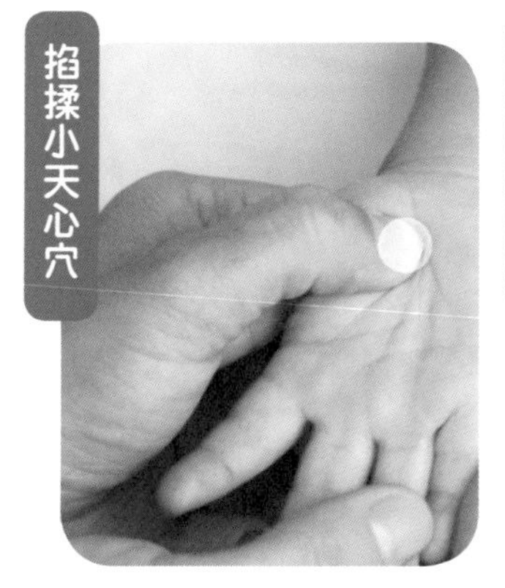

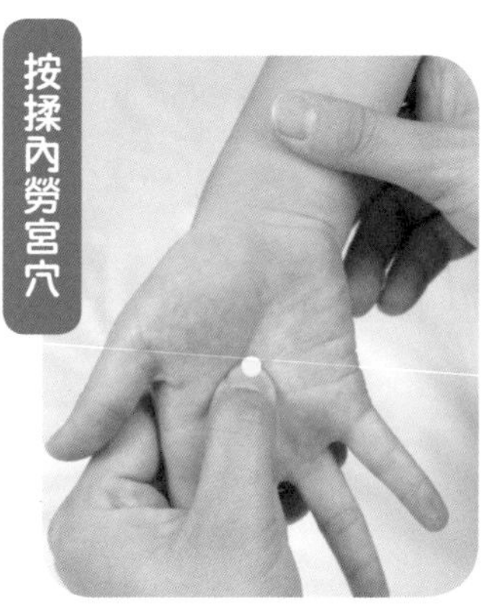

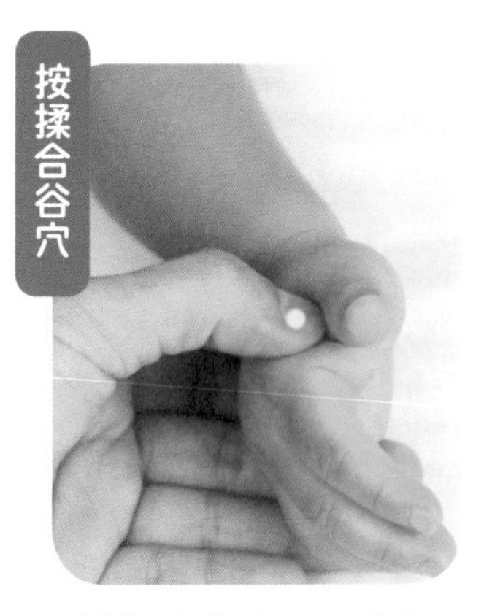

3.掐揉小天心50～100次。
小天心位於大小魚際交界處。

4.按揉內勞宮1～2分鐘。
手自然握拳，中指所碰到的位置就是內勞宮穴。

5.按揉合谷穴1～2分鐘。
合谷穴又叫虎口，此穴比較敏感，按揉後清心火效果明顯。

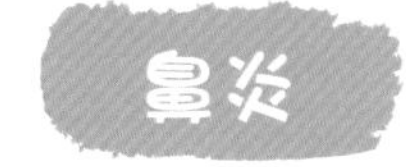

鼻炎

我接觸到的很多寶寶都被鼻炎或者過敏性鼻炎困擾，江浙地區患有鼻炎的孩子尤其多。很多醫生往往把經久不癒的鼻炎定義為過敏性鼻炎，他們會使用很多激素和抗過敏藥物來控制鼻炎，尤其在感冒期間有咳喘的孩子，就會被戴上過敏性體質的「帽子」。

也有不少人會辨證錯誤，把鼻炎當感冒治。下面我們從中醫的角度來認識一下鼻炎。首先，中醫學認為「肺為嬌臟，外合皮毛」。而寶寶的生理特點常常是脾肺氣虛、腠理疏鬆，很容易被風寒等外邪襲擊而導致發病。他們常常是運動出汗時鼻子很通暢，一靜下來或吸入冷空氣時鼻塞就會加重，尤其到了夜間，鼻涕較多，會有明顯的鼻塞狀況發生。過敏性鼻炎主要表現為鼻癢、打噴嚏，少則一次幾個，多則幾十個，其他症狀和鼻炎很像。

而感冒會有明顯的同期性，先鼻塞流涕，進而咳嗽，再慢慢痊癒。鼻炎的很多症狀也很接近，大部分孩子不咳嗽，如果有咳嗽的現象，也是由鼻炎誘發的。這類咳嗽多是鼻涕倒流刺激氣管所致。咳嗽聲音淺，主要在嗓子附近。

廈門的雙紅是我2013年的學生，她的寶寶抵抗力差，經常感冒咳嗽，每次好像都控制不住，直到她改變了思路，用對了手法，常常是推拿幾天後她就欣喜若狂地發現寶寶的打噴嚏、流鼻涕和咳嗽好了。

在我看來，無論是治療鼻炎還是過敏性鼻炎，提高孩子的正氣是根本。要儘量減少過度用藥，即便是流鼻涕，也要讓寶寶的病邪能借著鼻涕流出去，而不是用一些「掩耳盜鈴」的方法壓下去。中醫所說的「正氣存內，邪不可干；邪之所湊，其氣必虛」就是這個道理。

無論是慢性鼻炎還是過敏性鼻炎，推拿方法都不難，而且非常安全，絕對有益無損。

可以用以下手法給孩子推拿：

開天門

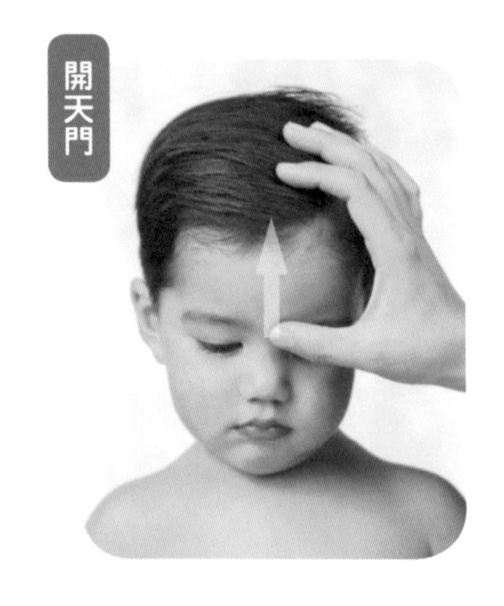

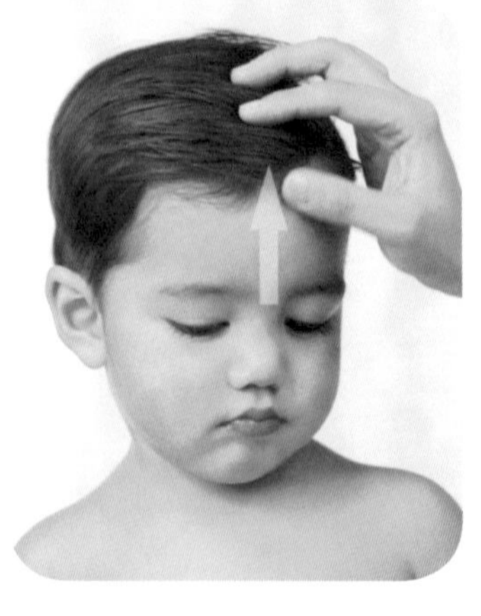

1.開天門150次。用兩隻手的大拇指輕輕地自眉心交替直線推動至前髮際線。

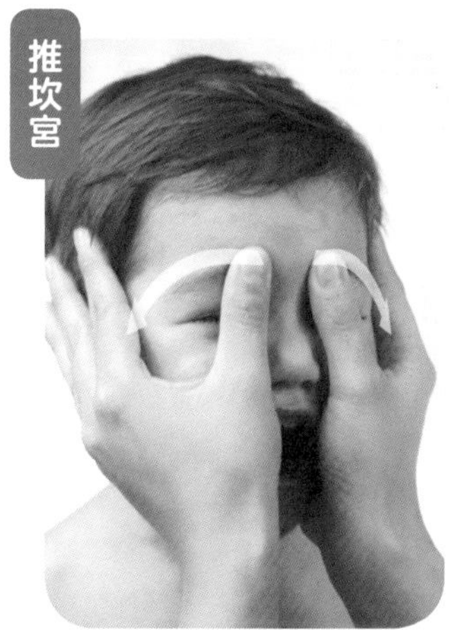

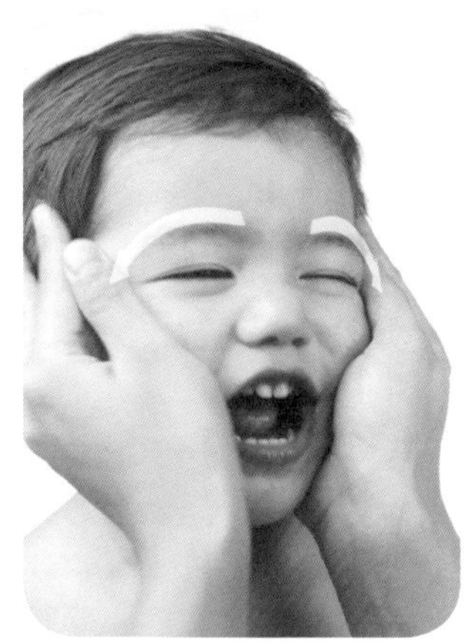

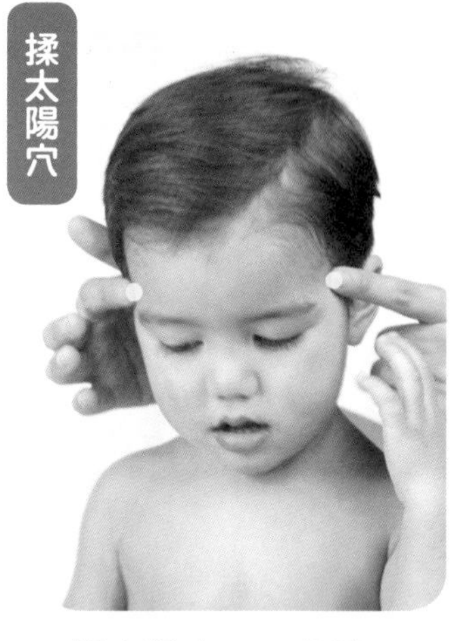

2.推坎宮150次。
用兩個大拇指的正面從印堂穴沿著眉毛向眉梢分推。

3.揉太陽穴1～2分鐘。
用食指或中指指端輕輕按揉太陽穴。

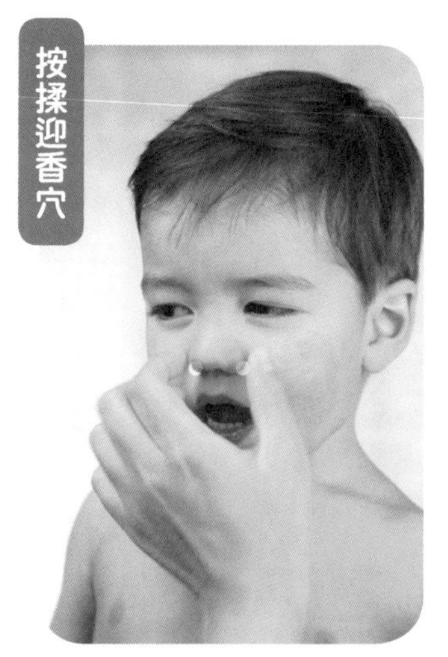

4.按揉迎香穴1～2分鐘。
用中指或大拇指指端按揉位於鼻翼外緣中點的迎香穴。從上到下推鼻翼兩側50～100次，然後用食指交替在鼻翼上來回擦拭50～100次。這兩個手法對於清理鼻腔異物，緩解鼻腔敏感等效果特別好。

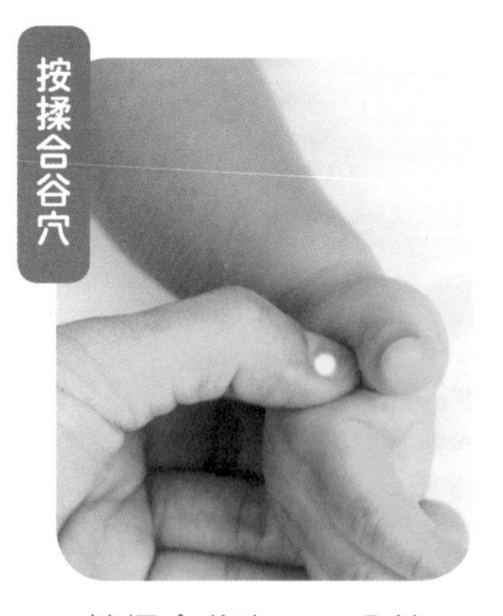

5.按揉合谷穴2～3分鐘。
雙手兩側都可以按摩。

這個手法每天至少做1次，最好是操作2次或者以上，堅持1～2周時間。

如果孩子有嚴重的打噴嚏、流鼻涕的症狀，還需要加上以下手法：

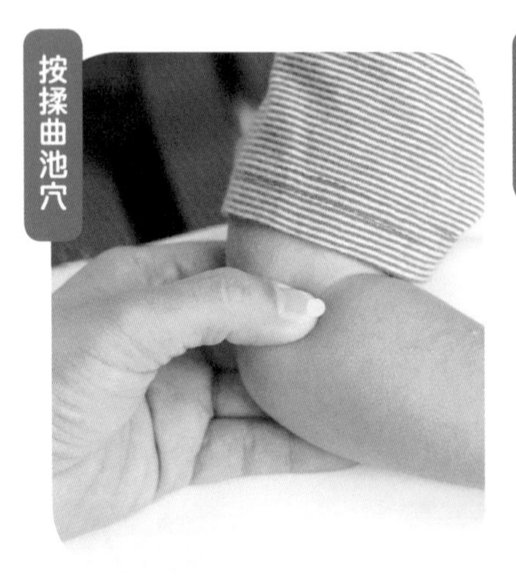

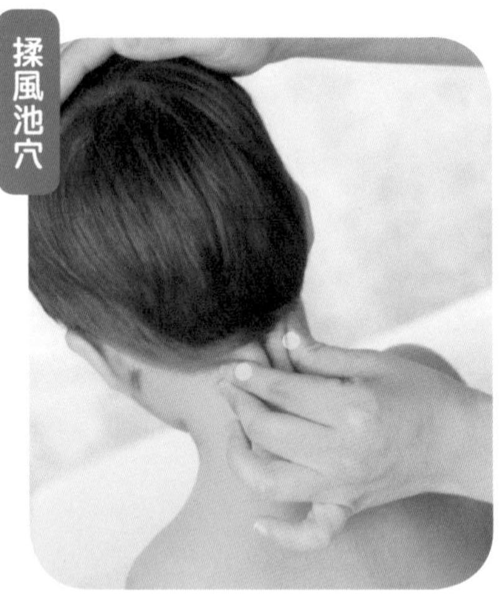

1.按揉曲池穴2～3分鐘。
用大拇指指腹按揉肘部最中心的曲池穴。

2.拿風池穴2～3分鐘。
用大拇指指腹拿位於頭顱後面大筋的兩旁與耳垂平行處的風池穴。

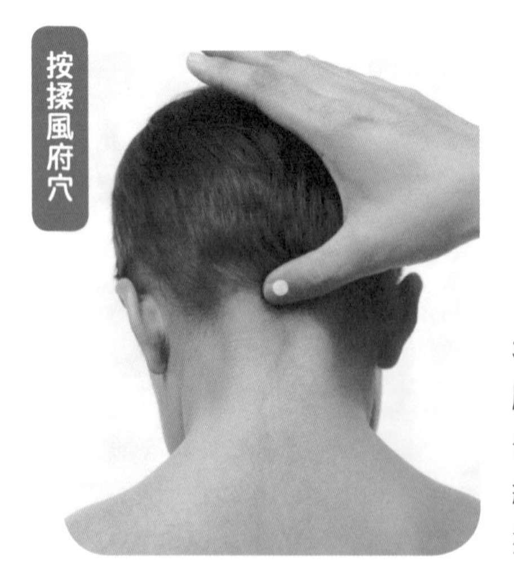

3.按揉風府穴2分鐘。
風府位於後髮際正中直上1寸處，也就是後背正中，從頭髮的邊緣，即開始長頭髮的地方向上1橫指處。

按揉風池和風府穴時，寶寶多少會覺得疼痛、不舒服，此時，媽媽一定要堅持下來。正是因為經絡不通，孩子才會覺得疼痛，此時，媽媽就需要下功夫説明孩子打通經絡，排除寒氣。

對於過敏性鼻炎，用上面的手法進行按摩的時間、療程要長一些，需要媽媽付出更多的耐心。這些手法只要堅持，一定會取得很好的效果。

另外，對於防治鼻炎，還有一個特別好的辦法就是擦脊背工字型。

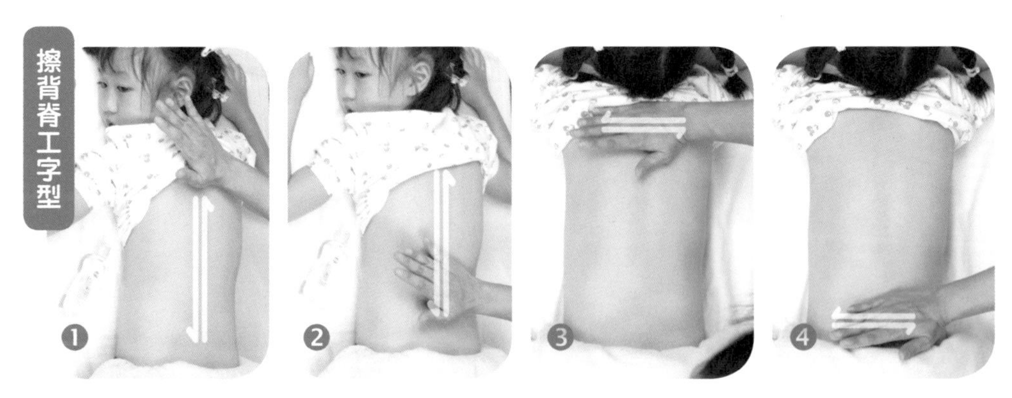

1.在孩子的脊柱督脈上面上下來回快速擦，以熱透為度。
2.橫擦寶寶的肺俞穴，以熱透為度。
3.橫擦寶寶的腎俞穴，以熱透為度。

這幾個手法在預防和治療感冒時也會用到，它們可以激發孩子體內的陽氣，達到提升正氣的作用。這幾個穴位因為用手掌掌根部位擦，覆蓋面比較廣，很好操作。

急性結膜炎

急性結膜炎是春夏之交的一種常見眼病。它起病急，發病者眼睛有較多的水狀或黏液性分泌物，有眼睛紅腫、流淚等症狀。春夏之交天氣變化劇烈，如果又吃了容易上火的食物，就特別容易引發急性結膜炎，有些嚴重的還伴有結膜下出血的症狀，這就是我們常說的紅眼病。

肝開竅於目，所以很多眼疾常常與肝相關。肝火旺時就特別容易眼屎多，有時還會情緒急躁、脾氣大。針對這個問題，小兒推拿也有一套治療急性結膜炎的手法。

對於推拿媽媽一定要有信心，要堅持下去，不要輕易放棄，更不能急於求成。

急性結膜炎推拿手法：

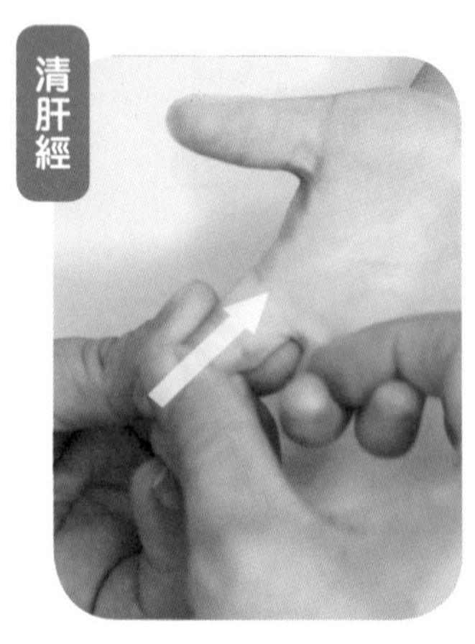

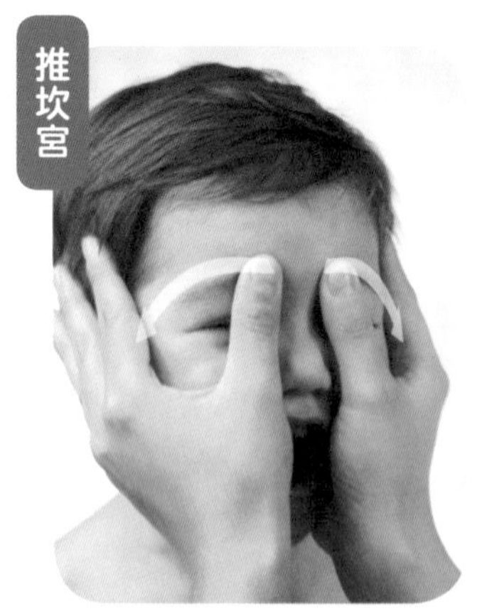

1.清肝經300次。
從指尖向指根方向直推食指內側，此手法能有效清肝火。

2.推坎宮150～250次。
用大拇指分別放在眉頭上，然後沿著眉毛向眉梢分推，此手法對於各類眼疾都很有效。

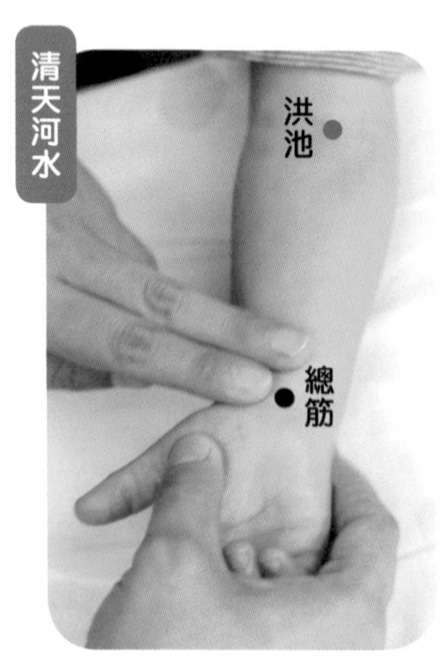

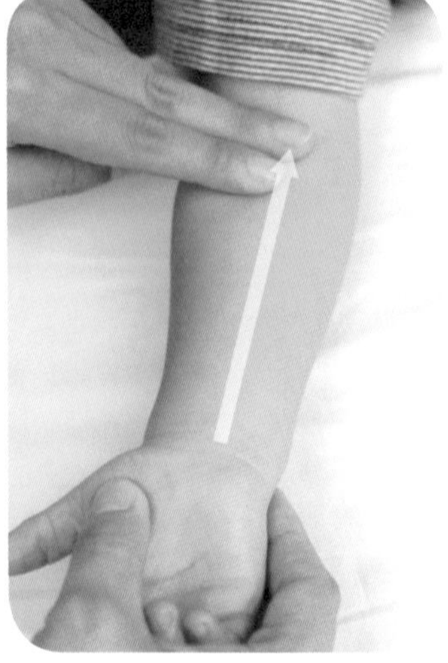

3.清天河水300次。
用食指和中指兩個手指，沿手臂內側由手腕推向手肘，此手法可以清熱解毒。

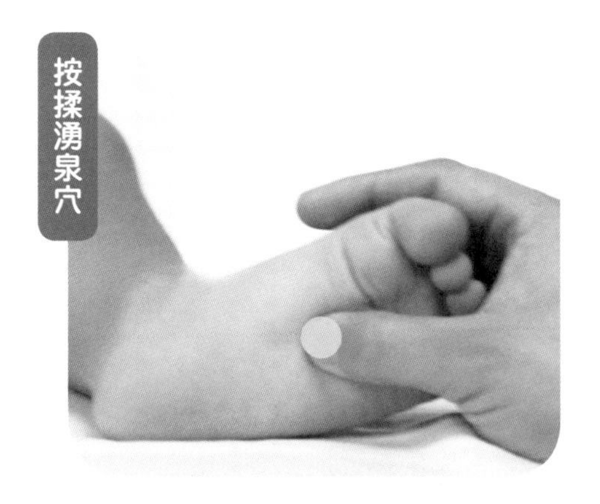

4.推湧泉300次。
用大拇指指腹按揉腳底中心的湧泉穴，此手法可引火歸元。

這套手法一天兩次。同時注意讓孩子飲食清淡、多喝水，不要吃易上火、易發的東西。

很多媽媽有著這樣的疑問，當寶寶出現各種炎症時，不用消炎藥真的能治好嗎？小兒推拿能夠代替消炎藥嗎？對此，我的回答是，炎症是西醫給我們的一個資料指標，而且「炎」這個字是兩個火，說白了就是孩子局部起火了，所以需要用很多清火的手法。另外，孩子容易有炎症歸根結底是他的免疫力不夠，無法抵抗外邪的滋擾，而小兒推拿的作用就是提高孩子的免疫力。當孩子自身的防禦系統建立完備後，就不會受外邪的侵擾，自然而然地，就能對抗各種炎症了。

中耳炎

寶寶感冒後常會引起急性中耳炎，鼻炎、鼻竇炎以及腺樣體肥大也是急性中耳炎的好發原因。慢性中耳炎常繼發於急性中耳炎。耳痛是兒童急性化膿性中耳炎最常見的表現，常表現為耳深部痛，並逐漸加劇，如搏動性跳痛或刺痛，吞咽和咳嗽時耳痛加劇，小兒多因此煩躁不安、夜不成眠。

患上中耳炎後，大一點的孩子會喊耳朵痛，還不會說話的嬰幼兒則會出現啼哭不止、抓耳搖頭的症狀，或不時從睡夢中驚醒，哭鬧不安。

一般中耳炎急性期及時處理不會有太多後遺症。小兒推拿對於急性中耳炎的處理方法既簡單又有效。

小兒推拿治療中耳炎的手法主要是：

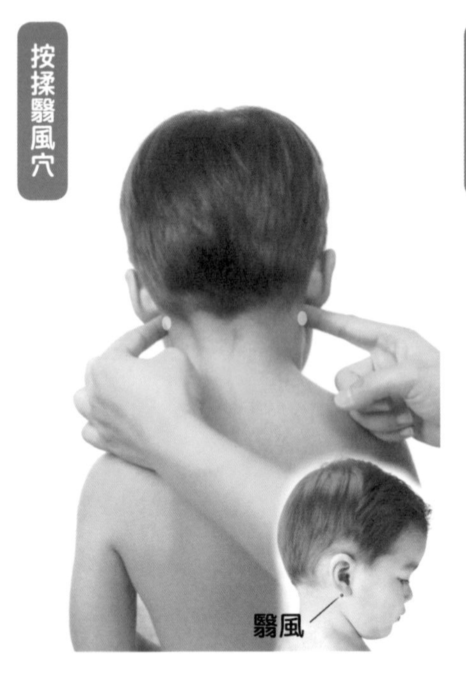

1.按揉翳風穴2～3分鐘。

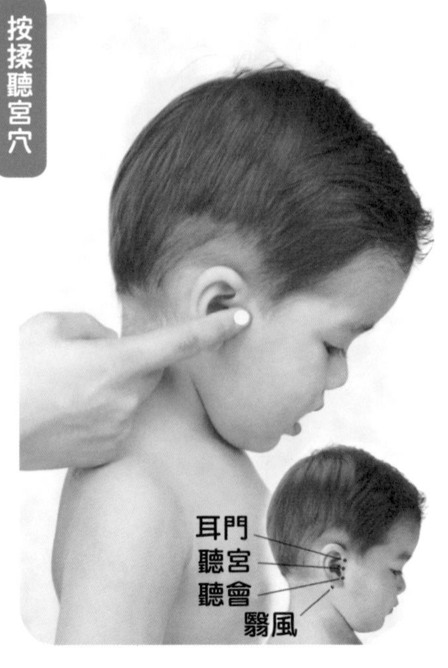

2.推揉聽宮穴2～3分鐘。
聽宮穴和聽會穴離得很近，可以用大拇指上下推揉。

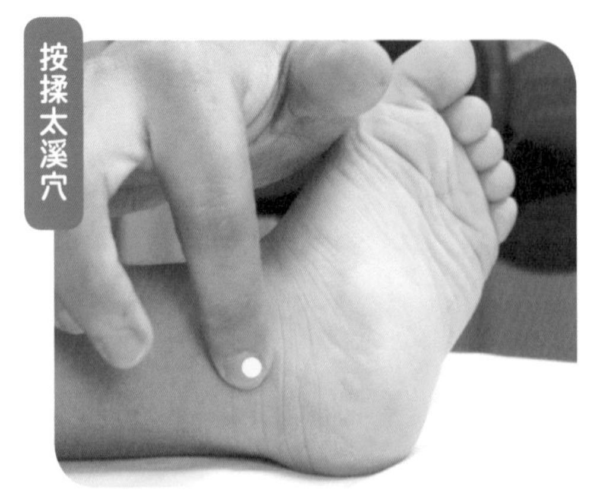

3.按揉雙側太溪穴各1分鐘。

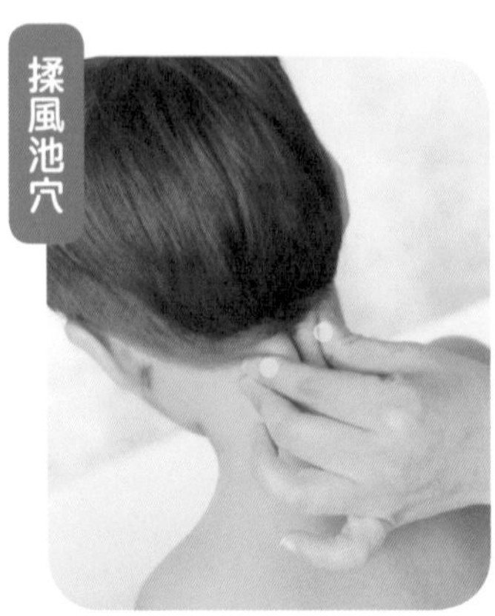

4.拿風池穴50遍。

推腎俞穴

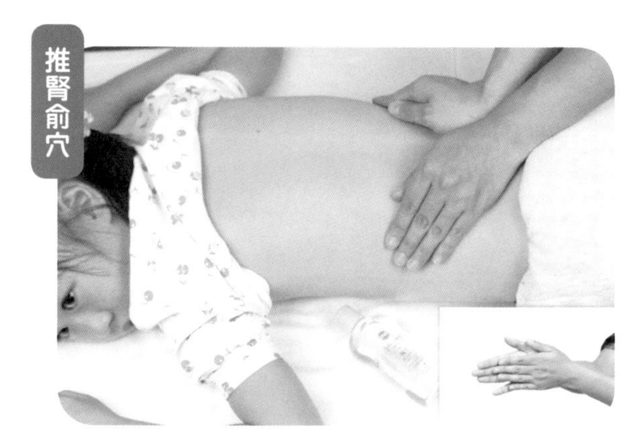

5.擦脊柱及兩側膀胱經，以熱透為度，另外還可以重點推腎俞穴1～3分鐘，同時捏脊以緩解寶寶疼痛。

捏脊

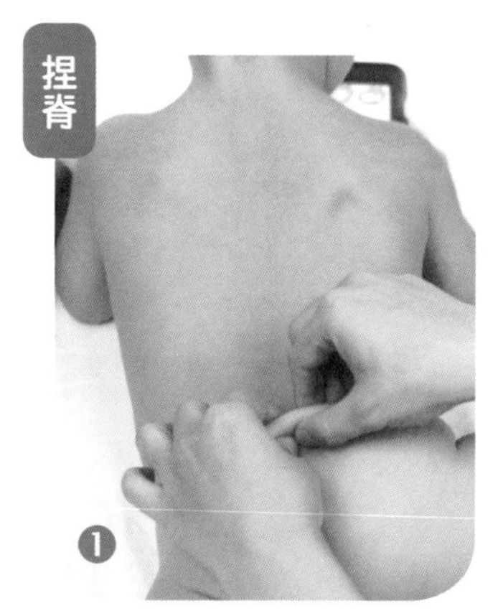

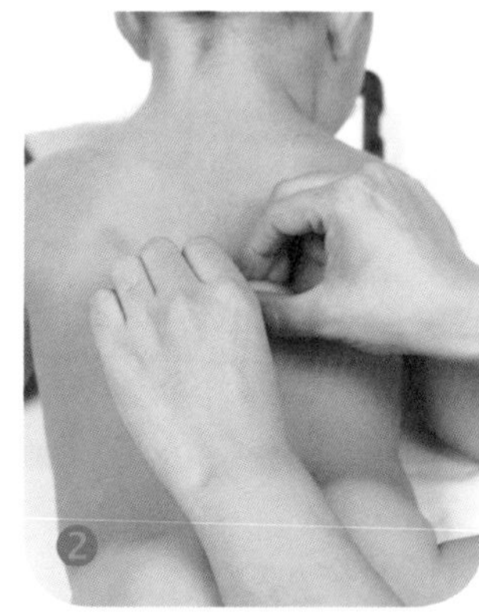

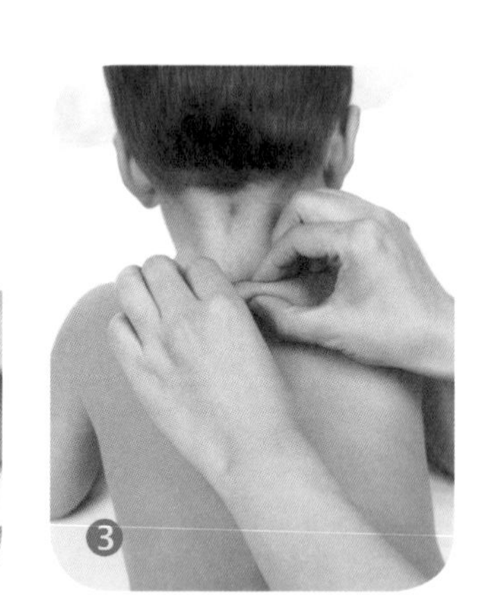

中耳炎發作時，寶寶耳朵常常很疼。如果他不太願意配合推拿，還有一個特別的方法是吹灸。取一張A4紙，折成一半大小，做成一個漏斗形狀。然後讓寶寶側躺著，把漏斗尖對著寶寶的耳洞，把艾條懸空在漏洞裡面點燃，往裡面吹氣，把熱氣送進去。吹灸的時候，要長吸氣、緩出氣，這樣熱量均勻。千萬不能大出氣，大出氣很容易把艾灰吹入寶寶耳內。艾灸有煙，吹的時候注意別熏著眼睛。另外，艾灸主要是靠熱量直接熏灸患處，可以直達病灶，所以效果很好。

如果對於吹灸有疑慮，怕掌握不好，可以先在成人身上試驗一下。雨欣在2歲多剛剛入幼稚園時，就得過急性中耳炎，還伴隨感冒咳嗽，我就是用上面的辦法搞定的。當天晚上吹灸後，雨欣的疼痛感明顯緩解，後來我又堅持為她按摩了5天，之後再也沒有復發過。我媽媽前幾年也得過一次化膿性中耳炎，我也是用吹灸的辦法幫她治療的，她堅持了一周後痊癒了。

我在杭州講課時，有一個學生也跟我分享了她治療孩子急性中耳炎的方法，很有意思。當時這位學生和她的好朋友一起從外地坐高鐵來上課，她老公和寶寶陪她一起，他們想順便在杭州遊玩。結果在高鐵上這個孩子急性中耳炎發作，痛得大哭，煩躁不安。到了杭州已經晚上7點了，他們還是覺得要先把行李放在酒店，然後再決定怎麼辦。在辦理酒店入住等候期間，她突然想起來我課上說過捏脊對改善各種急性痛症最好用。所以她讓寶寶趴在樓下大堂的沙發上，把手伸進寶寶衣服裡面一口氣捏了25遍。當下這個孩子的耳朵疼就消失了！

有時候中耳炎還會伴隨發燒的症狀，可以用下列手法：

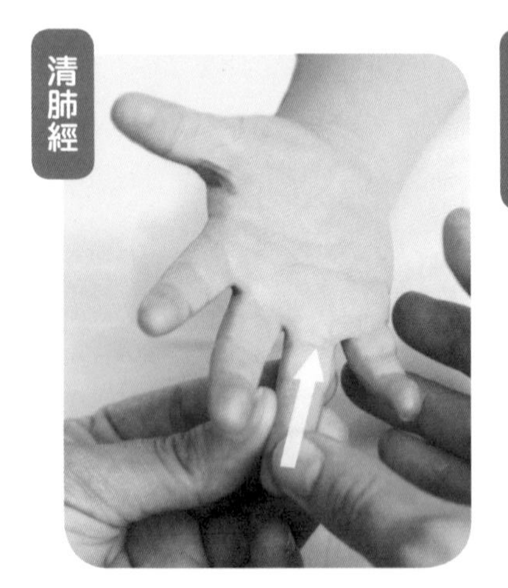

1.清肺經300次。
從指尖向指根方向直推無名指內側。

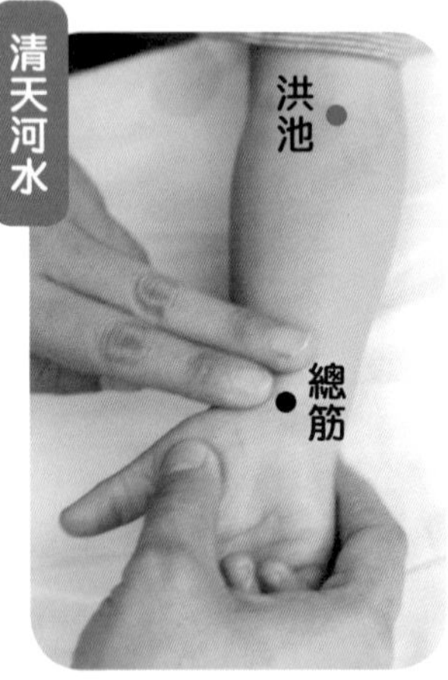

2.清天河水300～500次。
用食指和中指兩個手指，沿手臂內側由手腕推向手肘。

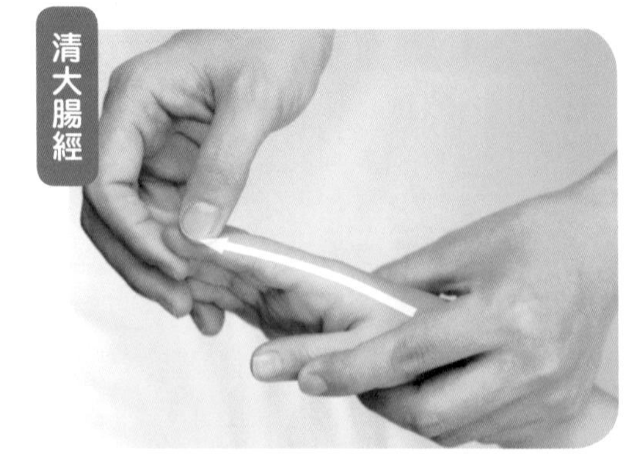

3.清大腸經300次。
從虎口沿食指直推向指尖。

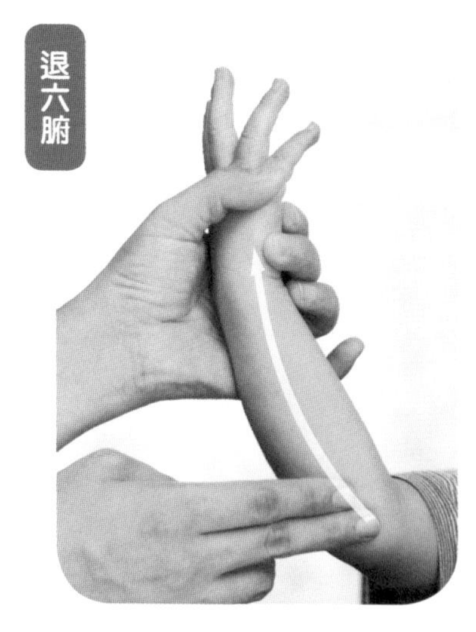

4.退六腑300～500次。
用大拇指或食指、中指推前臂靠小拇指那一側的直線，自肘推向腕。

如果有感冒、鼻炎、咳嗽的症狀，最好結合與此相關的推拿手法，大家可以在本書的其他章節找到答案。

麥粒腫

到底是什麼原因引起的麥粒腫？是不是身體的哪個部分出了問題？是否可以通過推拿治好麥粒腫？西醫認為麥粒腫是眼瞼腺體急性化膿性炎症，常因葡萄球菌感染所致。根據受累腺組織不同而分為外麥粒腫和內麥粒腫。外麥粒腫系睫毛毛囊及其所屬皮脂腺發炎所致，內麥粒腫為瞼板腺的急性化膿性炎症。

而中醫學認為麥粒腫主要是由於風熱外感，或熱毒熾盛，或脾胃積熱使熱邪上熏於目導致的。得這個病的主要是孩子。肝開竅於目，我們可以用以下手法給孩子推拿：

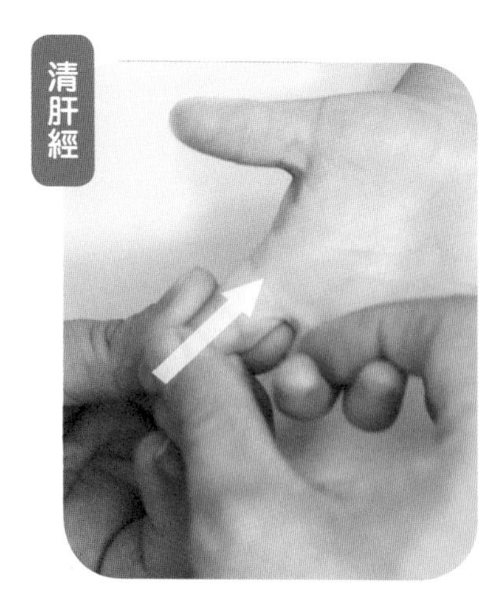

1.清肝經300～500次。
沿食指從指尖向指根方向直推。

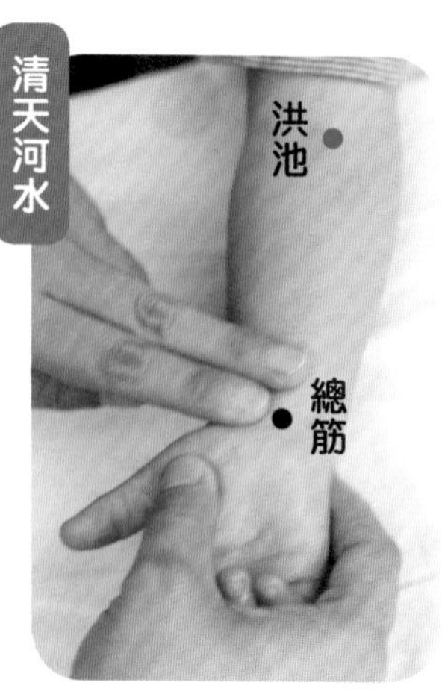

2.清天河水300～500次。
用食指和中指兩個手指，沿手臂內側由手腕推向手肘。

開天門

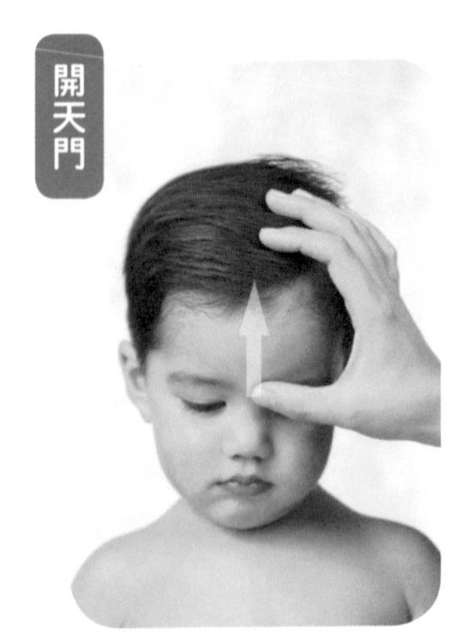

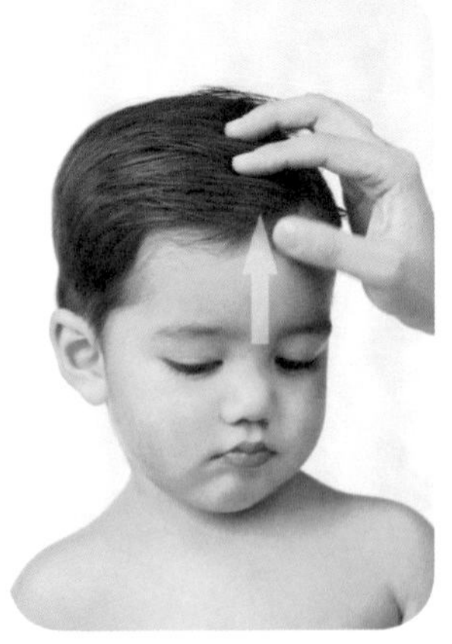

3.開天門100～150次。
用兩隻手的大拇指輕輕地自眉心交替直線推動至前髮際線。

推坎宮

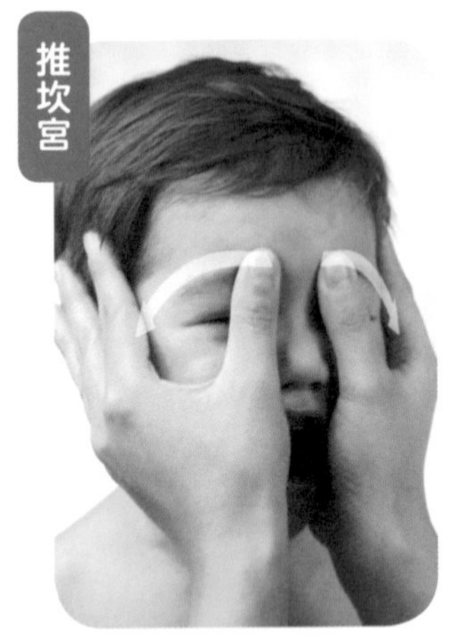

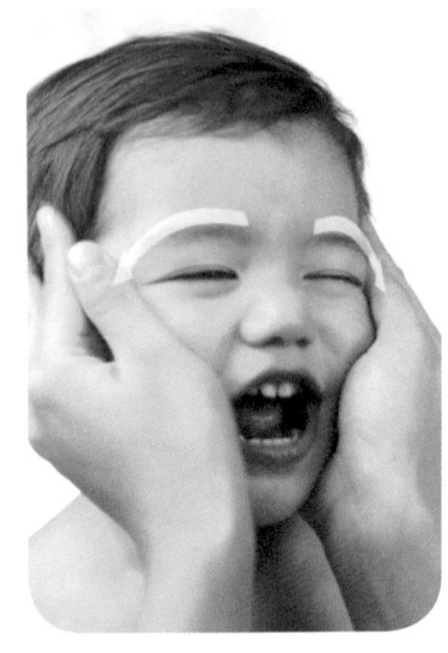

4.推坎宮100～150次。
用兩個大拇指的正面從印堂穴沿著眉毛向眉梢分推。

按揉合谷穴

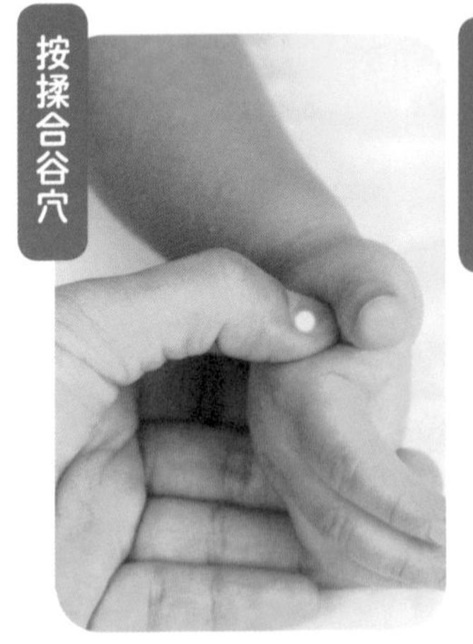

按揉曲池穴

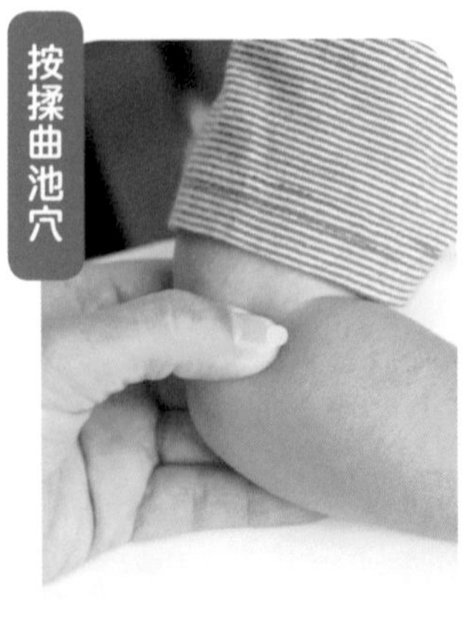

5.按揉合谷穴和曲池穴，以對側取穴為原則。
如果麥粒腫長在左眼處，則按揉右手處的穴位，反之亦然。

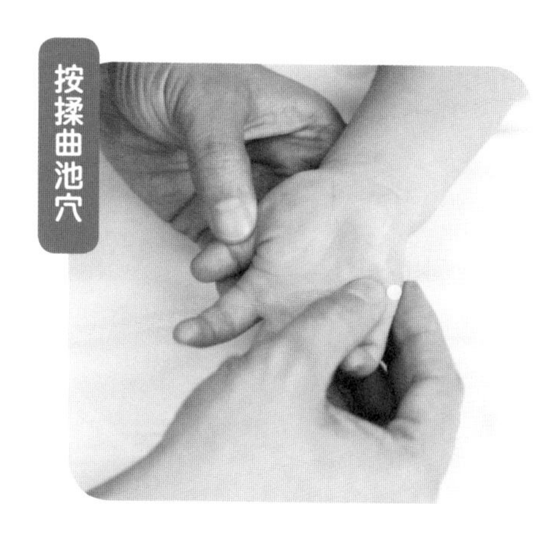

6.按揉後溪穴2～3分鐘。
也是對側取穴為原則，按摩患處眼睛對側的後溪穴。此穴離掌小橫紋穴很近，在手掌小手指外側面，掌小橫紋的延伸線上面。

還可以每天用一些紅黴素軟膏塗抹患處或懸灸患處5～8分鐘，艾灸時寶寶要閉上眼睛。

這套手法一天最好做1～2次，堅持5～7天。如果嚴重時，可能需要堅持的時間更久。

寶寶如果有著涼的跡象，如流清涕、打噴嚏，還可以增加以下手法：

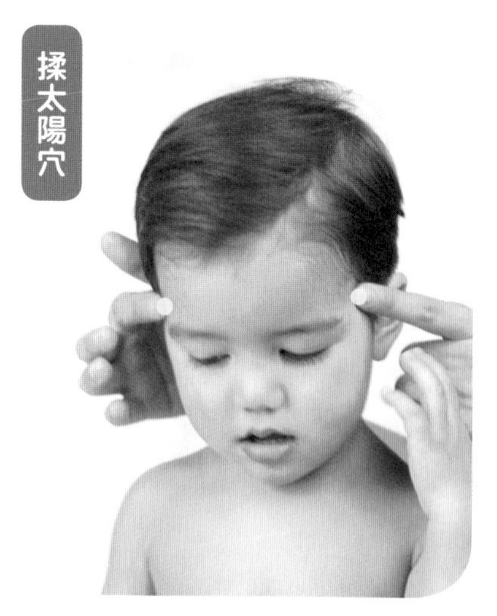

1.揉太陽穴100~150次。
用中指指端輕輕按揉太陽穴。

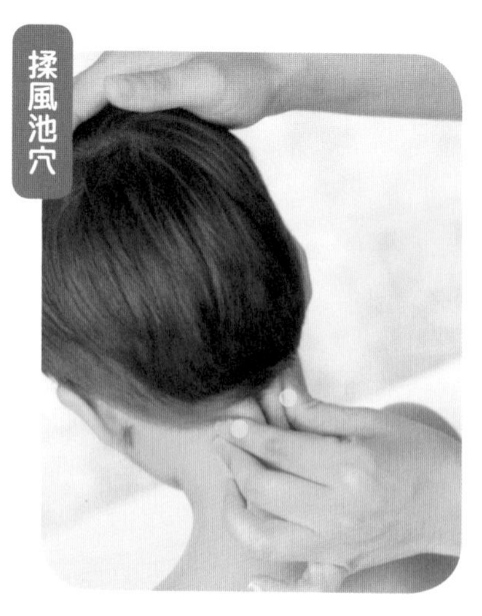

2.拿風池穴2~3分鐘。
用拇指和食指、中指的螺紋面相對用力拿捏。

另外還有一個放血療法，它在麥粒腫初期時特別見效，就是在耳尖放血5～10滴。

關於飲食，要儘量讓孩子飲食清淡，不吃魚、蝦、牛肉、羊肉等易發的食物。

麥粒腫雖然不是什麼大病，但也不要存僥倖心理，一定要儘早處理。剛剛患病時，寶寶常常眼內紅腫、疼痛，以後逐漸發展，紅腫越來越重，甚至嚴重到連眼睛都睜不開。繼續發展下去，患處會出現膿點，然後破潰流膿。其實如果最初處理得當，將麥粒腫扼殺在萌芽狀態，後面就不用大費周折。我以前有個學生的寶寶患了麥粒腫，因為處理得不及時，1個月後腫得有黃豆粒那麼大，醫生建議馬上開刀。她反覆思量後，還是選擇了推拿，10天後麥粒腫明顯地縮小了一大半，她又繼續堅持了20天左右，孩子的麥粒腫終於徹底消除了。

附錄A：小兒推拿全身穴位圖

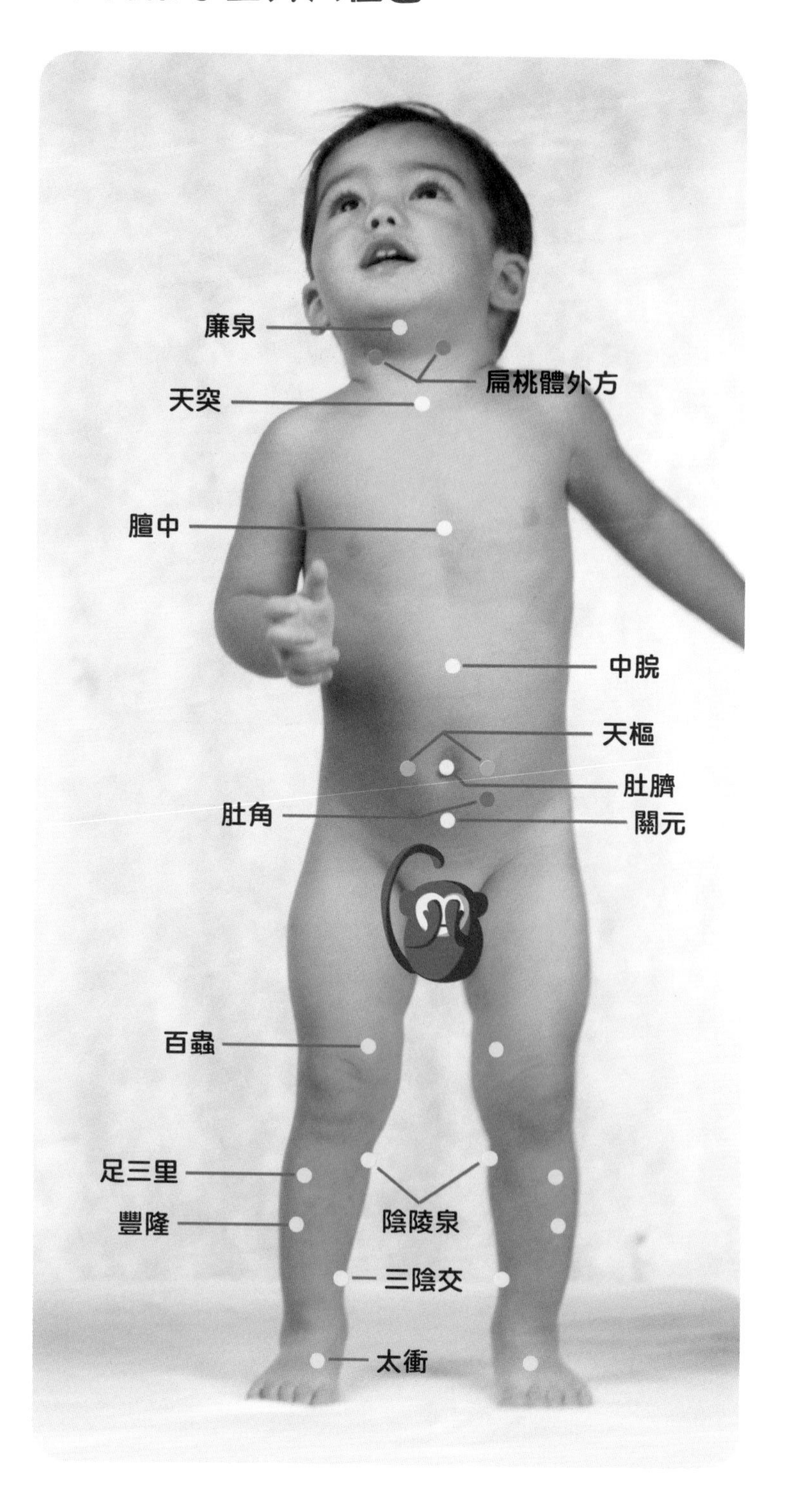

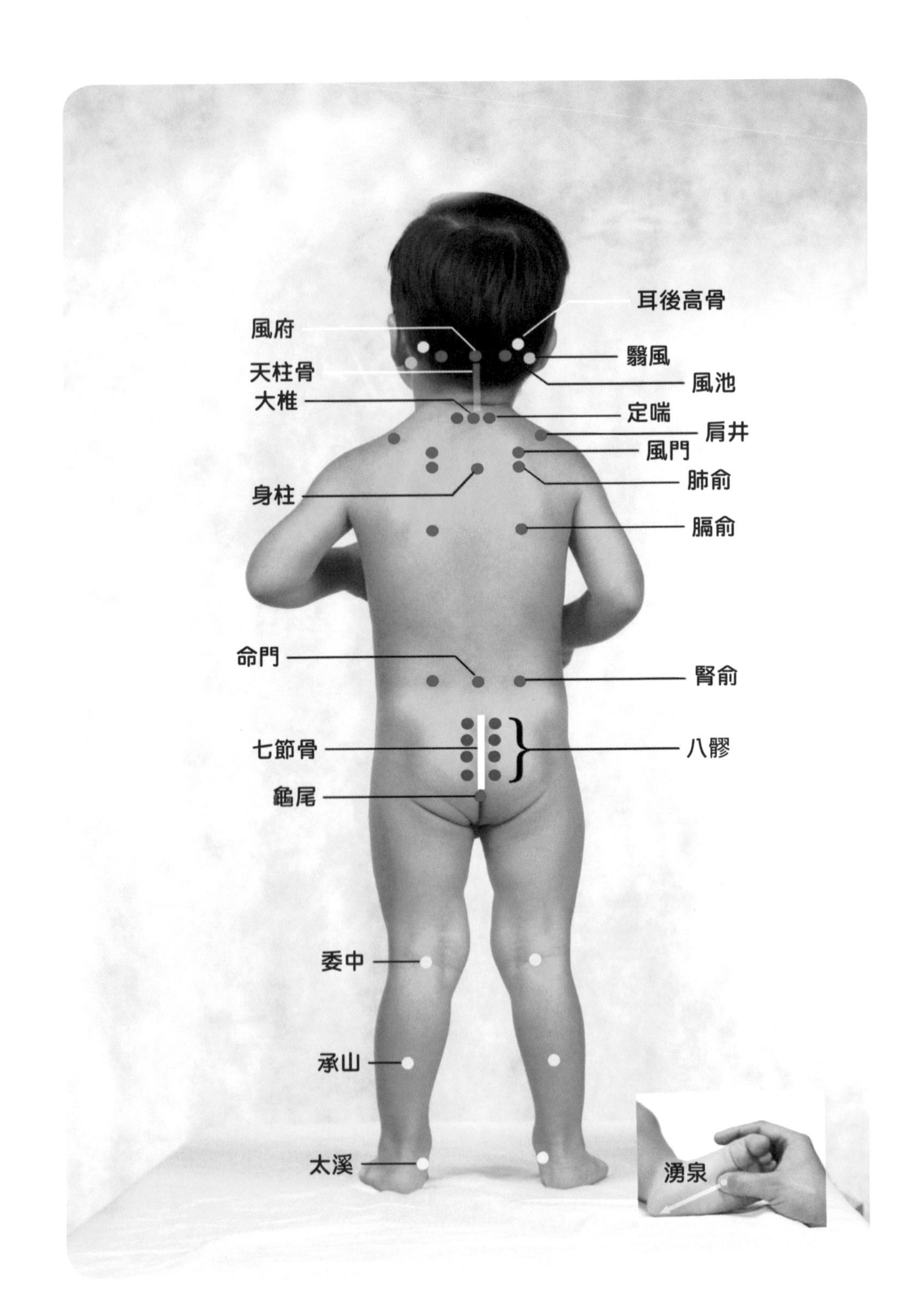
耳後高骨
風府
翳風
天柱骨
風池
大椎
定喘
肩井
風門
身柱
肺俞
膈俞
命門
腎俞
七節骨
八髎
龜尾
委中
承山
太溪
湧泉

附錄13：寶寶常見疾病推拿手法速查表

症狀	推拿手法
發燒 （104頁）	清天河水 300～500次，打馬過天河 20～30次，退六腑 300～500次。
感冒 （108頁）	1. 開天門100～150次，推坎宮100～150次，揉太陽100～150次，揉耳後高骨100～150次。 2. 流清鼻涕：推三關300次，外勞宮1～2分鐘。 3. 流黃鼻涕：清肺經300次，清天河水300次，清大腸經300次，按揉合谷穴1～2分鐘。
咳嗽 （112頁）	1. 感冒初期咳嗽：捏脊5～10遍，分推肩胛骨300～500次，按揉肺俞2～3分鐘後，橫擦肺俞以熱透為度。 2. 咳嗽中期有痰：運內八卦300次，揉掌小橫紋2～3分鐘，按揉天突2～3分鐘，按揉膻中2～3分鐘，揉中脘穴2～3分鐘，分推膻中200～300次，分推腹陰陽200～300次，按揉豐隆穴2～3分鐘。 3. 內傷久咳：補脾經、補肺經、補腎經各200～300次，揉膻中穴1～2分鐘，捏脊5～10遍，三捏一提2～5遍，按揉足三里1分鐘。
支氣管炎 （118頁）	1. 清肺經300次，清天河水300次。退六腑300次，推三關100次。運內八卦300～500次，按揉掌小橫紋3分鐘。按揉天突、膻中，揉中脘，按揉豐隆穴各3分鐘。分推肩胛骨300次，揉肺俞2～3分鐘，捏脊10～20遍。 2. 伴有高燒：增加清肺經300次，退六腑300～500次，打馬過天河20～30遍。

症狀	推拿手法
哮喘 （123頁）	1. 補脾經300～500次，補腎經300～500次，逆運內八卦300～500次，揉掌小橫紋3～5分鐘，按揉天突、膻中、關元穴、足三里各3分鐘。 2. 如果喘得厲害，可從天突到膻中吮痧，同時艾灸足三里和關元穴各半小時。
扁桃腺炎 （126頁）	1. 先退燒：退六腑300～500次，清天河水300～500次，打馬過天河20～30遍，沾水捏脊20～30遍。 2. 治療扁桃腺炎：掐少商5～10遍，清肺經300次，清大腸經300次，按揉合谷1～3分鐘，按揉天突3～5分鐘，揉扁桃腺外方1～2分鐘，推天柱骨200～300次，吮痧大椎、天突、扁桃腺外方、天柱骨各20秒。
腺樣體肥大 （130頁）	1. 清肺經300次，按揉合谷1～3分鐘，清天河水200次。 2. 按揉太溪穴 1 分鐘，推湧泉穴200～300次，按揉二馬穴1～2分鐘，配合捏脊5～10遍，三捏一提 2 遍，雙手搓熱，然後溫熱腎俞。
手足口病 （134頁）	1. 清心經300次，清肝經300次，清肺經300次，清小腸經300次，掐揉小天心100次，清天河水300～500次，退六腑300～500次，按揉合谷穴1～2分鐘。 2. 伴隨咳嗽：按揉天突穴、膻中穴、中脘穴和豐隆穴4個穴各3～5分鐘。按揉掌小橫紋3分鐘，運內八卦300次。如果舌苔厚，掐兩隻手四縫穴10～20次。
皰疹性咽峽炎 （139頁）	1. 清天河水300次，清心經300次，按揉內勞宮2分鐘。 2. 高燒時：退六腑300～500次，打馬過天河20～30遍。 3. 咽喉疼痛時：吮痧大椎穴、天柱骨、扁桃腺外方和天突穴各20秒。

症狀	推拿手法
腹瀉 （142頁）	1. 逆時針摩腹3～5分鐘，揉臍200～300次，推上七節骨300～500次，按揉龜尾2分鐘。 2. 如果症狀嚴重，艾灸肚臍30分鐘。
便秘 （144頁）	1. 順時針摩腹5分鐘，揉天樞100～150次，推下七節骨100～300次，揉龜尾100～300次。 2. 大便成「羊屎蛋」：退六腑300次，推三關100次。 3. 長期便秘：按揉二人上馬穴3～5分鐘。
腹脹 （146頁）	運內八卦200～300次，揉板門200次，揉天樞穴1～2分鐘，按揉足三里1分鐘，捏脊5～10遍。
積食 （148頁）	捏脊5～10遍，揉板門2～3分鐘，運內八卦300次，補脾經300次，按揉足三里2～3分鐘。
嘔吐 （152頁）	1. 急性嘔吐：推天柱骨200～300次，按揉天突2～3分鐘，嘔吐特別嚴重可艾灸中脘半小時。 2. 嘔吐間歇期：捏脊20遍，按揉足三里2～3分鐘，揉板門300次，逆時針運內八卦300次，清胃經300次，揉中脘穴2～3分鐘，分推腹陰陽200～300次。 3. 嘔吐恢復期：捏脊5～10遍，補脾經300次，按揉足三里1～2分鐘，摩腹3～5分鐘。
輪狀病毒 （155頁）	1. 止嘔手法：推天柱骨300次，揉中脘2～3分鐘，分推腹陰陽200～400次，按揉天突穴1～2分鐘，按揉足三里1～2分鐘。 2. 止瀉手法：揉臍2～3分鐘，逆時針摩腹3～5分鐘，捏脊10～20次，腹瀉嚴重時，配合艾灸肚臍、關元和腎俞各半小時。

症狀	推拿手法
痢疾 （159頁）	1. 揉中脘2～3分鐘，逆時針摩腹2～3分鐘，揉天樞2～3分鐘，分推腹陰陽200～400次，工字擦背15～20分鐘，按揉足三里2～3分鐘。 2. 艾灸肚臍、天樞、關元、腎俞和命門各半小時。
腸系膜淋巴腫大 （161頁）	按揉一窩風1～2分鐘，拿承山50次，捏脊5～10遍，拿肚角5～10次。
新生兒腸絞痛 （165頁）	1. 雙手搓熱，輕壓肚臍震顫，反復操作5～10次，推揉華佗夾脊穴10～20分鐘。 2. 改善吐奶：推天柱骨100～200次。
濕疹 （167頁）	清肺經300次，清大腸經300次，補脾經300次，拿百蟲50次，按揉合谷穴1～2分鐘，按揉曲池穴1～2分鐘，按揉足三里1～2分鐘，按揉陰陵泉1～2分鐘，按揉三陰交1～2分鐘，推揉膀胱經5分鐘，拿膈俞穴10～20次，捏脊5～10遍。
蕁麻疹 （171頁）	拿風池穴1分鐘，按揉膻中穴2分鐘，按揉足三里2分鐘，拿百蟲1分鐘，按揉三陰交2分鐘，捏脊5遍，三捏一提5遍，按揉和拿膈俞穴1分鐘。
幼兒急疹 （174頁）	退燒手法：開天門200次，推坎宮100次，揉太陽穴1分鐘，清天河水300～500次，掐揉小天心30～50次，沾水捏脊20次。
痱子 （176頁）	清肺經300次，清天河水300次，按揉合谷穴1～2分鐘，按揉膈俞穴1～2分鐘，拿百蟲1～2分鐘。
口腔潰瘍 （178頁）	1. 清心經300次，清天河水300次，掐揉小天心50～100次，按揉內勞宮1～2分鐘，按揉合谷穴1～2分鐘。 2. 小便黃：清小腸經300～500次。

症狀	推拿手法
鼻炎 （179頁）	1. 開天門150次，推坎宮150次，揉太陽穴1～2分鐘，按揉迎香穴1～2分鐘，擦鼻翼100次，按揉合谷穴2～3分鐘。 2. 如果有嚴重的打噴嚏、流鼻涕症狀：增加按揉曲池2～3分鐘，拿風池穴2～3分鐘，按揉風府穴2分鐘，擦脊背工字型10分鐘。
急性結膜炎 （183頁）	清肝經300次，推坎宮150～250次，清天河水300次，推湧泉300次。
中耳炎 （185頁）	1. 艾灸配合按揉翳風穴2～3分鐘，推揉聽宮2～3分鐘，按揉太溪1分鐘，拿風池50次，擦脊柱及兩側膀胱經10分鐘。 2. 伴有發燒症狀：清肺經300次，清天河水300～500次，清大腸經300次，退六腑300～500次。
麥粒腫 （189頁）	1. 清肝經300～500次，清天河水300～500次，開天門100～150次，推坎宮100～150次，按揉合谷和曲池各1～2分鐘，按揉後溪穴2～3分鐘， 2. 如有著涼跡象，需增加揉太陽穴100～150分鐘，拿風池2～3分鐘。

附錄C：如何通過舌診辨別病因？

我在課上一定會教學生們中醫望聞問切中的舌診辨證。舌診對於寶寶是風熱感冒還是風寒感冒、夜裡哭鬧是否跟心火旺有關、寶寶不吃飯是不是積食了等情況的判斷特別有用。

有位學生告訴我，她的孩子每天早上要吐一堆白白的泡泡痰，我告訴她，孩子這是脾胃受寒了，我讓她看看孩子舌頭的中間是不是發白，她說是，我說你的孩子最近一定吃了太多冷飲或冰的東西。她說，孩子最近天天吃兩個霜淇淋，外加兩杯優酪乳。我讓她給孩子按按大拇指面，補補脾經，再停掉各種冷飲和寒涼的東西，第二天，孩子就恢復了正常。

舌頭上的幾個區域對應著身體的幾大部位。舌尖是心肺反射區，舌中是脾胃反射區，舌根是腎反射區，舌兩側則是肝膽反射區。判斷孩子五臟有沒有問題，看看他們的舌頭就一目了然了。

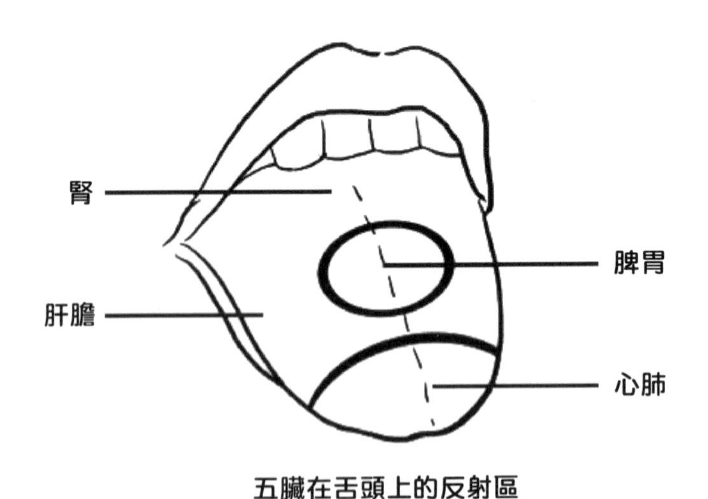

五臟在舌頭上的反射區

通常來說，正常、健康的舌頭，舌質應該是粉色的，舌苔應該是薄且濕潤的一層白苔。如果身體有寒，舌頭顏色就會變得淡淡的、白白的，往往還伴隨著小便清長、大便稀等症狀。如果有痰或鼻涕的話，就是白色的泡泡痰、清鼻涕。反之，如果身體熱氣太重，舌頭就會變成紅色，嚴重的還會出現深紅色、絳紅色，舌苔也會變黃，往往會伴隨著小便黃、大便乾等症狀。如果有痰或者鼻涕，就是黃黃的膿痰和膿鼻涕。學會舌診，能幫助我們判斷寶寶的疾病是熱症還是寒症。

寶寶生理發育中的「三不足兩有餘」在舌診中表現得特別明顯。「三不足」是肺常不足、脾常不足、腎常不足，「兩有餘」是心常有餘、肝常有餘。

寶寶肺常不足。寶寶咳嗽時，根據舌頭的顏色可以辨別是肺熱咳嗽還是肺寒咳嗽。如果舌尖有紅點點突起，紅得發亮，則表示肺熱。此時需要清肺經，在無名指從指尖往指根方向直線推。如果舌頭上的紅點點分佈極多，為俗稱的「草莓舌」，則除了肺熱外，可能還有內火，還需以清天河水等手法來清熱瀉火。反之，如果舌尖呈白色，則是受寒引起的咳嗽，就要補肺經，在無名指指面順時針推，加上推三關，可發汗解表。

寶寶脾常不足。觀察寶寶舌頭中部，如果舌苔白、厚，看不到舌質顏色，則表示脾胃不和，一般是由積食造成的。如果積食時間長了，舌苔就可能變成黃而厚，表示積熱嚴重。出現積食的情況，多半孩子會不愛吃飯，大便也不正常。有些孩子還會出現發燒、咳嗽等症狀。此時捏脊、掐四縫穴效果就特別好。

我曾經見過一個「地圖舌」，孩子舌苔脫落，零零散散的，這是胃氣受損的表現，脾胃氣陰兩虛，對於這種情況，脾胃調理需要更長的時間。

寶寶腎常不足。舌根部是腎的反射區，如果出現白厚苔，則為腎虛，表示下焦虛寒。可以多給孩子補補腎經。

寶寶心常有餘。跟舌頭整體顏色相對照，舌尖邊外側通常較紅，口氣重。而心與小腸經相表裡，心經有熱後，熱常常會轉移至小腸，同時還會出現小便黃的現象。可以多給孩子清清心經。

寶寶肝常有餘。在舌頭兩側肝的反射區，如果常常呈現出顏色過紅，則表示肝火旺。可以多給孩子清清肝經。

嬰幼兒對症推拿寶典：
中醫師媽媽教你迅速緩解孩子的不舒服

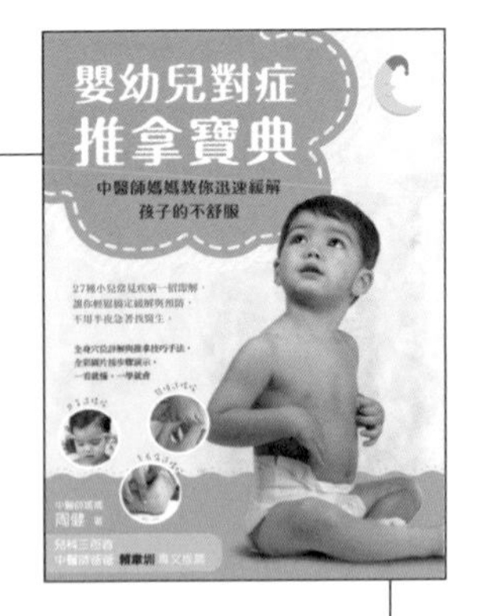

作　　者	周　健
發 行 人	林敬彬
主　　編	楊安瑜
編　　輯	鄒宜庭
內頁編排	方皓承
封面設計	陳語萱
編輯協力	陳于雯、林裕強
出　　版	大都會文化事業有限公司
發　　行	大都會文化事業有限公司

11051 台北市信義區基隆路一段 432 號 4 樓之 9
讀者服務專線：（02）27235216
讀者服務傳真：（02）27235220
電子郵件信箱：metro@ms21.hinet.net
網　　　址：www.metrobook.com.tw

郵政劃撥	14050529 大都會文化事業有限公司
出版日期	2019 年 11 月初版一刷
定　　價	380 元
I S B N	978-986-98287-0-3
書　　號	Health+141

Metropolitan Culture Enterprise Co., Ltd
4F-9, Double Hero Bldg., 432, Keelung Rd., Sec. 1, Taipei 11051, Taiwan
Tel:+886-2-2723-5216　Fax:+886-2-2723-5220
Web-site:www.metrobook.com.tw　E-mail:metro@ms21.hinet.net

國家圖書館出版品預行編目（CIP）資料

嬰幼兒對症推拿寶典：
中醫師媽媽教你迅速緩解孩子的不舒服 / 周健著.
-- 初版. -- 臺北市：大都會文化, 2019.11
208 面；17x23 公分
ISBN 978-986-98287-0-3（平裝）

1. 推拿 2. 小兒科 3. 中醫
413.92　　108015621

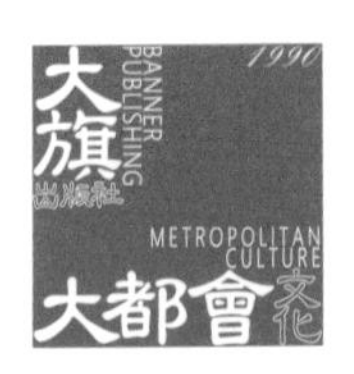

大都會文化 讀者服務卡

書名：嬰幼兒對症推拿寶典：中醫師媽媽教你迅速緩解孩子的不舒服

謝謝您選擇了這本書！期待您的支持與建議，讓我們能有更多聯繫與互動的機會。

A. 您在何時購得本書：______年______月______日

B. 您在何處購得本書：____________書店，位於____________(市、縣)

C. 您從哪裡得知本書的消息：

1.□書店 2.□報章雜誌 3.□電台活動 4.□網路資訊

5.□書籤宣傳品等 6.□親友介紹 7.□書評 8.□其他

D. 您購買本書的動機：（可複選）

1.□對主題或內容感興趣 2.□工作需要 3.□生活需要

4.□自我進修 5.□內容為流行熱門話題 6.□其他

E. 您最喜歡本書的：（可複選）

1.□內容題材 2.□字體大小 3.□翻譯文筆 4.□封面 5.□編排方式 6.□其他

F. 您認為本書的封面：1.□非常出色 2.□普通 3.□毫不起眼 4.□其他

G. 您認為本書的編排：1.□非常出色 2.□普通 3.□毫不起眼 4.□其他

H. 您通常以哪些方式購書：(可複選)

1.□逛書店 2.□書展 3.□劃撥郵購 4.□團體訂購 5.□網路購書 6.□其他

I. 您希望我們出版哪類書籍：（可複選）

1.□旅遊 2.□流行文化 3.□生活休閒 4.□美容保養 5.□散文小品

6.□科學新知 7.□藝術音樂 8.□致富理財 9.□工商企管 10.□科幻推理

11.□史哲類 12.□勵志傳記 13.□電影小說 14.□語言學習（_____語）

15.□幽默諧趣 16.□其他

J. 您對本書(系)的建議：

K. 您對本出版社的建議：

讀者小檔案

姓名：______________ 性別：□男 □女 生日：____年____月____日

年齡：□20歲以下 □21～30歲 □31～40歲 □41～50歲 □51歲以上

職業：1.□學生 2.□軍公教 3.□大眾傳播 4.□服務業 5.□金融業 6.□製造業

7.□資訊業 8.□自由業 9.□家管 10.□退休 11.□其他

學歷：□國小或以下 □國中 □高中／高職 □大學／大專 □研究所以上

通訊地址：______________________________

電話：（H）______________（O）______________ 傳真：______________

行動電話：______________ E-Mail：______________________

◎謝謝您購買本書，歡迎您上大都會文化網站（www.metrobook.com.tw）登錄會員，或至Facebook（www.facebook.com/metrobook2）為我們按個讚，您將不定期收到最新的圖書訊息與電子報。

嬰幼兒對症推拿寶典

中醫師媽媽教你迅速緩解孩子的不舒服

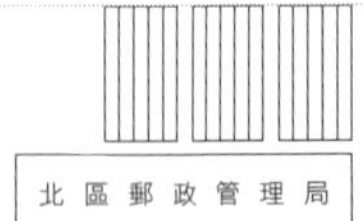

北區郵政管理局
登記證北台字第9125號
免貼郵票

大都會文化事業有限公司
讀 者 服 務 部 收
110台北市基隆路一段432號4樓之9

寄回這張服務卡〔免貼郵票〕
您可以：
◎不定期收到最新出版訊息
◎參加各項回饋優惠活動

大都會文化

大都會文化

大都會文化

大都會文化